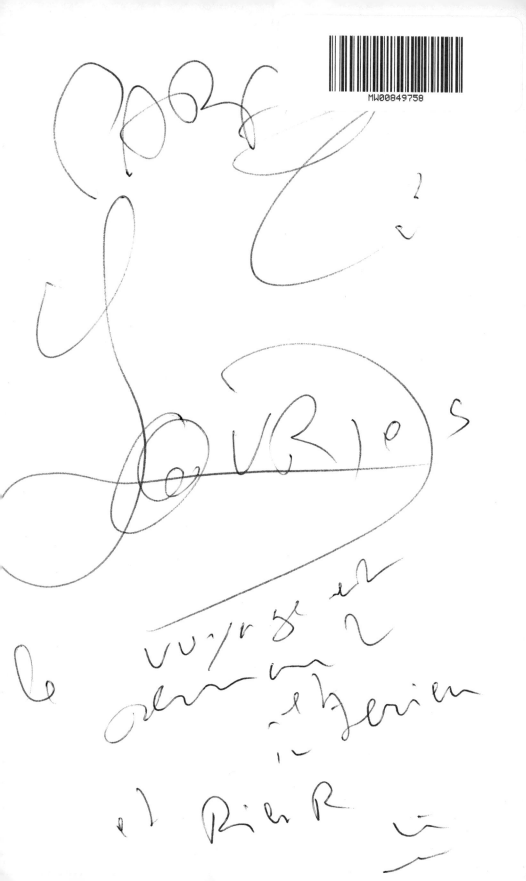

MW00849758

# DESCODIFICACIÓN BIOLÓGICA
# DE LAS ENFERMEDADES

# DESCODIFICACIÓN BIOLÓGICA
# DE LAS ENFERMEDADES

### Enciclopedia de las correspondencias
### entre síntomas, significados y sentimientos

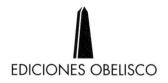

EDICIONES OBELISCO

Si este libro le ha interesado y desea que le mantengamos informado
de nuestras publicaciones, escríbanos indicándonos qué temas son de su interés
(Astrología, Autoayuda, Ciencias Ocultas, Artes Marciales, Naturismo,
Espiritualidad, Tradición...) y gustosamente le complaceremos.

Puede consultar nuestro catálogo en www.edicionesobelisco.com

*Los editores no han comprobado la eficacia ni el resultado de las recetas, productos, fórmulas técnicas,
ejercicios o similares contenidos en este libro. Instan a los lectores a consultar al médico o especialista de
la salud ante cualquier duda que surja. No asumen, por lo tanto, responsabilidad alguna en cuanto a su
utilización ni realizan asesoramiento al respecto.*

**Colección Salud y Vida natural**
DESCODIFICACIÓN BIOLÓGICA DE LAS ENFERMEDADES
*Christian Flèche*

1.ª edición: noviembre de 2015
2.ª edición: enero de 2017

Título original: *Décodage biologique des maladies.
L'encyclopédie des correspondances symptômes-émotions*

Traducción: *Paca Tomás*
Corrección: *Sara Moreno*
Diseño de cubierta: *Enrique Iborra*

© 2012 Le Souffle d'Or
(Reservados todos los derechos)
Derechos cedidos a través de Abiali Afidi Agency S. L.
© 2015, Ediciones Obelisco, S. L.
(Reservados los derechos para la presente edición)

Edita: Ediciones Obelisco, S. L.
Collita, 23-25. Pol. Ind. Molí de la Bastida
08191 Rubí - Barcelona - España
Tel. 93 309 85 25 - Fax 93 309 85 23
E-mail: info@edicionesobelisco.com

ISBN: 978-84-9111-048-4
Depósito Legal: B-26.481-2015

*Printed in India*

Reservados todos los derechos. Ninguna parte de esta publicación, incluido el diseño de la cubierta,
puede ser reproducida, almacenada, transmitida o utilizada en manera alguna por ningún medio, ya
sea electrónico, químico, mecánico, óptico, de grabación o electrográfico, sin el previo consentimiento
por escrito del editor. Diríjase a CEDRO (Centro Español de Derechos Reprográficos, www.cedro.org) si
necesita fotocopiar o escanear algún fragmento de esta obra.

Dedico este libro
a todos mis pacientes
pasados,
presentes
y futuros
que fueron,
son
y serán,
sin saberlo,
mis Maestros.

Me habéis enseñado mi oficio
y me habéis dado tantas lecciones
de humanidad,
sobre la Vida
y sobre mí mismo
que os debo cada línea de este libro.

Gracias.

# INTRODUCCIÓN

La descodificación biológica permite comprender el origen de una enfermedad cualquiera que sea. Según este método, la localización corporal del síntoma indica una emoción reprimida que permite orientarse y asociarlo a un acontecimiento percibido como desagradable, o sea, el bio-shock.

La enfermedad ya no aparece como un mal o un problema, sino más bien como un indicador sobre el que cada uno de nosotros puede apoyarse para su transformación.

Esto permite determinar la causa profunda de un síntoma recurrente, tomar conciencia de la simbología que representa para el paciente, identificar la emoción relacionada con el trastorno o la patología y, de esta forma, liberar al paciente de la emoción.

La adaptación biológica que constituye un síntoma ya no tiene ningún sentido, y el síntoma desaparece por él mismo.

## De siempre como de nunca…

Este libro, que tienes entre las manos, es a la vez *antiguo y nuevo*. ¡Como nuestro cuerpo! Resultante de miles de años de adaptación al medio ambiente, el cuerpo es el testigo de nuestra supervivencia en condiciones de estrés extremadamente variadas: frío, calor, guerra, hambruna, cambios de toda índole… Nuestra presencia viva es, hoy en día, el signo indiscutible del éxito de la última versión biológica, hasta la fecha, que es el cuerpo, este cuerpo inseparable del espíritu. Aquí está el tema de esta serie de obras: «**Descodificación biológica de los problemas de…**» o «*cuando la adaptación se traduce por un síntoma*». Esta colección es, a la vez, una reedición de la estructura y del espíritu del libro precedente, editado en 2001, *Descodificación biológica de las enfermedades – Manual práctico* y una obra totalmente nueva porque todo, de arriba abajo, ha sido revisado y completado. Ante el éxito de esta obra, me ha parecido indispensable ofrecer un manual más funcional, más completo, enriquecido con nuevos ejemplos y nuevas descodificaciones. Te aseguro que lo que se escribió sigue siendo válido, los ojos siempre sirven para ver; los pulmones para respirar, el eczema está todavía unido a un conflicto de separación. No obstante, después del año de su aparición, mis colegas y yo mismo hemos seguido *¡a la escucha biológica!* Y a cosechar nuevos conocimientos de los vínculos *enfermedad – vivencia biológica conflictiva,* es decir, nuevas descodificaciones biológicas de las enfermedades. Todas esas experiencias han constituido un florilegio, un ramo de flores y unas espigas cargadas de semillas. Las encontrarás en las páginas de esta colección. Una colección dividida por aparatos al igual que nuestro cuerpo, que es un ensamblaje de aparatos: los aparatos digestivo, respiratorio, renal, cardíaco... Todos estos aparatos son solidarios para mantenernos en vida y, con ese objetivo, garantizan una función específica, única: digerir, respirar, eliminar... Así pues, cada obra presentará lo que fue un capítulo del libro precedente. Y la nueva edición del libro completo *Descodificación biológica de las enfermedades – Manual práctico* sigue existiendo.

## Fuentes

En cuanto a las **fuentes** de estas descodificaciones biológicas de las enfermedades, encontrarás de vez en cuando en el texto, seguido de un enunciado del conflicto, el nombre de la persona a través de la cual me ha llegado esta descodificación. Por supuesto, esto no le pertenece de ninguna manera, no es el autor, sino el descubridor. Y, hecho curioso, pero no tan sorprendente como parece, a veces, la misma descodificación me ha llegado simultáneamente por dos personas que no se conocían pero que, sencillamente, tenían **la misma escucha biológica.** De esta forma, la descodificación de las meninges me ha parecido evidente escuchando a una paciente que tenía miedo por su cerebro y quería protegerlo (una de las funciones de estas envolturas que son las meninges es la protección del cerebro). Sorpresa, cuando oí a un médico marsellés proponer la misma descodificación en una conferencia algunos días más tarde. Muy a menudo, observo esta sincronicidad de descubrimiento.

Por estas razones, he escogido no indicar el autor de manera sistemática tras cada descodificación. Según mi punto de vista, el paciente, aquejado de parálisis, de asma o de hemorroides y el terapeuta, teniendo que descodificarlo, sólo tendrán que indicar que se trata del señor Tal o la señora Cual quien ha sido el primero en poner esto en palabras. Lo único que importa es *entender, conocerse, cambiar*. Así, el texto no será recargado y los egos de los descubridores tampoco. Y a veces, de verdad, simplemente he olvidado cómo me ha llegado la información. ¿Fue durante la consulta, que me vino de repente una iluminación? ¿Fue la lectura de la obra de Robert Guinée? ¿De los seminarios ofrecidos por el doctor H. S. Marto, de una conversación con Jean-Jacques Lagardet, Philippe Lévy o Salomon Sellam?

Lo esencial, en el fondo, es que deseo compartir contigo todas nuestras experiencias; porque sé, por vuestros testimonios, el provecho que habéis sacado y el que podréis sacar.

Estas frases conflictivas serán las señales indicativas en tu camino. El objetivo de la búsqueda no es la señal, esta última indica una emoción, pero no solamente una. Por lo tanto, no te pares nunca en una señal, nunca antes de haber revivido o hecho revivir esas emociones, esas vivencias a fondo, es decir, hasta sus transformaciones. Ve hasta el final del camino. Por eso, es preferible ser dos. «*Una desgracia compartida es la mitad de la pena*», dice un proverbio sueco. El *shock* es un drama vivido solo. La solución es volver a vivir ese drama, pero a dos. «*Os presto mis orejas con el fin de que podáis oír mejor*» como muy bien dijo y puso en práctica Françoise Dolto.


## Especificidades de la bio-descodificación

Por otro lado, si bien otras obras, muy interesantes, proponen vínculos psicológicos con las enfermedades, insisto en repetir **las especificidades de la bio-descodificación**.

No se trata de conflictos psicológicos, sino de **conflictos biológicos**. *¿Pero qué es lo que realmente quiere decir esto?* En efecto, muchos de los investigadores de hoy en día entienden que la enfermedad tiene un sentido preciso: psicológico, simbólico, metafísico… Hipótesis siempre apasionantes porque el enfermo se descubre a sí mismo. Hasta Hipócrates, él mismo, afirmaba: *«El cuerpo crea una enfermedad para curarse»*. ¿Pero curarse de qué?

— ¡De algo, forzosamente, **peor que la enfermedad!** Si no, esto sería de una perversidad cruel, ilógica.
— ¡De algo de lo que aún **no tenemos conciencia,** por supuesto, si no, todo el mundo estaría de acuerdo sobre el origen de las enfermedades!
— De algo de lo que la enfermedad sería como la solución, la salida de emergencia. Es esto mismo lo que propone la bio-descodificación: ¡la enfermedad es útil y, a veces, vital! Es lo que llamo **«el sentido biológico»** de las enfermedades. ¿De qué se trata?...

## El sentido biológico

*¿Tienes una conciencia clara* de tu respiración? ¿Del volumen de aire que estás utilizando en este momento? ¿De la cantidad que pides a los pulmones en cada respiración? ¿Sabes qué porcentaje de tu capacidad respiratoria utilizas la mayor parte del tiempo? - ¿80 por 100? - No. - ¿50 por 100? - Tampoco. Alrededor del 9 por 100 (½ litro de los 6 litros de capacidad pulmonar).

¿Y el porcentaje de tus capacidades musculares? ¿Utilizas a fondo, *en cada momento,* todos tus músculos? No, claro. ¿Y tú capacidad cardíaca, digestiva, intelectual? Un porcentaje pequeño. Siempre. ¿Qué decir de vuestros espermatozoides, señores, de vuestros óvulos, señoras? En una vida, ¿cuántos han sido útiles? Contad vuestros hijos y tendréis la respuesta. Entonces, ¿por qué esta capacidad de más de los pulmones, ese añadido de músculos, ese derroche de espermatozoides, de estómago, de corazón? ¡Podrías vivir una vida normal con un solo riñón, un solo pulmón y el 60 por 100 de tus arterias coronarias tapadas! Sorprendente, ¿no?

Obviamente, ese suplemento de órganos, aparentemente inútil, tiene un sentido: son las situaciones de urgencia, de excepción. Subes las escaleras corriendo, te persigue un perro furioso, has perdido el autobús y corres por la calle... En estas ocasiones, utilizarás el 100 por 100 de tus pulmones, tus arterias, tus músculos... O sea, el cuerpo mantiene la inmensa mayoría de sus células sólo *«¡por si acaso!»*.

Pero si la situación se vuelve todavía más excepcional, entonces la reserva de pulmones, de corazón, de cerebro, de intestinos, etc., no será suficiente. Inmediatamente, el cuerpo **fabrica** lo necesario en mayor cantidad: frente al sol, broncea; la noche de fin de año, fabricará más cantidad de jugos gástricos; si vamos a un lugar de mayor altitud, el cuerpo fabricará más glóbulos rojos; y el cuerpo, siempre él, creará más cantidad de hueso después de una fractura, en previsión de nuevas agresiones sobre este hueso, como el trabajador manual tiene más callos en las manos que un intelectual.

En resumen, el cuerpo tiene tres funciones biológicas:
— **La función de base:** mis pulmones ventilan 16 veces ½ litro de aire por minuto, mi corazón se contrae 74 veces por minuto, mi estómago segrega por día un litro de ácido clorhídrico, etc.
— **La función de reserva:** los pulmones pueden ventilar 22 veces 2 litros de aire por minuto, mi corazón puede contraerse 180 veces por minuto, mi estómago segregar 1,5 litros de ácido clorhídrico por día, etc.
— **La función de excepción:** ante una situación poco frecuente, de urgencia, una reacción poco frecuente, de urgencia. Mis pulmones fabrican más células de pulmón (un tumor) para absorber más aire; mi ritmo cardíaco tiene un ritmo desenfrenado (taquicardia, fibrilación, extrasístole); mi estómago, esta vez, en lugar de pedir a sus células que segreguen más ácido clorhídrico creará nuevas células (un pólipo) que producirán más ácido; el cuerpo crea una cantidad impresionante de glóbulos rojos nuevos, es la poliglobulia, etc.

El funcionamiento de excepción es, o bien por exceso, como acabamos de describirlo, o bien por defecto: menos glóbulos rojos, menos ácido clorhídrico, menos desarrollo pulmonar, de estómago, de riñones, de hueso... si esto es necesario para adaptarse o para sobrevivir (úlceras, necrosis...). Por ejemplo, en Escandinavia, mi piel necesita menos bronceado para que el cuerpo capte la luz solar (como en la enfermedad de vitíligo); esto será al revés en África. En el espacio, mis huesos se descalcifican, pierden su sustancia, me son menos necesarios debido a la ingravidez. En una situación de miedo, algunos bloquean sus pulmones, dejan de respirar, contienen su respiración.

En resumen, tenemos cinco comportamientos biológicos en función de la necesidad, del acontecimiento exterior:

+++ : fabrico más alvéolos, más estómago…

+: respiro profundamente, las células de mi estómago se multiplican…

**Estado habitual, de base:** respiro inconscientemente, la mucosa de mi estómago produce poco ácido…

- : bloqueo mi respiración, bloqueo mi digestión…

- - - : destruyo el parénquima respiratorio,

provoco una úlcera de estómago…

## La emoción tiene un fundamento biológico

Surge en un **instante de inconsciencia,** de divorcio consigo mismo, aparece de súbito a nuestras espaldas. Efectivamente, ¡no tardamos ni un año en ponernos enfermos o en caernos de una escalera o, incluso, en quedarnos encinta! Este cambio se produce en una fracción de segundo. Esto sucede en un lugar y en un tiempo preciso que se tratará siempre de reencontrar. ¿Por qué? Porque ésta es la única manera de retornar a nuestra consciencia lo que se ha personificado en el síntoma. Si no revivimos ese instante, ese **«bio-shock»,** nunca podremos volver a contactar con el sentido biológico de la enfermedad. Se trata, en nuestra experimentación, de una vivencia que hemos sentido una primera vez inconscientemente, sin saberlo.

El bio-shock es un momento de encuentro entre el mundo exterior y nuestro mundo interior. Y este encuentro produce ya sea una satisfacción, ya sea una insatisfacción. Estas dos reacciones son perceptibles gracias a las emociones. La emoción es la huella consciente de una actividad interna, es el indicio de una función biológica satisfecha o no. Hemos comido, nos sentimos saciados, llenos. Si no es el caso, nos sentimos frustrados, enfurecidos, con carencias. Hemos dormido bien, nos sentidos relajados, frescos. Todo a nuestro alrededor garantiza nuestra seguridad, nos sentimos apacibles y nuestro comportamiento se perpetúa; nos relajamos. Pero si el entorno es hostil, entonces el miedo surge de lo más profundo de nosotros con el fin de ponernos al acecho para que después esto nos permita reencontrar la seguridad.

**La emoción aparece siempre en un instante, de manera involuntaria, incontrolada y adaptada a la perfección a una situación exterior.** Está instalada en nuestro cuerpo de manera precisa (calor en el vientre, tensión en la garganta, hombros pesados, piernas cansadas, hormigueo en las manos, etc.).

Entonces, ¿la emoción es nuestra amiga?... Para responder, déjame preguntarte: ¿cuál es la energía más poderosa?

A mi juicio, es la emoción. La emoción es nuestro carburante, la esencia misma de nuestra vida, nuestro combustible de base. Sólo la emoción nos permite avanzar, nos da ganas de levantarnos por la mañana, de actuar, nos permite cuestionar y seleccionar para ir en la dirección que nos conviene. La emoción provoca encuentros o aislamiento, está en el origen de todas nuestras decisiones impulsivas.

¿Dime, qué sería tu vida sin emociones? Es la emoción del placer la que nos empuja a escoger un plato en un restaurante. ¡Obsérvate! Sin emociones, ¿por qué ir a tal velada, hacia tal colega? La idea de una lectura o de un encuentro crea –anticipadamente– en tus entrañas alegría o repulsión. ¿En función de qué comprarás o no el libro, irás hacia el otro o no? A veces, no ir a una reunión crea malestar, culpabilidad. Para evitarlo, por ejemplo, aceptas ir a la reunión porque la emoción de aburrimiento será menor que la de culpabilidad.

O sea, hay dos motores:

— ir hacia (o mantener) una emoción positiva;
— alejarse de (o eliminar) una emoción negativa.

Sí, ¿qué harías sin el motor emocional? Que seas consciente o no, no cambia nada. Dime: ¿qué acto de tu vida, o qué actitud, se ha engendrado fuera de la emoción? ¿Verdaderamente, podemos actuar a sangre fría?

Es sencillo prestar a nuestros *primos,* los animales, el mismo movimiento interno, una vida emocional. Deseo de alimentarse, de encontrar morada y, cuando la impregnación hormonal está satisfecha, ¿qué decir de ese impulso que empuja a los machos a vigilar el rebaño de las hembras o a desearlo ardientemente o, también, a pelearse? Una vez más, ese miedo, cuando surge el depredador. Algunos, más audaces, llegarán incluso a prestar una forma de emoción al reino vegetal. Basta con ponerse de acuerdo sobre lo que expresa el término «emoción».

Las emociones traducen a nivel consciente lo que se vive a nivel biológico celular, porque la función de la emoción es transmitir al consciente una función biológica satisfecha *(colmado, saciado, aliviado…)*, o insatisfecha *(agredido, frustrado, hambriento…)*. En este sentido, pienso que **«la emoción es la esencia que hace funcionar el motor»**. ¡Mira a tu alrededor! ¡Mira en ti mismo! Sin emoción, no hay vida. Sin vida, no hay emoción. Es, a la vez, el bien más preciado y el más descuidado, renegado, rechazado, minimizado, satanizado. Sinónimo de debilidad, está reservado a los profesionales de la emoción, a los artistas de todos los pelajes, a los románticos, a los trovadores, a los cineastas, a los músicos… Porque, para los adultos serios, no es razonable emocionarse en sociedad; en caso de hacerlo, entonces, se hace por poderes. Vamos a un espectáculo y, allí, vemos sollozar al artista, asistimos al drama, a su cólera, le dejamos expresar lo que nos atormenta en las entrañas, le confiamos lo que ya no sabemos decir, decirnos.

Es penoso, una desgracia y una lástima. Un verdadero desastre. Tengo el corazón que se me parte en dos y la baba que, de rabia, me sube a los labios y, en el alma, una melancolía se espesa como una bruma de otoño en el puerto de Londres.

Porque es lo que nos hace vivir, lo que nos mata por defecto. Sí, decir que lo que nos da placer es lo que, por defecto, nos hace sufrir.

Si la espiritualidad, la cocina o el deporte te hacen vibrar y, en sí mismos, dan sentido a tu vida, el día que te los quiten, de lo más profundo de ti llegará la emocional pregunta: ¿por qué seguir viviendo? Si lo que está en el origen de todos tus placeres (como, por ejemplo, el sexo, la cultura, la vida en familia) falta, ¿cuánto sufrirás por haber tenido ese vínculo como fuente de placer?

## Inconsciente y biología

*«El individuo, en su medio, es a la vez cuerpo y espíritu. El éxito de la adaptación a este entorno depende de la sinergia armoniosa entre estos dos aspectos de una entidad existencial única. No se puede alcanzar el uno sin el otro, sino por la ilusión de una mirada que privilegia a uno a costa del otro».*

Robert Dantzer en *La ilusión psicosomática*

Entonces, ¿responderá la bio-descodificación a la profecía de Sigmund Freud: *«Vuestra generación será aquella que verá hacerse la síntesis entre la psicología y la biología»*? ¿Su amigo C. G. Jung no afirmaba que: *«La enfermedad contiene el oro que no encontrarás en ninguna otra parte»*? Porque las enfermedades, los síntomas, contienen en sí mismos todas las emociones que no te dijiste. ¿Por qué? Pues bien:

— **Nuestro cuerpo es el conjunto de nuestros órganos que garantizan su actividad de forma inconsciente:** digerir, latir, coordinar, filtrar, almacenar, segregar…
— **Una sensación negativa, luego una emoción, sobrevienen cuando una función biológica ya no está satisfecha:** alimentarse, dormir, sentirse seguro, reproducirse, moverse… Entonces nos sentimos hambrientos, frustrados, furiosos, irritados, en peligro…
— **El inconsciente es biológico, está en el cuerpo, en cada una de nuestras células. La vida es biológica por naturaleza, por esencia, y psicológica por accidente,** es decir, en el momento de un conflicto, de un imprevisto.

¿Y qué es un imprevisto, un accidente, un «bio-shock»? El bio-shock nace en un instante preciso y se vive en un lugar preciso. Aparece cuando un acontecimiento es vivido como:

— conflictivo e imprevisto,
— dramático (sin solución satisfactoria),
— vivido solo (no podemos compartir lo que sentimos en nosotros mismos, no tenemos las palabras para traducir esto, para expresar lo que se queda impregnado).

Se produce cuando un acontecimiento exterior nos encuentra desprovistos, cuando ya no podemos adaptarnos *a lo que pasa,* no tenemos nada en la recámara, en la memoria, en nosotros, en nuestros aprendizajes, que nos permita salir de la situación: ninguna solución *consciente.* Entonces, sólo nos quedan, como salida, las soluciones *inconscientes,* aquellas que se sitúan en nuestro cuerpo.

Pero, ¿dónde están esas soluciones inconscientes? ¡En nuestras células!, memorias de la evolución, ¡mutaciones exitosas para sobrevivir aún más!

Sí, siempre es cuando se produce este imprevisto que es el bio-shock, cuando aparece la vivencia. Es el Oro de la terapia: **dejad llegar a la consciencia la «vivencia biológica conflictiva»,** piedra de Rosetta y piedra de fundación de la bio-descodificación. En efecto, el sentido de este libro se sitúa en el enunciado de cada vivencia para cada enfermedad, porque cada síntoma físico es una encarnación, una puesta a punto en nuestra carne de un instante preciso, instante conflictivo, es decir, vivido con emoción. ¿Y dónde se encuentran nuestras emociones, cuál es el escenario de expresión? ¡El cuerpo, por supuesto! Siempre él.

### *Presentación del libro y de su estructura*

Seamos claros: el ser humano está enfermo de una falta de vocabulario. Así pues, este libro no es más que un libro de vocabulario, para enseñarte a expresarte. Podrás aprender, para cada enfermedad, las palabras de su **vivencia biológica conflictiva.**

A veces, encontrarás igualmente pistas para continuar tu escucha de comprensión emocional del síntoma; esto será señalado como «**pista(s) para explorar prudentemente»,** prudentemente porque no tenemos la certeza de lo que hay que imponer al prójimo.

Encontrarás otras novedades en esta colección, en particular, «**Los puntos pedagógicos»** como puntos de información sobre tu camino de papel, ¡como un segundo libro en el libro! Su función es permitirte comprender los principios que rigen el proceso de la enfermedad, tales como *preconflicto, ciclos biológicos, etc.*

✳

Antes de dejarte en compañía de este libro, es decir, de ti mismo, que sepas qué bien precioso será **una relación, una amistad, una familia, una civilización del compartir emocional,** ¡de la capacidad de expresar nuestra vida interior...!

Expresar en cada instante lo que sientes te dará, por añadidura, el derecho a sentir lo que sientes, a pensar lo que piensas, a hacer lo que haces, en una palabra, a ser quien eres.

¡Estar **a la vez consigo mismo y con los demás** garantiza nuestra salud mucho más que lo que comemos, que el lugar donde vivimos y que lo que bebemos! «Lo que le purifica, le cuida y le cura no es lo que entra en él, sino lo que se desprende de él»...[1]

Que este libro te permita contactar con la conciencia y poder expresar lo que vives en ti de conmovedor, ése es mi deseo.

---

1. Libremente adaptado de una frase extraída del Evangelio.

*«La Sabiduría es luminosa y nunca pierde su brillo,*
*se deja contemplar fácilmente por los que la aman*
*y encontrar por los que la buscan.*
*Se anticipa a los que la desean, dándose a conocer la primera,*
*el que madruga para buscarla no se cansará:*
*la encontrará sentada a su puerta.*
*Apasionarse por la Sabiduría es la perfección del discernimiento.*
*Y el que se desvela por su causa pronto quedará libre de preocupaciones,*
*porque, por su parte, la Sabiduría busca por todas partes a los que son dignos*
*    de ella;*
*se les aparece con benevolencia en los caminos y*
*les sale al encuentro en todos sus pensamientos.*
*El comienzo de la Sabiduría es el verdadero deseo de ser instruido por ella.*
*Querer instruirse es amarla;*
*amarla es cumplir sus leyes;*
*observar sus leyes es garantía de incorruptibilidad;*
*y la incorruptibilidad nos acerca a Dios.*
*Así, el deseo de la Sabiduría conduce a la Realeza divina».*

*Libro de la Sabiduría, Antiguo Testamento*

**Punto pedagógico: «Bajo prescripción médica»**

*«Toda enfermedad requiere una presencia médica. Desde luego, sólo un médico está habilitado para diagnosticar, tratar y seguir la evolución de estos síntomas».*

No se trata de una fórmula educada e hipócrita por mi parte, sino de una verdadera recomendación. Actualmente, demasiados terapeutas juegan a aprendices de brujos, y regulan, inconscientemente, esa relación con la autoridad, con el padre… Todos estos rebeldes ponen a sus pacientes en peligro. Creyéndose bien intencionados, olvidan que la medicina, aunque tiene sus límites, también tiene sus competencias, de las que no hay que privar a nadie. Una de las trampas del terapeuta es creer en la omnipotencia: la suya, la del paciente, la del inconsciente…

Sin embargo, los hechos demuestran que ningún enfoque terapéutico en el mundo cura a todo el mundo de todo y todo el tiempo. La complementariedad, la apertura, la inteligencia puestas en común, ofrecen más posibilidades de curación que cualquier movimiento aislado.

**¿La terapia? Respeto y flexibilidad**

*Lo que importa durante la terapia de descodificación es el síntoma. Nos apoyamos en el síntoma para proponer una descodificación. Pero si «esto no lo siente» la persona, insistir no servirá de nada. El terapeuta se encuentra siempre frente a la complejidad del ser humano.*

Le corresponde ser infinitamente prudente en el momento en que propone una descodificación. Debe estar siempre vigilante a las reacciones del paciente, reacciones emocionales.

**La confianza en la medicina**

Todo lo que leas en esta obra, en ningún caso, puede pretender sustituir la relación humana, los cuidados y la escucha profesional de un doctor en Medicina. Lo que está escrito sólo es un conjunto de observaciones que tiene como objetivo orientar tu atención sobre el posible mensaje de la enfermedad, conjuntamente con el apoyo competente de esas mujeres y esos hombres, médicos, que han hecho el juramento de aliviar los sufrimientos de sus semejantes con todo su arte, arte que está en constante evolución.

Ojalá este libro pueda participar en esa evolución.

# APARATO GENITAL MASCULINO

# ANDROLOGÍA

## INTRODUCCIÓN

*El aparato sexual masculino existe para perpetuar la especie. Esta misión va desde la seducción hasta la concepción.*

*Los testículos contienen dos tipos de células:*

*— las células productoras de testosterona (secretoras), necesarias en toda seducción;*

*— las células productoras de espermatozoides (excretoras), útiles para perpetuar la especie, la concepción.*

*Están protegidos del exterior por el* **escroto.** *El escroto está constituido por varias* **membranas:** *la piel, una fibrosa y una serosa que sale del peritoneo.*

*Las secreciones de las* **vesículas seminales, de las glándulas de Cowper** *y de la* **próstata** *se unen a los espermatozoides para constituir el esperma.*

*Los testículos tienen encima el* **epidídimo.**

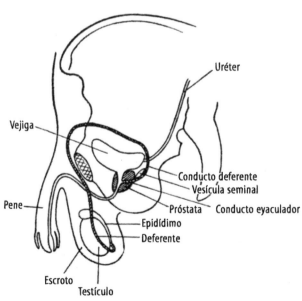

# CONFLICTOLOGÍA

## ESCROTO

La tonalidad central es *protección*.

Conflicto del **suspensorio del jugador de rugby.**

«TENGO MIEDO POR MIS TESTÍCULOS».

«Tengo miedo de recibir un golpe en los testículos».

«Tengo miedo de hacerme daño en lo que hay dentro».

«Protejo», puede tratarse de un ataque contra mi descendencia, contra mis testículos, contra mi virilidad, todo lo que asocio con el interior del escroto.

«Tengo miedo por mi estirpe, mi descendencia».

«Tengo que proteger mi masculinidad porque mamá prefiere una niña y soy un chico, "los" tengo que esconder».

*Síntomas:* Hidrocele, quiste, tumor en el escroto.


## Varicocele

La tonalidad central es *desvalorización*.

«ES DEMASIADO PESADO DE LLEVAR PARA MÍ, EN RELACIÓN A MIS HIJOS, A MI FAMILIA».

Esta vivencia afecta a quien quiere tomar a su cargo a todo el mundo y que considera a todo el mundo como sus propios hijos.

«Quiero limpiar las impurezas que vienen de mi familia para no transmitírselas a mis hijos». (Descodificación de Pierre-Olivier GÉLY)


## URETRA

La tonalidad central es *social.* Frustración en términos de sexualidad.

# PENE

## Fimosis

La tonalidad central es *protección.*
«Tengo miedo de tener una erección, de mostrar mi virilidad, mi masculinidad, mi agresividad».
«Quiero proteger mi glande, pongo un pequeño capuchón encima».
«No hay que empalmarse».
«Me está prohibido tener una sexualidad, tener placer sexual».

## Ejemplos

Una madre estaba disgustada por tener un chico, es decir, un pene, permanentemente en su vientre, durante su embarazo.
«Uno de mis padres preferiría tener una niña, entonces escondo mi sexo con la fimosis».

## Enfermedad de la Peyronie

La tonalidad central es *desvalorización.*
«PIENSO EN OTRA PERSONA DURANTE EL ACTO SEXUAL».
«Durante el acto sexual, mi cuerpo está ahí, pero mi cabeza no lo està».
«No tengo la compañera que deseo; querría estar con otra mujer».
«Querría estar con otra esposa».
Desvalorización sexual: «Soy un incapaz».
«Formo una pareja incestuosa con mi madre y, como tengo miedo al incesto, no debo tener erecciones».
El síntoma equivalente en la mujer es el útero retroverso.

# TESTÍCULOS

## Etimología

Del latín *testis* = **testigo** deriva la palabra *testiculus,* «testículo».
Cada testículo tiene varias *túnicas.*

Espermatozoides:
En el hombre, recorren 100.000 metros para que haya una maduración del espermatozoide. El hombre produce 1000 espermatozoides por segundo. Así pues, ciertamente, hay una noción de **cantidad.** Se necesitan de 60 a 74 días para la maduración de un espermatozoide. Así pues, también existe un aspecto de **duración.** La maduración va a realizarse sobre nociones de **movimiento** porque a medida que avanza en su circuito es cuando el espermatozoide **madura.** El espermatozoide está inhibido por las secreciones del epidídimo. Al principio está inmóvil, pero en dos meses llega a las vesículas seminales. Se creará una rampa de lanzamiento en la medida en que el espermatozoide avance por el conducto y, en un momento dado, estará preparado. Gracias también al líquido prostático que servirá de desencadenante.

## ZONA GERMINATIVA DEL TESTÍCULO

### Órgano afectado
Células germinales de los testículos.

Función exocrina: Producción de los **espermatozoides** y del líquido espermático.

Los testículos están relacionados con la **cantidad,** los ovarios con la **calidad.**

La tonalidad central es *arcaica.*

**GRAVE CONFLICTO DE PÉRDIDA DE UN HIJO, DE UNA PERSONA QUERIDA, PRÓXIMA, YA SEAN SERES HUMANOS O ANIMALES** (misma tonalidad que los ovarios).

Conflicto relacionado con la procreación.

Vivencia profunda de **perder el tiempo,** la identidad, los proyectos, de **perder la memoria** («los hijos llevarán mi memoria»).


## Astenospermia

La tonalidad central es *desvalorización.*
Conflicto sexual vinculado a la desvaloración.
«No lograré imponerme como cabeza de esta familia, para proteger a mis hijos».
«No conseguiré hacer que mis hijos sean fuertes».
«Para salvar mi descendencia, no me tengo que mover».
Se trata, a menudo, de un conflicto transgeneracional: un ascendiente tiene esa vivencia y el descendiente tiene el síntoma.
Podemos encontrarlo también sometido a estrés con un líquido.


## Ejemplo

Un hombre, desvalorizado por su padre violento, me dice que su espermograma es muy débil (28 por 100). Su mujer le desvaloriza porque no logra fecundarla y porque su padre continúa dirigiendo su vida.


## Zona intersticial de los testículos

La tonalidad central es *desvalorización.*
Conflicto del *playboy.*

### «YA NO PUEDO SEDUCIR».
### Conflicto de pérdida de su poder de seducción, de su imagen de hombre.
«Me siento rebajado, sermoneado, reprendido, destrozado por una persona del sexo opuesto».
Con frecuencia, va acompañado de un sentimiento de culpabilidad, al que se suele añadir el lado desagradable, el golpe bajo.

«Me culpabilizo por haber «echado» a mi amante».

Este conflicto de pérdida es más frecuente (90 por 100) y menos profundo que el conflicto de las gónadas estudiado anteriormente.

Testículo izquierdo = conflicto en relación con los hijos reales o deseados, *paternal*.

Testículo derecho = conflicto en relación con una compañera, con la seducción.

*Ejemplo* testículo derecho:

«Me desvaloriza no lograr seducir a una mujer más joven que yo; me aterroriza fracasar».

En la literatura:

Cronos: El padre castrado.

Peter Pan: El hijo castrado.

## Punto pedagógico: El conflicto por identificación

Cualquier persona puede desarrollar un conflicto por identificación. Por ejemplo, una madre ve a su hijo caerse y enseguida tiene una sacudida en la misma rodilla en la que acaba de herirse su hijo adorado, la carne de su carne. Un amigo te explica un accidente en el que una viga le ha caído encima del vientre e, inmediatamente, sientes una tensión en el vientre o incluso puedes notar cómo se endurece tu vientre, como para resistir esa agresión.

Para nosotros, la consecuencia clave es la siguiente: desde que la vivencia negativa está en el cuerpo, éste reacciona a través de un programa de adaptación, lo que en descodificación biológica llamamos una enfermedad.

También es crucial para el terapeuta explorar con su paciente. No sólo lo que él ha vivido y sentido, sino también, y por añadidura, lo que otro ha vivido y luego él ha sentido: es el conflicto por identificación. Por supuesto, se trata de proyección imaginaria de un individuo sobre otro, es como una violación de domicilio. La terapia empieza por la toma de conciencia de ese funcionamiento y continúa por una desidentificación del otro.

**«Cuando no puedo actuar en el cuerpo del otro, actúo en el mío»: el conflicto por identificación.**

La hija de la señora X pierde su empleo. Es terrible para la madre, que tiene la impresión de que su hija se va a morir de hambre y vivir en la calle… La madre desarrolla una patología en el hígado. «Hay un gran riesgo de muerte por inanición», el sujeto está ausente en la frase, la biología sólo sabe conjugar la primera persona del singular y en presente.

**Buena noticia, señora:** ¡su hija no necesita sus pulmones para respirar, su estómago para alimentarse! Sí, el otro es autónomo, está libre de ti y tú estás libre de él.

## FUERA DE LA ZONA GERMINATIVA DEL TESTÍCULO

## Ectopia testicular, criptorquidia

*El testículo no está en el buen sitio. No ha descendido al escroto.*

### NO DESCENSO – NO DESCENDENCIA.

«Me está prohibido ser como papá, procrear, ser un hombre, crecer, superar a mis padres, hacerlo mejor que ellos».

«Debo seguir siendo un niño, para no parecerme a mi padre».

El padre es muy poderoso, déspota.

Obsesión por la concepción.

«He concebido a mi hijo fuera de mi lugar de vida normal».

Hay un niño que está escondido, un hijo natural, por ejemplo, en la genealogía.

Algo se ha hecho ahí donde no debía hacerse.

Alguien está escondido; el hijo o el amante están escondidos.

«No he concebido el hijo con la persona que amo» (en el proyecto-sentido de uno de los dos padres).

«Es peligroso enamorarse».

### Testículos en ascensor

«Me siento castrado por mi madre, mi padre, la autoridad».

«Tengo miedo de vez en cuando, entonces desaparezco».

Ejemplo: «Papá quiere una chica y soy un chico, tengo que esconder lo que indica que soy un tío».

## Quiste dermoide

Tumor embrionario que, la mayoría de las veces, se encuentra en el testículo.

«Concibo a mi hijo como por **PARTENOGÉNESIS,** porque no tengo una verdadera **pareja**».

Es, en cierto modo, el equivalente a una clonación. Nos rehacemos a solas **en respuesta a un conflicto de pérdida.**

## Torsión de los testículos

La tonalidad central es ***desvalorización.***

Conflicto de desvalorización relacionado con la eficacia del testículo.

«No concibo el hijo con la mujer que amo».

### Predicados
Debitar (sacar dinero, esperma). «¡Impecable!».
Mentiroso; seducir; aterrorizarse; perder.

## Epididimitis

«Quiero conservar a mi hijo conmigo, para que madure y se convierta en todo un hombre».

# PRÓSTATA

**Sentido biológico:**

La glándula prostática tiene dos funciones biológicas:
— Contiene un antiséptico natural que, al pasar, puede «limpiar» las vías genitales, juzgadas impropias.[2]
— Dirige, como un director de orquesta, el funcionamiento genital y, así, puede permitir al hombre maduro volver a poner en marcha la máquina de **reproducción** (la fotocopiadora), en caso de necesidad.

De donde se derivan dos tipos de vivencias posibles:
— Sexual, no limpio.
— Pérdida de un elemento de la familia, drama familiar.

El líquido prostático favorece la fecundación. Aporta protección a los espermatozoides, los equipa para que tengan el máximo de posibilidades de llegar al ovocito. La fecundación representa el futuro, la continuación de la estirpe. La próstata es el «proveedor», el «coach». El espermatozoide, en el tracto genital femenino, es un extraño en peligro. La próstata es, de alguna manera, como el protector de aquel que va a renovar la estirpe, el conflicto puede estar, a veces, más o menos en relación con una imposibilidad, una dificultad para proteger a los renovadores. La próstata es el órgano de los que protegen a los desarraigados, los emigrantes, los extranjeros que no queremos. Expresa varios conflictos biológicos diferentes que podemos vivir separadamente o, incluso, juntos.

La tonalidad central es *arcaica*.
**Familia fuera de la norma.**

**CONFLICTO SEXUAL JUZGADO FUERA DE LA NORMA, SUCIO.**
**CONFLICTO DE PÉRDIDA (de un hijo, de nietos o análogos).**
**CONFLICTO FAMILIAR (nidificación imposible de la familia).**
**«DEBO PROTEGER MI ESTIRPE».**

---

2. El autor hace un juego de palabras entre las palabras *impropres* (impropias) y *propres* (limpias). *(N. de la T.)*

**1.**

CONFLICTO DE NO ENCONTRARSE EN LA «**NORMA SE-XUAL**».

Puede ser por uno mismo o, en la mayoría de los casos, en relación con los demás (niños, nietos, etc.).

Conflicto anogenital.

CONFLICTO DE TIPO SEXUAL NO LIMPIO.

CONFLICTO SEXUAL EN SENTIDO AMPLIO, «ESO NO SE HACE».

Conflicto en relación a la vida sexual de los demás; no aceptamos la vida sexual de los hijos, de las personas cercanas.

Ejemplo: Padres contrariados por la vida de pareja de su hija (peleas frecuentes). Hay que tener en cuenta que la función sexual es una de las más fuertes en la naturaleza. Ahora bien, el macho sólo la posee desde la pubertad a la andropausia. Aunque el macho viejo intenta «sobreestimularse», para tener una energía erótica más fuerte y reanudar su sexualidad en caso de necesidad.

Conflicto semigenital referente a algo vil.

Semigenital significa que el «centro de gravedad» del contenido del conflicto no está estrictamente relacionado con el ámbito genital (en sentido real o por transposición), sino que la temática genital actúa como una «música de acompañamiento», lo que hace que el conflicto se distinga claramente de los conflictos sexuales.

Pensar que se tiene un sexo demasiado grande (o demasiado pequeño), pensar que se tienen demasiados deseos sexuales (o demasiado pocos) puede inducir a un conflicto de **no sentirse en la norma,** así como a pensar que se tienen deseos sexuales «anormales».

Disminución de sexualidad vivida fuera de la norma.

Muchas enfermedades de la próstata están generadas por las fantasías eróticas de hombres muy maduros que necesitan esas quimeras, ese imaginario, para mantener sus erecciones, lo que sobreactiva la próstata. Lo mismo ocurrirá con los «pornófilos».

Conflicto de pareja mal avenida.

«Tengo relaciones sexuales sin amor, sólo por obligación».

Historia de prostituta.

«No tengo derecho a procrear por miedo a un incesto simbólico».

Jacques Martel, en su libro *Le Grand Dictionnaire* (ediciones Quintessence), propone:

«Me siento obligado a cumplir mi deber conyugal».

«Sufro, no controlo nada en el ámbito sexual o familiar».

«Es duro exponerse,[3] no soporto mostrarme».

## 2.

CONFLICTO DE PÉRDIDA, SOBRE TODO EN LAS RELACIONES ABUELO/NIETOS (O ANÁLOGOS).

Los abuelos tienen, a menudo, conflictos muy fuertes con respecto a sus **nietos,** como si tuvieran que retomar su función parental, incluso la de la procreación.

Conflicto relativo a situaciones dramáticas con los **hijos** (vida en pareja) y nietos o análogos (alumnos, etc.): accidente, enfermedad, fallecimiento de nietos.

Conflicto del abuelo con respecto a algo que no soporta, relacionado con los nietos o análogos.

En la naturaleza, es un drama si se pierde a un pequeño o si no hay nacimiento, debido al riesgo de extinción de la especie. Caricaturescamente, desde que un padre habla de sus hijos diciendo «mis pequeños», puede estar en el conflicto de la próstata, ya que biológicamente deberá procrear en lugar de sus hijos, que no son lo bastante mayores para hacerlo ellos mismos. Los hombres que se preocupan mucho por sus hijos pueden estar en este conflicto. En la mujer, estos mismos conflictos afectarán al endometrio del útero. Una mujer puede desarrollar un síntoma en la mucosa uterina porque su hijo es homosexual (conflicto semisexual fuera de la norma) y no podrá perpetuar la especie (conflicto para los nietos).

---

3. El autor juega con los términos franceses *exposer* (exponerse) y *sexe posé* (sexo puesto). *(N. de la T.)*

SENTIMIENTO DE NO ESTAR CONFORME, DE NO ESTAR EN LA NORMA (a menudo, los hijos, su sexualidad).
Conflicto relativo a la vida de pareja de jóvenes, análogos a los «nietos» (hijos, ahijados, alumnos, vecinos jóvenes, etc.):
— considerados como mal avenidos,
— comportándose mal con la pareja,
— en peligro moral o físico, con connotación sexual o sin ella.

**3.**

Familia fuera de la norma.
Desvalorización vinculada a la familia. «No soy normal; mi familia es anormal».

**4.**

«Mi estirpe está amenazada, debo protegerla».
«Debo proteger mi descendencia».
Es la desestructuración del hogar.

Un ascendiente ha muerto; en tanto que **emigrado,** le echaron del pueblo en el que él quería quedarse. La población rechazó al extranjero, que nunca pudo marcar su territorio porque mantuvo una relación con una joven del pueblo. Territorio semisexual fuera de la norma; el hombre seduce a una joven que no es de su entorno. Solución biológica: Un adenoma prostático en corona alrededor de la uretra impide la micción. Sentido biológico: **¡No hay que marcar el territorio!** ¡Un ascendiente no hubiera debido meter sus espermatozoides en esa mujer!

El adenoma prostático en corona alrededor de la uretra, metafóricamente, juega el papel de un grifo para impedir la micción (impedir marcar el territorio) y la eyaculación (impedir la inseminación del territorio fuera de la norma).
Hipertrofia benigna de la próstata craneal (contra y alrededor de la uretra, más en contacto con la vejiga que la parte caudal).

**A señalar:**

Las operaciones de próstata hacen que, a veces, las erecciones sean difíciles, incluso imposibles, durante varios meses, lo que sobreactiva el conflicto. Habrá que prevenir al paciente para que pueda gestionar ese problema sin agravar su conflicto.

Próstata, endometrio del útero, trompas uterinas que tienen un «tono» común: no limpio, cruel, anormal.

*Predicados*
Normal, no normal, lógico, nietos, limpio o no limpio.

## VESÍCULAS SEMINALES

Conflicto del territorio sexual perdido.
    Conflicto de frustración sexual a causa de una fimosis o de una prohibición en la sexualidad.

## DIVERSOS

### Ginecomastia

Conflicto de orientación sexual.
    «Sexualmente, me equivoqué de camino».

### Esterilidad

«Tengo que permanecer en una etapa infantil».
    «Tengo miedo a dar la vida».
    «Tengo miedo a dar amor de manera incondicional».
    «Tengo miedo a morir en cuanto sea padre».
    «Me resulta imposible asumir la función de adulto».
    «No tengo derecho a procrear».

«Tengo miedo al incesto, incesto real o simbólico».

Hay que señalar las fechas de nacimiento: una mujer se casa con un hombre que tiene veinte años más que ella, hay que mirar con qué día o mes de nacimiento está relacionado; puede ser del padre o de un hermano mayor, etc.

«Gracias» a la esterilidad, no prolongamos el apellido de la familia, esto puede ser a causa de una historia familiar pesada. Queremos detener lo que en esta familia fue dramático.

## Patologías urogenitales

«Tengo miedo de enraizarme, de implicarme definitivamente en un contexto nuevo, de perder todo».

# SEXUALIDAD

## CONFLICTOLOGÍA

He aquí algunas reflexiones *(en cursiva)* del señor **Francesco Basile.**

Y, para profundizar más, también puedes leer el libro de Philippe Lévy, publicado en ediciones Le Souffle d'Or: *Décodez votre sexualité.*

*En el mundo animal, la relación sexual es una forma de selección natural: sólo **el dominante** (aquel que es el más fuerte, garante de un ADN de calidad, es decir, preparado para cualquier prueba de supervivencia) tiene derecho a la sexualidad. Por ese motivo, una mujer desea sexualmente al hombre si, en su representación, él es dominante (en su rol social; ejemplo: empresario, actor de cine, deportista famoso…).*

*Si, en su representación, el hombre desciende del pedestal y la decepciona, puede que la mujer ya no sienta deseo sexual, sino solamente una ternura de tipo amistoso.*

*Encontramos numerosos ejemplos de mujeres que ya no sienten deseo por su pareja, pero que, en cuanto esa pareja se interesa por «otra hembra» (lo que para el cerebro está descodificado como comportamiento dominante), su deseo vuelve con más fuerza.*

*Si una hembra se convierte en dominante, tendrá el comportamiento de un macho seductor y se dirigirá con iniciativa hacia los machos dominados, pero entonces su prole puede estar en peligro porque en la naturaleza el dominante puede eliminar a los pequeños.*

### Anorgasmia

**«TENGO MIEDO A PERDER EL CONTROL».**

**«Si me abandono a las sensaciones de placer, estoy en peligro».**

«Siento placer, pero no llego al orgasmo», se quejaban varias mujeres.

El orgasmo es como el sueño: cuanto más se busca, menos se encuentra y más imposibilitas que llegue.

El orgasmo implica la relajación completa. Aquí, esta relajación es imposible, existe un conflicto en el cuerpo:
— la relajación es peligrosa,
— la pérdida de control es peligrosa,
— el placer es culpable.

En caso de sufrimiento atroz durante la infancia, el cuerpo se adormece, ya que: «Cuanto más cerca estoy de la vida, más cerca estoy de la muerte».

En los casos más leves de anorgasmia o incluso de necesidad de alcohol para llegar al orgasmo, podemos encontrar, a veces, un **conflicto de vergüenza** (en relación con el otro).

## Impotencia, *gatillazo* sexual

Es, fundamentalmente, el síndrome del **dominado.**

El miedo abre los vasos sanguíneos, la erección es un flujo de sangre en un cuerpo cavernoso. Pero llega un momento en el cual los vasos de salida de la sangre se contraen para impedir el reflujo y permitir la erección. En esa situación, el hombre tiene miedo de su mujer, está sumiso. Miedo de hacerle daño, de mostrarse violento, de herir sus sentimientos…

Situación a la que se añade una desvalorización sexual: «No soy capaz de satisfacerla…».

El hombre que es demasiado mental, más en su cabeza que en su cuerpo, percibe menos sensaciones en el pene y no aguanta la erección.

El hombre, normalmente, controla su eyaculación por el paso de la excitación a la relajación.

### Pérdida de territorio sexual y conflicto de separación.

Gracias a la afluencia de la sangre, el músculo sexual se vuelve potente. La simpaticotonía, el estrés, inhiben la dilatación arterial.

El acto sexual ha provocado problemas de territorio.

El hombre se siente rechazado, frustrado por su mujer.

«Tengo miedo de las mujeres».

Hombre borrado, desaparición de uno mismo; se siente agredido por lo femenino. Esto puede provocar una anestesia del pene, con pérdida de sensibilidad de su pene.

Conflicto de impotencia sexual en relación al padre demasiado potente.

«Mi padre me bloquea».

## Eyaculación precoz

«Estoy **separado** de la mujer (lo femenino, mi madre…) y **agredido** por el hombre (lo masculino, el padre)».

Es el «**corre-corre**», la urgencia antes de que llegue el dominante.

«Hay que hacerlo rápido para no ser sorprendido».

«Tengo miedo de hacer sufrir a mi madre».

Según Josy Kromer, es el conflicto del tercer ciervo: un hombre teme que su compañera lo deje.

El ciervo fecunda rápidamente a una cierva mientras que otros dos ciervos están peleándose.

«Me siento dominado, no tengo derecho a hacer el amor».

Hacer el amor deprisa y corriendo. Estrés, emoción (memoria de peligro). ¿Quién es el macho dominante? ¿En quién piensa la mujer, ha hecho su duelo del precedente?

«No puedo tener una relación sexual porque estoy en un ambiente de gran estrés».

«No tengo derecho».

Conflicto del ternero que no puede atrapar a la gran hembra.

Reactivación permanente de la desvalorización del acto sexual (auto-programado).

# CARDIOLOGÍA

## INTRODUCCIÓN

El aparato cardiovascular está constituido por una bomba, el corazón, envuelta en una capa protectora, el pericardio, y por canales, los vasos sanguíneos (arterias, venas, capilares).

Su función consiste en impulsar enérgicamente la sangre a todos los rincones del cuerpo, a todas y cada una de las células.

La sangre transporta los elementos vitales tales como, por ejemplo, el oxígeno y el azúcar.

En su recorrido, la sangre utiliza primero los canales que van del corazón a los distintos órganos, es decir, las arterias, y luego los otros canales que regresan de los órganos al corazón, es decir, las venas. La irrigación del corazón depende de los vasos sanguíneos conocidos como arterias coronarias (coronas). El corazón, elemento central del aparato cardiovascular, pone bajo presión la sangre. Los aparatos cardíaco y respiratorio están funcionalmente ligados.

Las enfermedades cardiovasculares son la primera causa de mortalidad en Francia y en Estados Unidos.

De ahí la importancia de ese corazón que nos somete a una tensión permanente con el objetivo de reaccionar, de pelearnos o de defender el territorio.

## GENERALIDADES

**Punto pedagógico: Anatomía, fisiología y conflictología están relacionadas**

La anatomía y la fisiología nos permiten comprender el sentido biológico de las enfermedades y la naturaleza de los conflictos.

La **anatomía** es el estudio de la estructura de un organismo o de un órgano.

La **fisiología** está en relación con la función y la misión de los diferentes órganos. Quieren mantener la homeostasia.[4]

La **conflictología** es el estudio de los conflictos. La conflictología vuelve al estudio de la fisiología y al conocimiento de las funciones de cada órgano. Para entender a alguien que tiene demasiados glóbulos blancos, o una disminución de éstos, vuelve al estudio de la función del glóbulo blanco. ¿Para qué sirve un glóbulo blanco?

El glóbulo blanco sirve para distinguir el yo del no-yo. Todo el mundo está de acuerdo sobre esta función del glóbulo blanco, como todo el mundo está de acuerdo sobre la función del corazón, que sirve para propulsar la sangre.

La conflictología, para el exceso de glóbulos blancos, es: «Tengo que distinguir más todo lo que me es extraño, todavía hay más peligro», «¿Seré capaz de distinguir el yo del no-yo? Y si no hay suficientes glóbulos blancos: «No hace falta que me distinga del exterior, que me proteja, que me defina en la diferencia».

La fisiología reenvía al conflicto y el conflicto reenvía a lo vivido por la persona.

Vamos a apoyarnos en la fisiología para entender mejor y sentir lo que es el cuerpo, es decir, lo que es el conflicto; es decir, la historia, ya que la fisiología nos reenvía al conflicto y el conflicto nos reenvía a lo vivido por la persona.

Todo esto está ensamblado. Es una única y misma cosa.

De lo global al detalle:

Hay que tener una visión macroscópica (global) y microscópica del órgano, preguntarse dónde se sitúa el corazón y lo que pasa a nivel celular. ¿De dónde viene la arteria coronaria?

¿Viene de la aorta, o va hacia ella? ¿Para qué sirve, de qué células está constituida, etc.?

---

4. La homeostasia es el estado del equilibrio. Es algo virtual. Estamos permanentemente en desequilibrio, tratando de buscar nuestra homeostasia. En cada momento nos falta el oxígeno, que respiramos. En cada instante, nuestro corazón, nuestros riñones funcionan con ese objetivo. A cada paso, basculamos y nos arriesgamos a caer en el desequilibrio y, también a cada paso, nuestro cuerpo encuentra, rápidamente, su estabilidad.

Se trata de conservar la capacidad de una visión con suficiente distancia y de poder avanzar en cada detalle. De esta manera, como algunos operadores de cámara, pasamos del *zoom* adelante y atrás.

Aquí está el espíritu de la conflictología.

# VASOS

Existen tres tipos de vasos:
— las venas,
— las arterias,
— los capilares.

Los vasos sanguíneos tienen la función de unir los pulmones a las células y las células a los pulmones, de establecer un vínculo entre todas las células del cuerpo. Los vasos son las autopistas, las nacionales, las locales, los caminos vecinales del cuerpo. Existen dos grandes familias de vasos: las arterias y las venas. La arteria, por definición, es lo que sale del corazón. Es ella la que va a transportar la sangre limpia, la sangre oxigenada del corazón hacia las células. La vena regresa al corazón, transporta los desechos que provienen de las células hacia el corazón y después a los pulmones para que esos desechos sean eliminados.

Los capilares son el punto intermedio entre la red arterial y la red venosa. El punto de intercambio con el mundo celular.

### *Las tres funciones de la sangre y de los vasos sanguíneos*
**• Primera función: Aportar lo positivo**
Los vasos **distribuyen**, a todas nuestras células y en todo momento, los **elementos nutritivos y el oxígeno. La sangre es un órgano completo** como, por ejemplo, lo son el cerebro, los pulmones, el esqueleto.

**• Segunda función: Eliminar lo negativo**
Los vasos sanguíneos drenan el cuerpo de sus desechos para llevarlos hacia los órganos específicos, excretores de desechos como, por ejemplo, los pulmones, los riñones y la piel.

## • Tercera función: Unir, informar

Todas las células sanguíneas están en comunicación en todo instante (teoría del doctor Vial:[5] toda información que llega a un lugar determinado informa sobre ello a todo el circuito).

El aparato sanguíneo sería el primer cerebro, antes de la existencia de los nervios. Algunos autores afirman que en la sangre se encuentra, en ciertas proteínas, **una memoria de toda nuestra vivencia.** Sea lo que sea, la sangre une un órgano al otro. En el mismo momento, la sangre está en el hombro derecho, en la rodilla izquierda, potencialmente está en todos los sitios a la vez. **Está en contacto con todas las células**, como lo está también el sistema nervioso.

Todo el cuerpo, todas las células, todos los órganos están relacionados. Es un circuito cerrado, que tiene una presión interna.

Está herméticamente cerrado, salvo al nivel de los capilares.

**Punto pedagógico: La masa sanguínea nos dice: «Es más importante solucionar los problemas que buscar los recursos»**

La mayor parte de la masa sanguínea se encuentra en las venas: 55 por 100. Más de la mitad. Lo esencial de nuestra conciencia biológica, sanguínea, gira en torno a drenar los desechos. **En caso de conflicto, la función biológica se convierte en nuestra conciencia emocional.** Es crucial eliminar los desechos, solucionar los problemas. Es como si solucionar los problemas fuera más importante que ir a buscar los recursos (función de las arterias).

¿Dónde ponemos la conciencia?

— 55 por 100 de la sangre se encuentra en las venas: de ahí la importancia de solucionar los problemas.

— 25 por 100 está en los pulmones: importancia del intercambio, de la eliminación de los desechos y de la restitución del oxígeno.

— 10 por 100 en las arterias, éste es el lugar rico en oxígeno, en vida.

— 4 por 100 en el corazón.

— 6 por 100 en los capilares.

¿Dónde pongo mi conciencia? ¿Dónde pone cada uno, en cada momento, su conciencia? Alguien que consulte por un problema de

---

5. Bernard Vial, *Dictionnaire affectif des plantes*, ediciones Testez.

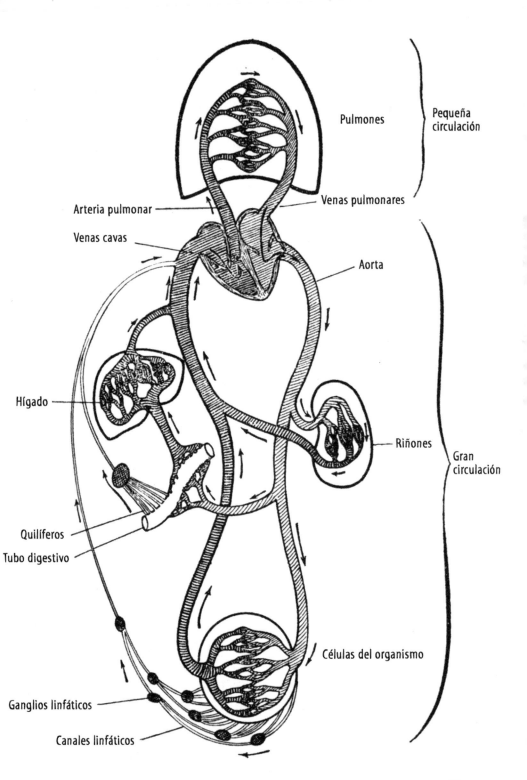

Pulmones

Pequeña circulación

Arteria pulmonar

Venas pulmonares

Venas cavas

Aorta

Hígado

Riñones

Gran circulación

Quilíferos

Tubo digestivo

Células del organismo

Ganglios linfáticos

Canales linfáticos

47

intestino ha puesto su conciencia en «¿Digiero el mundo exterior?».
Alguien que tiene problemas renales ha puesto su conciencia en la
importancia de los puntos de referencia.

Ésta es su manera de estar en el mundo, modo estructural o cronológi-
co (de un instante). El PNL habla de visuales, de auditivos.

¿Dónde pongo mi conciencia? ¿En lo que veo o en lo que oigo? ¿Voy
al concierto o a una exposición de pintura?

La sangre no puede estar en todas partes a la vez. Va a favorecer un
lugar u otro.

En vagotonía, la sangre va a favorecer más bien la periferia, los capilares.

En simpaticotonía, nuestra sangre va a ir hacia el interior.

Cuando estoy estresado, me encierro. Voy hacia mi interior, me reco-
jo. Me ocupo del corazón, de los pulmones, del cerebro.

Nuestra masa sanguínea se desplaza.

## CONFLICTOLOGÍA

## ARTERIAS CORONARIAS

El conflicto del *terrateniente, del rey espadachín.*

*Coronaria* quiere decir «corona», como aquella que adorna la frente del
soberano, señor de su reino.

### Órganos afectados
Arterias coronarias; vesículas seminales.
La tonalidad central es *social.*

PÉRDIDA DE TERRITORIO O DEL CONTENIDO DEL TERRI-
TORIO
Por ejemplo, cuando la pareja abandona el territorio.
**Nos peleamos por ese territorio, para conservarlo o reconquistarlo.**
Territorio perdido.
«Quiero ser el jefe».

Es el agujero dramático del conflicto de los bronquios (amenaza en el territorio).

«Tengo que defender el territorio». Pelearse.

¿No decimos que el corazón late?[6] Y la pregunta es: «¿Por quién?» O, «¿Contra quién?».

Es un conflicto masculino en el caso de los diestros en edad de procrear.

En las **mujeres menopáusicas o zurdas,** los signos son menos fuertes, pero sufren más la depresión.

Es un conflicto de pérdida de **territorio sexual** masculino.


## Vesículas seminales

Conflicto de pérdida de territorio sexual, relacionado con la descendencia o la seducción.

**Zurdo(a):** Conflicto biológico de frustración sexual. Casi siempre acompañado de depresión.

*Etimología: ang = encerrado (angustiado).*

Angina, angina de pecho, ángor, angustia = encerrado.

«Tengo algo, no quiero que se me escape, lo retengo, lo encierro».

Para alguien que desarrolla una angina (amígdalas), el pedazo está en la garganta y «Quiero guardar el trozo».

«Tengo un pedazo de placer, de adulación, de fiesta, pero todavía podría escapárseme. Así pues, cierro mi garganta».

Si lo vivo en cardiovascular, tengo una angina de pecho, una crisis de ángor.

Es: «Quiero conservar mi territorio. Cierro». Y hay espasmos. «Quiero retener, encerrar».

Si lo vivo en psíquico, es la angustia y puedo preguntarme: «¿A quién quiero retener, quién se me escapa?».

---

6. El autor hace un juego de palabras entre *se batre* (pelearse) y *le coeur bate* (el corazón late). *(N. de la T.)*

## Infarto en reposo, infarto en esfuerzo

Hay dos tipos de infartos. El que se presenta en el momento de un esfuerzo y el que llega en un momento de descanso.

El primero surge en el momento de realizar un exceso de esfuerzo; puede suceder en el cardiólogo, durante un electrocardiograma de esfuerzo. Fue el caso de René Goscinny, el guionista de Astérix. Él cuenta la historia de esos galos que no quieren perder su territorio. Astérix es una historia de territorio. Se conserva el último territorio y el creador del cómic muere de un infarto durante una prueba de esfuerzo.

Se trata de un conflicto activo.

El infarto en reposo es como una verificación. «He tenido un conflicto, más o menos lo he superado y revivo ese conflicto en mi sueño, en mi descanso, para verificar su integración». Noción a la vez biológica y psicológica.

La gente tiene problemas y los soluciona. Algún tiempo más tarde, este mismo problema se representa bajo otra forma (sueño, pensamiento, evocación…) para probar, verificar, para saber si está, realmente, solucionado. Por ejemplo, unas personas han dejado de fumar, los compañeros les chinchan proponiéndoles un cigarrillo. Un sueño durante la noche, o bien una película, puede volvernos a poner en contacto con la tonalidad conflictiva.

Las preguntas a plantear son:
— «¿Mi conflicto está profundamente resuelto?».
— «¿Ha durado mucho tiempo?».
— «¿Tengo suficientes reservas y recursos para superarlo?».

### ¿Qué es el territorio?

Sólo lo que nos hace vivir puede hacernos sufrir, sólo lo que es importante para nosotros puede crear un conflicto.

El territorio es propio de cada uno.

El corazón = el territorio, la casa. El equivalente para la mujer es el seno izquierdo. Para el hombre, es el hogar.

Pero el hombre no llama a eso el hogar o el nido, lo llama «su territorio», su garaje o su taller.

**Fuentes de conflicto:**
Trabajo, casa, familia, poder, autoridad, la mujer también puede ser el objeto del conflicto.

**El conflicto biológico del territorio:**
La expresión quiere decir que el individuo ha perdido su campo de acción, su territorio. Por ejemplo, el ciervo tiene su territorio en el bosque, el primer lobo su territorio en la montaña, el hombre ve reducido su campo de acción a la familia, la empresa, etc. El conflicto también se puede producir cuando se pierde sólo una parte del territorio, como, por ejemplo, la pareja, el hijo, la amiga.

## Insuficiencias coronarias

Tres causas principales conducen a la obstrucción de la luz coronaria (la luz es el espacio interior de un canal, de un *tubo)*. Ese canal puede estar taponado por:
— un depósito de grasa en el endotelio,
— una embolia (migración),
— un espasmo muscular.

### LAS DIFERENTES CAPAS.
### PRIMERA CAPA: EL ENDOTELIO

En el interior, la sangre fluye, en contacto con la primera túnica, el endotelio (endo: en el interior). El sentido es social, es decir, relacionado con el cuarto estrato de la biología.
«Me siento separado de mi territorio».
**«Estoy separado de mi territorio o de eso que vivo como si fuera mi territorio».**
Pérdida de territorio vivido en términos de separación. Puede ser la mujer, los niños, el garaje, el coche, el piso, el trabajo. Es el territorio y todo lo que contiene el territorio. El punto álgido es la separación. «Ya no estoy en contacto, o me arriesgo a no estar más en contacto».

**Pérdida de contacto con...**

«Ya no estoy en contacto con la sangre, con los lazos de la sangre».

## Obstruido por un depósito de grasa

Se trata de una placa de aterosclerosis, de un depósito de grasa en el interior de la luz arterial, de un espesamiento de la pared arterial por placas de ateroma, la aterosclerosis conduce a la arteriosclerosis (envejecimiento de las arterias). El conflicto tiene un sentido social.

## Colesterol y triglicéridos

La aterosclerosis se constituye en el interior de la luz de los vasos. Está constituida por colesterol o por triglicéridos que se depositan.

## Colesterol

«Sólo cuento conmigo, quiero salir de esto solo. Por otra parte, en mi taller, tengo herramientas, máquinas para hacer todo solo: carpintería, arreglar un coche, pintar, etc.».

«Tengo todos los materiales de construcción en mí mismo. Sólo cuento conmigo, porque **los otros me han defraudado**».

## Triglicéridos

«Sólo cuento con los otros. Me apoyo en los otros, porque no tengo confianza en mí mismo».

## Colesterol + triglicéridos

«Sólo cuento con mi clan, con mi familia, con mi grupo».
O dos acontecimientos diferentes con las dos vivencias diferentes.

## Arteriosclerosis: Separado del territorio

Para que haya arteriosclerosis, el colesterol y los triglicéridos no bastan. Incluso si alguien tiene mucho colesterol, no tiene obligatoriamente, ni siempre, placas de arteriosclerosis que taponen sus arterias coronarias. Hace falta, además, una lesión en el interior de la arteria coronaria, es decir, un conflicto de separación: «Tengo miedo de estar separado o de perder mi territorio». Así pues, en la arteriosclerosis coexisten dos conflictos: la lesión del endotelio (lo que hay en el interior) + el conflicto del colesterol o de los triglicéridos (grasas).

## Obstruido por una embolia (migración)

*(Véase* el capítulo «Embolias»):
¿Qué tapona el vaso? Puede tratarse de un cuerpo extraño como un amasijo de sangre, es decir, un coágulo. Un coágulo que se desplaza puede ser el símbolo de la familia que se muda.

## Segunda capa: La musculosa provoca un espasmo muscular

La luz puede reducirse debido a un espasmo de los músculos internos de la arteria coronaria. Con el espasmo, se trata de un conflicto de los músculos.
«Habrá que pelearse para no perder el territorio».
Para toda el área motriz, predomina esta noción de ataque, de defensa, de lucha, de combate, de movimiento para no perder. El punto álgido es la impotencia, la desvalorización (tercer estrato de la biología).
**«Me siento impotente para conservar mi territorio».**

La impotencia y el esfuerzo: «Hay que pelearse para conservar, defender el territorio».

Ángor = «encierro», es un espasmo, una vasoconstricción.

## Nervios (proyectos)

(*Véase* el capítulo «Trastornos del ritmo»):

Siempre es la tonalidad de pérdida del territorio, pero tenemos aquí una patología del nervio. La mucosa está sana. Son problemas de conducción nerviosa = proyecto (cuarto estrato de la biología). Todo lo que va a ser neurológico, defecto de conducción, compete al proyecto. Está en la intención, el nervio es lo que une el cerebro al órgano.

La patología de la conducción neurológica del corazón va a provocar trastornos del ritmo: arritmia, fibrilaciones, taquicardia, bradicardia.

«Existe el proyecto de que ya no tenga territorio». Está en la intención, en el **futuro.**

«**Voy a perder mi territorio**. Voy a ser despedido.

»Mi mujer se va a ir, etc.». Estamos a la expectativa.

## TERCERA CAPA: LA ADVENTICIA O TÚNICA EXTERNA

Desvalorización relacionada con la pérdida de territorio (tercer estrato).
  «**Me desvalorizo por no haber sabido conservar el territorio**».
  «Me desvalorizo porque voy a perder mi territorio».
  «El territorio se me escapa, estoy despedido, o mi empresa cierra».
  Efectivamente, hay una pérdida de territorio, pero el punto álgido, el relieve, está puesto en la **desvalorización**: «Soy un cero a la izquierda. No he podido conservarlo. No consigo conservarlo».

**El modo de estar en el mundo es diferente de un INDIVIDUO a otro.**
Unos son más bien deportistas, musculares en su manera de estar en el mundo; otros son más neurológicos: están en los proyectos y el control.

Otros están todavía más en el contacto. Manifestamos diferentes maneras de estar en el mundo que corresponden a zonas muy precisas del cuerpo. El territorio es importante para mucha gente, pero existen numerosas subtonalidades:

— En términos de separación: «Estoy separado de mi profesión, de mi territorio, de mi garaje, de mi coche, de mi mujer, de mis hijos», «No quiero perder mi territorio porque tengo miedo de estar separado de él». Arteriosclerosis.

— En términos de proyecto: «Porque tengo el **proyecto** de conservarlo, o de ampliarlo». Patología neurológica, trastornos del ritmo.

— En términos de impotencia, de músculo: «Me siento **impotente** para conservar o reconquistar mi territorio». «Soy impotente y quiero pelearme para conservar mi territorio; pero no puedo conservar mi territorio, o mi marido»; esto provoca espasmos.

Cuando escuchamos realmente a la persona hablar de su trabajo, de su casa, de su territorio perdido…, podemos oír la subtonalidad conflictiva a través de sus adjetivos, de sus adverbios, de sus predicados, de sus gestos.

### Resumen:

— Endotelio: «Estoy separado de ello».
— Arteriosclerosis: «Tengo que pelearme solo».
— Músculo: «Hace falta que me mueva, que reaccione para recuperar el territorio».
— Nervio: «Voy a perder mi territorio».
— Tejido conjuntivo: «Soy un cero a la izquierda si pierdo mi territorio». «Me desvalorizo por no haber conservado mi territorio».

## VENAS CORONARIAS

La sangre presente en las venas coronarias se asocia a sangre sucia, veneno, muerte, todo lo que es preciso eliminar. Las arterias conciernen al territorio masculino, la propiedad, y las venas se asocian al territorio femenino.

En términos generales, en el origen de la naturaleza, la mujer está en peligro y, sin el hombre, no tiene nada.

### Órganos afectados

Venas coronarias (corazón derecho).

Cuello uterino (*véase* el capítulo «Ginecología»).

Vagina.

La tonalidad central es *social.*

## FRUSTRACIÓN SEXUAL EN SENTIDO AMPLIO, ES DECIR, AUSENCIA DE RELACIÓN, DE INTERACCIÓN CON LA PAREJA.

En este *shock,* aparece el componente de despecho-frustración que, a menudo, llega hasta el temor de **no pertenecer a nadie,** y mucho menos a su pareja, de **no interesar** a nadie.

«Me duele el corazón, tengo mal de amores, el corazón roto».

Conflicto de pérdida de territorio sexual.

Sentirse impotente por no conseguir traer el marido al hogar.

La cierva se encuentra entre dos ciervos; es una relación **triangular.**

Todo lo que es vena coronaria, ya no es poseer como en el caso de las arterias coronarias, sino es ser poseído(a).

«No soy poseída por el macho», esto es para las ciervas. Para las mujeres es: «No soy amada. No le importo al otro, no soy la escogida». Es la equivalencia. Pero la base biológica es: «No pertenezco a un hombre» porque él va con otra mujer, por ejemplo.

## «QUIERO ELIMINAR LO PODRIDO, LO SUCIO, LA MUERTE EN MÍ, EN MI FAMILIA».

«Quiero un espacio puro».

## «NO SOPORTO DEPENDER DE NADIE».

El otro componente esencial, que a menudo aparece de distinto modo y que afecta normalmente a los hombres, es la **dependencia** (en ciertos casos, en un contexto de dolor físico o psíquico, como una enfermedad). La dependencia perjudicial se desarrolla cuando se ve a la pareja demasiado protectora o demasiado indiferente.

Por ejemplo, un hombre que lleva mucho tiempo hospitalizado no admite que sea su esposa la que se ocupe de todo, porque, en condiciones normales, es él quien toma las decisiones. El hombre puede desarrollar un conflicto de dependencia perjudicial en caso de una enfermedad, de una quimioterapia que le saca su lado femenino. Considera que su esposa se ocupa demasiado de él, o «toma demasiado las riendas», porque él quiere ser protector, el jefe del territorio.

En el caso de **los hombres o las mujeres zurdas:** Conflicto territorial, pérdida de todo el territorio o del contenido del territorio, por ejemplo, la pareja se va; *(véase* «Arterias coronarias»).

## TRASTORNOS DEL RITMO CARDÍACO

En estas patologías, encontramos siempre un doble aspecto, neurológico y cardíaco, del conflicto. El corazón está relacionado con el territorio sexual, como ya hemos comentado, y el nervio, a la intencionalidad, al proyecto.

**Sentido biológico:**

Una gran diferencia separa las actividades femeninas de las actividades masculinas. La actividad femenina es rítmica, como el ballet, la danza. El ritmo es regular. La actividad masculina es arrítmica, como, por ejemplo, en los deportes de combate, marciales, viriles, porque hay que desestabilizar al otro por sorpresa. Cuando lo masculino va hacia lo femenino, el hombre va hacia la mujer, antes de nada, se sincroniza con el ritmo femenino. Baila el vals o el tango y, de alguna manera, se convierte en femenino para alcanzar a la mujer allí donde está. Y luego, progresivamente, cuando el ritmo común está dominado, lo masculino, el hombre, la conduce hacia el cambio de ritmo, la sorpresa, como en las relaciones sexuales, por ejemplo. Así pues, la arritmia está relacionada con la sorpresa, el combate. Se trata de sorprender al otro para defenderse, conservar o recuperar su territorio.

## Taquicardia

La tonalidad central es *social.*
    **«TENGO MIEDO DE FRUSTRARME EN EL FUTURO, EN AMOR, EN AFECTO».**

«**No es ésta la relación que quiero** con mi madre, mi marido, o quienquiera que sea, en lo afectivo».

«Cuando estoy con un hombre, tengo miedo a perderlo.

»En mi imaginación, me digo que no voy a conservarlo». Es en el futuro, el proyecto.

Durante los combates, el corazón, naturalmente, se acelera.

Puede haber personas que **se sientan siempre en combate o en peligro.** Ahí está su tonalidad conflictiva.

«Hay urgencia por eliminar los problemas».

«Quiero tener razón frente a la autoridad injustificada, no soporto que no me den la razón».

El hipertiroidismo acelera el corazón. Un síntoma puede tener varias causas. Los picores pueden aparecer por varias causas y lo mismo sucede con la taquicardia. Consultar a un médico.

## Bradicardia

*El pulso es lento permanentemente.* La sangre presente en las venas coronarias se asocia a sangre sucia, veneno, vicio, muerte, todo lo que es preciso eliminar.

La tonalidad central es *social.*

**«QUIERO CONSERVAR LOS DESECHOS EN MÍ, LA MUERTE, EN RELACIÓN CON MI FAMILIA».**

Puede haber una relación entre el número de latidos cardíacos y un elemento del conflicto. La señora X tiene 60 pulsaciones por minuto, es el año del fallecimiento de su hermana (1960). «No puedo acabar este duelo.

»Conservo la muerte de mi hermana en mí misma» (sangre venosa, sangre llena de desechos a eliminar por los pulmones).

«Conservo hasta los desechos de la familia, porque si no, mis padres van a eliminarme».

«Tengo miedo de que me **envenenen**».

«Quiero **salvar mi corazón**». El animal, cuanto más importante sea su ritmo cardíaco, una taquicardia, más joven morirá.

Frustración afectiva, sexual:

«Carezco de amor por parte de… Recibo a veces, luego nada más. Me abandona.

»No siento que me tenga en consideración».

«No pertenezco a nadie». No soy poseída. No me escogen y esto tiene todo el aspecto de seguir así en el futuro».

«No es ésta la relación que quiero (violación o violencia sexual), sino otra».

La mujer quiere un tipo de relación, quiere pertenecer a un hombre o a un macho. Y, cuando hay violación, no es lo que quiere. Tiene una frustración con lo que sueña, con lo que desea. Así sucede que, a veces, hay mujeres y hombres afeminados que están en el «Príncipe azul», el príncipe encantador y lo que sucede es algo muy distinto.

## Arritmia

La tonalidad biológica es el proyecto, el futuro. Y como se trata de un corazón masculino, se trata de pelearse, de defender el territorio. El problema puede acontecer en un futuro.

La tonalidad central es *social.*

**«EN EL FUTURO, ME ARRIESGO A PERDER MI TERRITORIO Y QUIERO CONSERVARLO. PARA ESO, ES NECESARIO SORPRENDER AL ADVERSARIO».**

«Tengo miedo de perder mi territorio en el futuro».

«Me siento oprimido en relación a las órdenes de la autoridad (nervios)».

### Sentido biológico:

El perro y algunos animales que son dependientes del territorio son fisiológicamente arrítmicos.

El hombre tiene un ritmo cardíaco regular. La arritmia es un síntoma masculino. Durante el combate (sumo, kárate, judo…), el hombre, lo masculino, el macho, debe sorprender al otro; como cuando dos leones se pelean. No se trata, por supuesto, de una danza. Hay que ser arrítmico para vencer y convencer. Tengo que luchar para conquistar, conservar, mantener lo que poseo.

## Extrasístole

La tonalidad central es *social.*

### «QUIERO LUCHAR CONTRA EL PROYECTO DE PERDER MI TERRITORIO».

«Tengo que dar más amor, **tengo que dar el doble de amor,** tengo miedo a no dar bastante amor».

Las extrasístoles son duplicaciones.

Riesgo puntual a perder su territorio.

---

**Protocolo – Carta al cuerpo**

Objetivo:

Reapropiarse del propio cuerpo (o de una parte del cuerpo), reconciliarse con él.

**Indicaciones:**

Conflicto de ganglios nobles, de estética, conflicto de bloqueo, conflicto autoprogramado, cáncer, dolor, enfermedad autoinmune, fibromialgia… cuando el paciente está en lo mental, o cuando el terapeuta oye: «No puedo contar con mi cuerpo», «No hay relación entre la cabeza y el cuerpo», «Sensación de cuerpo desconectado».

Práctica:

Instalar dos sillas, una representando la cabeza y la otra el cuerpo (escribir en un papel «cabeza» y en otro «cuerpo»).

El paciente habla espontáneamente de todo lo que viene al caso a propósito de su cuerpo (o de una parte de su cuerpo) al terapeuta.

El paciente escribe una carta dirigida a su cuerpo, en la segunda persona del singular: «Tú… (ir hacia lo que incomoda, molesta…)».

Es la «cabeza» que expresa: pensamientos…, emociones…, mensa-

---

jes… La cabeza envía su carta al cuerpo, la coloca sobre la silla «cuerpo».

Disociación + Cambio de lugar: el paciente se pone en el lugar de su «cuerpo»; el paciente se toca, desciende por su cuerpo, está en su cuerpo…, se convierte en su cuerpo.

**Etapa importante:** Tomarse su tiempo para instalar bien al paciente en su cuerpo.

El cuerpo recibe la carta y la lee, atento a lo que siente.

El «Cuerpo» responde a la «Cabeza»:

El «Cuerpo» expresa todas sus Vivencias y acaba exponiendo sus Necesidades.

Disociación + Cambio de lugar: El paciente regresa al lugar de su «Cabeza». La «Cabeza» recibe y lee la carta escrita por el cuerpo.

El terapeuta anima a la «Cabeza» a escribir otra carta al cuerpo o a la parte del cuerpo con el objetivo de la reconciliación. De nuevo, el cuerpo recibe la carta, la lee, responde, la cabeza también, y así hasta que el cuerpo recibe una carta que le conviene, expresando lo positivo, el amor.

La reconciliación: El paciente pone un pie encima de cada papel o entre las dos sillas e integra la unidad.

Puente hacia el futuro.

Observaciones:

Puede haber varias idas y venidas de cartas. A veces, el paciente se da cuenta de que la carta puede venir del padre, de la madre o incluir palabras escuchadas en la infancia.

## Taquiarritmia

La tonalidad central es *social.*

**EXISTE EL PROYECTO (NERVIO) DE QUE NO RECIBA AMOR (CORAZÓN) DE MANERA REGULAR (TRASTORNO DEL RITMO), DE QUE ESTÉ FRUSTRADO.**

«El amor está entrecortado (amor caprichoso).[7] Recibo amor, y no recibo».

Es una forma de frustración.

Es una forma de conflicto en balanza:

«Estoy estresado, estoy en curación. Estoy estresado, estoy en curación».

## Fibrilación auricular

La tonalidad central es *social.*

Conflicto de frustración sexual.

«En el futuro, no estoy seguro de recibir amor *regularmente*».

«Recibo amor, no recibo..., porque estoy sometido a la mujer, a la fuente femenina del amor, que puede estar agotada».

# MIOCARDIO Y VENTRÍCULOS

## MIOCARDIO

La tonalidad central es *desvalorización.*

## Hipertrofia ventricular izquierda

### Hipermiocardio:
### «ME DESVALORIZO POR NO TENER TERRITORIO».

Conflicto de desvalorización personal relacionado con la eficiencia de su corazón. «No lo conseguiré, mi corazón no es lo bastante fuerte», explica un deportista.

### Cardiomegalia:
Es un corazón grande: *(mégalie* = grande).

---

7. El autor juega con la fonética y hace una metáfora con los términos *amour est haché* (amor cortado) con *amouraché* (amor entrecortado).

«No me siento a la altura» (al igual que la hipófisis).

El músculo cardíaco disminuye:

«ME SIENTO ENVENENADO, INTOXICADO».

**Insuficiencia cardíaca:**

*En los casos de envenenamientos reales o simbólicos, el corazón funciona menos, a veces, incluso con atrofias.*

«No hace falta que la sangre circule».

«No hay que proyectar presión, porque es el veneno el que va a circular, el que va a llegar al cerebro y voy a morir».

**Debilidad de expulsión:**

*Poca sangre sale del corazón.*

«Tengo miedo de abandonar mi territorio, de salir».

**Abdicación**

## Insuficiencia del ventrículo derecho

*Se trata de sangre sucia, portadora de los desechos y del dióxido de carbono.*

La tonalidad central es *desvalorización*.

«Es como si mi padre me hubiera impedido vivir».

Problemas relacionados con el suicidio.

«Me impiden vivir, es un círculo vicioso, está intoxicado».

No se puede vivir. Estamos en la no-vida.

Memoria de envenenamiento.

«Me siento envenenado, tanto en sentido literal como figurado».

**Sentido biológico:**

Cuando el veneno está en el cuerpo, la supervivencia es disminuir el ritmo cardíaco, disminuir la circulación cardíaca, no moverse. Si no, es la muerte.

Cuando a alguien le muerde una serpiente, un torniquete permitirá detener el veneno.

Es el músculo derecho, el corazón derecho el que se ocupa de todo lo que hay de tóxico, de todos los venenos del cuerpo. Las soluciones son la bradicardia, el pulso lento, la atrofia cardíaca ventricular derecha o la insuficiencia cardíaca.

## Insuficiencia del ventrículo izquierdo

*El ventrículo izquierdo es la parte más musculosa del corazón; hay que colocar la sangre bajo presión para que vaya hasta las extremidades del cuerpo.*

*Poca sangre es enviada al exterior del corazón.*

Ventrículo izquierdo es el amor, la vida.

La tonalidad central es *desvalorización*.

Conflicto masculino. Conflicto del *caballero de brillante armadura*.

«No he recibido suficiente amor de mi padre».

«No he recibido suficiente masculinidad».

«No he recibido suficiente para irme de la casa, para independizarme, para ir al exterior».

«Soy impotente para dar la vida».

«Me siento impotente para ser generoso, para dar la más mínima cosa».

Mi afecto es impotente. Ejemplo: «Le quiero y se ha ido con otra».

## VÁLVULAS

### *Descodificación metafórica*

La aurícula es femenina, receptáculo, centrípeta, y el ventrículo, masculino.

Las aurículas acogen la sangre venosa. La vena es la vuelta a casa. Es la mujer que regresa a la casa. Se queda alrededor de la cueva. Se ocupa de los niños. No se va lejos. Es la mujer quien trae el agua al pueblo. Lo femenino vuelve a entrar en la caverna y explica muchas cosas. La mujer se vuelve más hacia el lenguaje, la palabra, que el hombre.

El ventrículo envía la sangre a la periferia. Es el principio macho, centrífugo. Es el cazador quien va a ir a la naturaleza, silenciosamente, para no asustar a la presa. Así pues, no habla o habla poco.

Las aurículas: Femenina: centrípeta.

Los ventrículos: Masculino: centrífugo.

## Insuficiencias de las válvulas

Conflicto del *salmón*.

La tonalidad central es *desvalorización y social*.

Reflujo del ventrículo hacia la aurícula – Insuficiencia mitral o tricúspide.

La puerta queda abierta: «Quiero volver a casa, volver hacia lo femenino, **a casa de la madre, así pues, dejo la puerta abierta para el regreso**».

El objetivo es que la puerta esté abierta hacia lo femenino.

Quiero tener la posibilidad de regresar hacia lo femenino.

«Dejo siempre la puerta abierta con la esperanza y a la espera de la vuelta de lo masculino hacia lo femenino» realmente, simbólicamente y *cardiológicamente*. Esto puede estar programado en el árbol genealógico y es el niño quien desarrolla el conflicto. Esto puede estar programado en la vida de la persona.

**No hace falta que seamos reductores y que hagamos de un caso una generalidad.**

**Válvula mitral:**

La puerta de la relación de amor, la válvula da la vida; estamos en la **parte izquierda del corazón,** donde se encuentra la sangre oxigenada.

«Quiero que la puerta de mamá esté siempre abierta para ir y buscar la vida».

«Papá me expulsa, me vuelvo hacia mamá».

Efectivamente, si la sangre remonta completamente, llega a los pulmones, allí donde la sangre viene a tomar la vida.

«Quiero remontar para estar en relación con la vida».


## Estrechamiento, estenosis de las válvulas mitrales, tricúspide

**Sentido biológico:**

Estas válvulas son el lugar de paso entre lo masculino y lo femenino, siendo la aurícula femenina y el ventrículo masculino.

La válvula cerrada sirve de antirregreso entre el ventrículo y la aurícula.

La válvula no se abre lo suficiente. Se queda demasiado cerrada.

¿Qué pasa entre lo femenino y lo masculino?

«¿Hace falta que papá y mamá sean diferentes, que no haya relación entre ellos? No quiero volver a casa de mamá, quiero que la puerta esté cerrada, tengo miedo de ir…».

La puerta debe quedar cerrada o no debe abrirse del todo.

Problema de comunicación entre el padre y la madre.

El marido quiere entrar en la casa y la mujer lo echa.

Lo masculino quiere ir hacia lo femenino, pero no debe ir. Quiere ir hacia su mujer, hacia su femenino, hacia lo que es vivido como su femenino, pero imposible, la puerta está cerrada.

**«QUIERO CERRAR ESTA VÁLVULA PARA QUE LA SANGRE (EL OTRO, EL HOMBRE, EL MARIDO…) NO ENTRE. CIERRO TODA POSIBILIDAD DE REGRESO».**

«Nunca sé cómo me va a recibir mi madre».

«No quiero regresar a casa de mi madre».

«No tengo que volver a casa de mi madre».

«No quiero que la sangre vuelva, que se dé la vuelta».

**Estrechamiento esclerótico o calcificación:**

«Sobre todo, no quiero que papá regrese a casa de mamá».

«Quiero liberarme de lo que me imponen contra mi voluntad».

«Por mi parte, no quiero regresar a casa de mi madre (o de mi mujer)».

«Hay un peligro si alguien regresa hacia lo femenino».

## Reflujo de la aorta hacia el ventrículo o insuficiencia de las válvulas sigmoides aórticas

**Las válvulas quedan abiertas.**

Se trata del regreso del exterior hacia el ventrículo, lo masculino.

«Quiero que la puerta hacia lo masculino permanezca siempre abierta (h**acia papá, el padre, el marido)**».

«El padre, lo masculino me **expulsa, pero deseo quedarme o regresar a casa**».

«Intento, constantemente, reconciliarme con mi padre, pero él me deja afuera».

«Quiero volver a llevar todo mi amor hacia mi padre».

«No quiero estar encerrado, como en una prisión».

«Quiero que la puerta esté abierta para poder entrar y salir libremente».

## Estrechamiento aórtico

El padre no trajo a su hijo, no le cogió de la mano.

«Soy expulsado de mi clan por mi padre, ninguna esperanza de vuelta».

## Estrechamiento aórtico con calcificación

La tonalidad central es *desvalorización*.

«Las relaciones entre mi padre y yo se han endurecido».

El padre es expulsado brutalmente y el regreso es imposible.

# ENDOCARDIO

«Esto me parte el corazón».

Conflicto de separación de una cosa, una persona, presente en el seno del hogar.

# PERICARDIO

La tonalidad central es *ataque, falta de protección.*

Son posibles tres niveles conflictivos:

— 1.er nivel, concreto, real: «Tengo miedo por mi músculo cardíaco».

— 2º nivel, trasladado de lo real: «Tengo miedo a la enfermedad cardiovascular».

— 3er nivel, simbólico, metafórico: «Protejo mi casa, mi hogar».

**1.**

Ataque directo contra el corazón.

Ejemplo: «Va a ser operado del corazón».

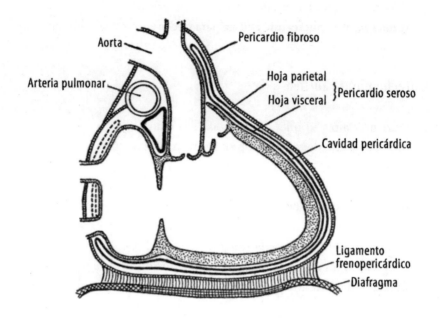

Aorta

Pericardio fibroso

Arteria pulmonar

Hoja parietal
Hoja visceral } Pericardio seroso

Cavidad pericárdica

Ligamento frenopericárdico

Diafragma

**2.**

### CONFLICTO DE MIEDO RELACIONADO CON EL PROPIO CORAZÓN O CON EL DE LOS DEMÁS.

Miedo a sufrir un ataque; de una alteración a propósito de la esfera cardiovascular: «¡Sabes, hay que tener mucho cuidado con las arterias!».

«Tengo miedo de que estos dolores, estas palpitaciones, estas piernas hinchadas…, se deban a un problema cardíaco».

Se trata de un ataque externo (el diagnóstico de una enfermedad cardiovascular) o interno (un dolor brutal).

Muy a menudo, las personas que tienen dolores en el corazón se asustan mucho.

Una mala noticia (ejemplo: el abuelo es ingresado en el hospital porque está enfermo del corazón) puede vivirse como un problema personal, afectando a su propio corazón.

«Tengo miedo a desarrollar hipertensión arterial».

«Debo sobreproteger mi corazón».

«Protejo todo lo que está relacionado con el corazón; mi corazón o el de los demás».

**3.**

Ataque contra la integridad de mi territorio.

«Tengo miedo por mi hogar, tengo miedo de que vengan ladrones».

## Hipertensión arterial (HTA)

**Fisiología:** *Función de las arterias.*

**Redirigir la energía emitida por el corazón para propulsar la sangre.**

Hemos visto que el corazón es, finalmente, una arteria y una vena que, a medida del desarrollo de la embriogénesis, simplemente han espesado y han tenido contracciones potentes.

Cuando conocemos la fisiología, podemos deducir la conflictología. El lugar de almacenaje de la energía alimentaria no es el esqueleto, ni el cerebro, es el hígado. O sea, con una vivencia de carencia, será el hígado el que desarrollará una patología. Del mismo modo, la energía necesaria para ponerse en movimiento, para propulsarse, se encuentra en los músculos. Y cuando se trata de propulsar la energía sanguínea, los músculos de las arterias y los músculos del corazón son los responsables. El corazón se contrae para transmitir una energía de propulsión en las arterias.

Las arterias, musculares y elásticas, van a redirigir esta energía –es decir, la sangre– hasta las extremidades del cuerpo. Esto es comparable a una hoja de acero, a un resorte: metemos la energía en ese resorte y cuando se suelta, vuelve la energía. El corazón transmite la energía a los músculos y a las fibras elásticas de la arteria aorta.

Cuando esta arteria no devuelve esta energía, a esto se le llama hipertensión arterial.

En resumen, el corazón es una bomba que da energía a las arterias. Las arterias tienen músculos que van a acumular esta energía para, a continuación, volverla a dar a la sangre.

### *Máxima/Mínima*
La **máxima:**

En la tensión arterial se indican dos cifras. La primera corresponde a la tensión, a la salida de la arteria, la tensión relacionada con la presión de la aorta; una tensión para enviar la sangre lo más lejos posible. Esta máxima está relacionada con el corazón, con el padre y con el territorio.

La **mínima:**

Está relacionada con la madre, puede aumentar cuando intentamos acercar la madre al padre, especialmente cuando la tensión arterial marca, por ejemplo, 16/13 o 15/12.

1. Las arterias son, a la vez, elásticas y rígidas. Deben tener resistencia al mismo tiempo que ser flexibles; pero, según las personas, una de las dos cualidades puede ser priorizada. Efectivamente, hay personas más rígidas, tanto en sentido literal como en sentido figurado, que otras. La HTA es como si la energía quedase bloqueada en la arteria, como si la arteria no llegase a redistribuir esta energía. Está bajo presión, bajo tensión y no llega a liberar esta energía, a pasar a la acción. Podemos comparar estos elementos con el conflicto que provoca la diabetes insulinodependiente. Hay una resistencia. La sangre tiene dificultad para circular, reaccionar, ponerse en movimiento. Es por eso por lo que el corazón es un músculo tan voluminoso.

   ¿Quién provoca esta resistencia? ¿Quién frena la salida? Es la rigidez de las paredes. ¿Las arterias son flexibles o rígidas? Si son demasiado flexibles, no pueden restituir la energía. Si son demasiado rígidas, no pueden tomar la energía, no pueden extenderse. Es necesario un equilibrio en las arterias, en ese continente que es más masculino, puesto que estamos en la salida del corazón.

   «En un cierto ámbito, **no logro pasar a la acción».**

   «Me preparo para actuar, pero sólo me preparo».

   «Hay una prohibición o un peligro en actuar».

   Hay una noción de continente: «¿Soy demasiado blando? ¿O soy demasiado rígido?». Podemos *viajar* con eso en la escucha de la historia de la persona.

2. **«ME IMPIDEN SALIR, ME IMPIDEN ACTUAR Y DEBO OBEDECER».**

   «No estoy apoyado por mi familia, no me apoyan en la acción».

   «El **continente,** la familia no me apoya en la acción».

Esta patología afecta, del mismo modo, a las mujeres masculinizadas. El polo masculino es un polo de acción. Una mujer que está en su polo femenino y que no logra actuar no lo vive forzosamente mal. Pero si pasa a su polaridad masculina para proteger a los niños, por ejemplo, o porque su marido es deficiente, en este caso, puede producirse un conflicto.

Las arterias son masculinas. Las venas están más en relación con los conflictos femeninos: «Regreso a casa»; las arterias: «Me voy de casa. Me marcho de casa, abandono el territorio» ya que el corazón es el territorio.

3. Para las hipertensiones arteriales de origen renal, el individuo guarda los líquidos en el cuerpo y especialmente en los vasos sanguíneos. Así, este exceso de líquidos en la sangre puede aumentar la presión intraarterial. Es un proceso mecánico.
   **CONFLICTO CON LOS LÍQUIDOS.**
   Conflicto de pérdida de puntos de referencia.
   Ejemplo: La señora X tiene 20 de tensión, tiene miedo al alcohol, al vino (20).[8]

4. Descodificación de Salomon Sellam:
   El padre está bajo tensión y se siente impedido para marcharse.
   Hay una tensión en el clan, en la familia, y esto sucede a distancia.
   El hombre quiere salir, está bajo presión, es importante para él hacerlo y la presión aumenta a causa del bloqueo infligido por la madre, lo femenino, la esposa. De esta forma, en lugar de correr a lo largo de las arterias y de ir hasta los capilares y luego volver, la energía está bloqueada en las arterias.
   «Mi familia me presiona demasiado».
   «No puedo invertir en el exterior de la casa».
   «Me siento prisionero».

5. «El amor me ha decepcionado, así que he cerrado mi corazón».
   «Me siento impotente, desvalorizado sexualmente y quiero aumentar mi actividad sexual».

---

8. El autor juega con la fonética de las palabras *vingt* (20) y *vin* (vino). *(N. de la T.)*

- **Hipertensión pulmonar:**

  Conflicto de frustración sexual + amenaza en el territorio + pérdida de cohesión en los vínculos de sangre + conflicto líquido y conflicto de pérdida de puntos de referencia (venas coronarias, bronquios, plaquetas, riñones).

  **«Estoy forzando la eliminación de los desechos».**


- **Hipotensión arterial:**

  «Espero recibir líquidos (dinero, agua) y no recibo nada».


**Punto pedagógico: Recuerda que el exterior siempre es inocente**

El interior es la parte activa. ¿Qué pasó mucho antes del *shock*? ¿Qué es lo que se está expresando para encontrar la solución?

Un becario al que acompaño está afectado por hipertensión arterial.

Le propongo esta frase preguntándole si le dice algo: «Decepcionado por el amor, estoy obligado a cerrar mi corazón». Me contesta: «En absoluto». Me dirijo entonces a otra persona y, al cabo de un momento, vuelvo hacia él y le hago de nuevo la misma pregunta: «¿Esto te dice algo?». Entonces me explica que, de hecho, esto le dice *algo*. Su primera reacción ha sido decir que esto no le decía nada de nada. Ésa es la reacción del consciente, reacción de resistencia, reacción del intelecto. La segunda vez, el cuerpo reacciona. Es decir, el inconsciente psicológico o, si lo prefieres, la consciencia biológica. Ésta comienza a expresarse. Se pone espontáneamente a hablar y, finalmente, era toda su vida la que estaba resumida en esa frase.


### Diabetes e hipertensión arterial

La señora X es diabética y, al mismo tiempo, sufre de hipertensión arterial. Esta mujer carece totalmente de espontaneidad.

«No paso a la acción». Esto puede ser vivido en términos sanguíneos hormonales, el azúcar; o puede ser vivido como sensibilidad vascular, la hipertensión arterial.

Esta persona siempre está cansada, no puede salir de su habitación y dice: «No logro hacer nada».

Le pregunto qué le gustaría hacer. Me responde: «¡Oh! No me gustaría subir a las montañas, ni hacer cosas extraordinarias, me conformaría con ir al pasillo. No deseo hacer grandes cosas». Lo dramático de la situación es que no tiene ganas de cambiar. No quiere actuar. No quiere pasar a la acción. Acumula energía, pero no actúa. En la familia, todo el mundo es así. En esta familia, no pasa nunca nada. **Se preparan, pero no actúan.** «Habrá que actuar, pero no tengo ganas». O bien, acumulo azúcar para dar un día energía a los músculos, o bien, acumulo energía en las arterias para redistribuirla a la sangre. Es exactamente la misma tonalidad conflictiva: la vivencia es, o bien hormonal, o bien vascular. Es la misma vivencia.

Otros podrían vivir esta misma vivencia como neurológica y desarrollarían la enfermedad de Parkinson. Ahí está el sentido de lo que llamo la multientrada biológica, es decir, cuál es nuestra manera de estar en el mundo.

En este sentido, es muy importante conocer la fisiología de un órgano. Las arterias principales tienen una túnica muscular. Acumulan la energía que llega del corazón y luego la distribuyen. Es como un segundo corazón. O más bien el corazón es como una gran arteria. El músculo acumula la energía y la redistribuye.

### Imposibilidad para irse de casa

El señor X padece HTA. Me dice: «Tengo ganas de salir de casa, de marcharme, de abandonar a mi mujer, si no, voy a reventar como mi madre. Siempre estoy **encerrado.** Estoy bajo **presión.** En mi pareja, ¡esto no **circula!**».

Él es médico y trabaja en su domicilio. No se va por sus hijos. «Me necesitan, no puedo hacerles esto. No pueden sufrir lo mismo que yo he sufrido: un padre ausente».

> **Punto pedagógico: Pirámide: conflictos, órganos, enfermedades, edades**
>
> Alrededor de los 60 años, un cierto número de personas desarrollan hipertensión arterial. Los hijos se alejan, hacen su vida; hay una separación de la vida de antes. Se pierden los puntos de referencia, querríamos retenerlos. Una mujer se expresa incluso de la manera siguiente: «Mi médico me dice que tengo edad para tener hipertensión arterial. Me pregunté por qué».
>
> La observación es que, en cada edad de nuestra vida, se despliega una forma de sensibilidad en evolución con nuestras necesidades. Las nece-

sidades de un lactante son diferentes a las de un niño, un adolescente, un adulto, un anciano; las necesidades evolucionan y están conectadas a órganos. Así pues, el niño pequeño tendrá problemas ORL, problemas de piel; el adolescente, problemas óseos, problemas de dermis con verrugas, acné; el adulto, problemas ginecológicos, cardíacos, y la persona mayor, con los órganos de los sentidos (audición, visión, olfato…), que se verán afectados.

Podríamos, de esta manera, construir una historia con, a cada edad, lo que tiene sentido, lo que es importante (valor emocional, biológico), común a la mayoría de la gente.

## ARTERIAS

**Fisiología:** *La arteria: es la vida, lo positivo, lo masculino.*

La función de la arteria es: «Aporto lo positivo, oxígeno, vida». La arteria, en bio-descodificación, es un órgano masculino porque es un órgano activo, centrífugo; es el hombre el que se aleja de casa para ir a trabajar. El hombre prehistórico sale de la cueva para encontrar la presa. De esta forma, desde que estamos en una noción de ir hacia, de ir a buscar la comida, por ejemplo, estamos simbólica y biológicamente en la arteria. Se trata de una transposición.

**Íntima** = endotelio: «Tengo una información vital o informaciones en la sangre para transmitir y estoy separado de ello».

**Medios de comunicación:** «Me siento impotente para vehicular la información, esto me desvaloriza».

**Adventis:** «Estoy en el proyecto de la transmisión de esta información».

La fisiología de la arteria nos da una idea de la psicología de la arteria. Podremos estudiar la psicología de cada órgano a partir de su función.

En las arterias, hay una noción de **territorio:** arteria coronaria, arteria cerebral (territorio intelectual), femoral (esfera deportiva)…

El territorio femenino no es el corazón, son los senos. Es el equivalente a las arterias coronarias.

El territorio central son las arterias coronarias.

Es el corazón. Es mi territorio. Es aquello por lo que estoy dispuesto a pelearme.

Las otras arterias (secundarias, distales) pueden afectar a las residencias secundarias, un **territorio secundario,** distante: trabajo…, más periférico. Así pues, un problema en la arteria y cerca de la glándula tiroides tendrá probablemente esta descodificación: «Hay que pelearse con urgencia para recuperar un territorio». En el momento del drama confluyen en esta vivencia «la urgencia» y también el punto álgido, prioritario, principal, que es «luchar por un territorio». Por este motivo, el cuerpo, como siempre en el momento del *shock,* encuentra una célula totalmente adaptada al sentido biológico necesario.

Los conflictos de pérdida de territorio central afectan a las arterias coronarias.

## La aorta

Pérdida de territorio periférico. Puede ser la residencia secundaria. Es algo secundario.

Terreno diseminado.

Pérdida de territorio alejado, distante.

## Estrechamiento de la arteria pulmonar

«Quiero morir con él o ella».

«Conservo un muerto de mi familia dentro de mí».

## Arteria cercana a la tiroides

Conflicto de pérdida de territorio más amplio, que debo solucionar urgentemente.

Ejemplo: Una mujer teme que otra le quite a su hombre y se da prisa en casarse para no perderlo.

## Carótidas y arterias cerebrales

Las pérdidas de territorio intelectual pueden afectar a las **arterias caróti-das** porque son ellas las que irrigan el cerebro y su ulceración permitirá el paso de un mayor volumen de sangre.

«He perdido mi territorio intelectual».

«Debo defender mis ideas».

Conflicto intelectual. Puede tratarse, por ejemplo, de los derechos de autor: «Me han robado mis derechos de autor, mi patente o mis ideas».

Ser inteligente entraña un gran peligro, hacer funcionar el cerebro.

## Enfermedad de Norton, arteritis temporal

*Es una afección de la arteria temporal.*

«Tengo miedo de volverme loco».

«Han tratado a alguien de mi familia de loco».

Hay un conflicto, una historia en relación con un fusil o una pistola en la sien.

«A causa de un peligro de muerte, me hará falta, la próxima vez, ser más precavido, más eficaz».

## Arteria inguinal

Sexualidad, parto.

## Arteritis

«Quiero irme: ¿qué hago aquí?».

Ejemplo: La señora X, 90 años, a cargo de su hija, repite sin cesar: «Molesto, quiero morir, quiero irme». Padece arteritis.

«Quiero marcharme, salir. **Ya no quiero estar en casa, pero eso es imposible. Lo sufro con rabia**».

A menudo, se añaden estas vivencias:

«Tengo miedo de algo que está detrás de mí, en mi nuca».

Conflicto de separación.

A veces, asimismo, conflicto de contacto impuesto.

**Arteritis, arterias que se taponan, escaras, úlceras arteriolares:**

La mayoría de las veces, se refiere a las arterias periféricas, arteriolas a la altura de las piernas.

Incapacidad de transmitir una información o de recibirla. La información no es transmitida.


## Reblandecimiento cerebral

Ya no hay conflicto.

«Tiro la toalla. No peleo más».

Es la abdicación, o bien, ya no hay razones para luchar:

«Me importa un bledo. Ya no es un conflicto, ya no es mi problema».

Y esta zona cerebral puede desaparecer para siempre. Va a ser menos vascularizada puesto que ya no tiene sentido poseer el control cerebral (de tener una identidad en el territorio: la zona del recto), de actuar (el córtex motor), etc.


## Hemorragia cerebral

*Una ruptura de aneurisma provocará una hemorragia.*

Aquí, al contrario, la persona se pelea, lucha. Está a tope de estrés. Y, en ese momento, es cuando va a «reventar», porque envía mucha sangre y presión a las arterias. Hay una lucha para, por ejemplo, quedarse con el hijo. Y además el padre debe luchar para **encontrar soluciones en su cabeza.**

«Debo enviar más sangre a mi cerebro para encontrar soluciones».

Y las arterias se comprimen. Buscamos ahí una solución intelectual, estamos a tope de estrés, hay más presión y «*revienta*».

Explorar asimismo los conflictos relacionados con la hipertensión arterial.

Todo esto, por supuesto y como para todas las enfermedades, se efectúa después de una consulta médica, un diagnóstico y un tratamiento prescrito por un médico escogido por el paciente.

## Aneurisma

Se trata del estrechamiento de la pared de un vaso, la mayoría de las veces en una arteria: la aorta, la arteria pulmonar, carótida o una arteria cerebral. La arteria es un tubo –como una manguera para regar– y ese tubo se ha estrechado. Hay varias capas en las arterias.

De esta forma, se va a desarrollar un punto de salida al exterior, como una hernia en una cámara de aire. Estrechamiento de la pared que sobresale al exterior y que puede romperse en cualquier momento.


## Cianosis

*Se debe a una falta de oxígeno en la sangre.*
    «Falta vida en mi familia».

### *Extracto de* mail
«Buenos días, Sr. Flèche,

»Sólo atraigo historias de amor "imposibles", complicadas, difíciles… Nací dos años y medio después de un hermano que falleció a la edad de un mes y medio. Tenía una "malformación cardíaca, es decir, **un agujero en la aorta y la sangre le pasaba a los pulmones**".

»Sabiendo que uno de mis bisabuelos maternos fue intoxicado con gas durante la primera guerra mundial, y volvió con los pulmones quemados, que mi abuelo paterno tuvo un accidente con el tractor que le provocó la pérdida de un cuarto de pulmón, que mi propio padre ha tenido un neumotórax y cáncer de pulmón, que la hermana de mi abuela materna ha tenido, recientemente, una embolia pulmonar… no me cabe la menor duda de que hay un problema de pulmones en la familia…

La pregunta que le hago, si usted quiere y puede responder, es: ¿qué podría significar biológica y médicamente esta enfermedad, si la descodificamos: "una malformación cardíaca, es decir, un agujero en la aorta y sangre que pasa a los pulmones"?».

Respuesta:
    Una posible pista para confrontar esta vivencia transgeneracional es:

«Hay que cortocircuitar los pulmones porque lo que trae la vida puede traer la muerte».

Es una inversión, como lo es: «Como y tengo hambre, bebo y me deshidrato».

# VENAS

## Fisiología

Las venas, lo femenino, llevan la sangre sucia hacia el corazón, gestionan las dificultades. Anatómicamente, son más sencillas que las arterias.

La arteria es activa, tónica, masculina, centrífuga. Va hacia el exterior. Mientras que la vena regresa hacia el corazón, o sea, es centrípeta. Es femenina. Lleva la sangre sucia hacia el corazón. Se ocupa de los problemas, de las dificultades. Son más las mujeres que hacen la limpieza en casa que los hombres.

Lo que hay de específico en las venas son sus «válvulas en nido de paloma». Esto sólo existe en las venas.

A la altura de las piernas, la sangre subirá por las venas, que están blandas (las venas tienen pocas fibras musculares), y no tiene que volver hacia abajo. Tiene que subir. Así pues, hay válvulas con nido de paloma que hacen imposible el retorno. Los desechos deben ser eliminados. La toxina debe ser eliminada. No hay músculos, la vena es pasiva y es precisamente su forma lo que permite que no haya vuelta atrás. No son músculos como en el hombre, pero la estructura misma de la vena –de lo femenino– es lo que impide el retorno.

**«ES NECESARIO QUE SUBA Y ELIMINE LA SANGRE SUCIA, EL POSO, LOS PROBLEMAS».**

«Es necesaria una limpieza, clarificar la situación».

«Necesito clarificar ciertas cosas, necesito eliminar los problemas».

Es el equivalente del colon, pero vivido en cardiovascular.

«Quiero eliminar los desechos y retirar los problemas que hay en mi cuerpo». Desvalorización: «No soy capaz de asumir algo, de reponerme, de llevar mi propia carga».

«No puedo volver a mi casa, al corazón, al centro del territorio».

«Querría que mi madre entrase en casa, querría que lo femenino entrase en el hogar».

## Piernas pesadas

«Arrastro una carga demasiado pesada».

Cuando un hombre tiene un problema de venas, es posible que lo viva como siendo la parte femenina de la pareja. Su vivencia puede ser **desamparo**. La **LOCALIZACIÓN** de las varices es importante.

## Varices rectales

«Quiero retirar de mi identidad todo lo que tiene de sucia».

«Rechazo el placer de ser yo mismo».

## Varices en el brazo

«Quiero eliminar los desechos en una situación en la que utilizo mis brazos»; «Estoy harto,[9] es demasiado pesado para encargarme de ello».

## Piernas

Tener que eliminar en un contexto de desplazamiento.

## Maléolos

«Arrastro el grillete».

Conflicto de dirección, «me resulta imposible escoger (como para las suprarrenales)».

## Retorno venoso insuficiente

«No puedo o no quiero volver a mi casa».

---

9. El autor juega con la expresión «estoy harto», que en francés se traduce por *j'en ai plein les bras*, literalmente, «tengo los brazos llenos». *(N. de la T.)*

Regreso al país imposible.

«No puedo o no quiero dejar entrar a alguien en mi casa».

## Flebitis con coágulo, trombos o tromboflebitis

*Inflamación de la vena y coágulo.*
  *La flebitis se acompaña, a menudo, de un coágulo que tapona la vena.*
  *Hay un conglomerado de plaquetas, una coagulación.*
  «Pongo más plaquetas con la finalidad de ensamblar los vínculos de sangre».
  «Me falta cohesión familiar».
  Desgarramiento, hemorragia.
  Problemas en los vínculos de sangre, la cohesión familiar.

## Púrpura

La púrpura viene de un problema de coagulación.

Así, los hombres, las mujeres desarrollan petequias (esto «peta» por todas partes). Esta enfermedad, a menudo, está acompañada de un descenso de plaquetas.

Estamos en un conflicto con el continente. El conflicto es: «¿A quién no puedo contener o retener?». Y, a menudo, está en los vínculos de sangre.

## Vena y arteria ilíacas

La arteria ilíaca izquierda aplasta la vena ilíaca. Hay un problema de circulación debido al hecho de que la arteria comprime la vena y la sangre no puede subir.

Es un síndrome particular y podemos preguntarnos: «¿Quién aplasta a quién?».

Lo masculino aplasta lo femenino. Hay que rechazar lo negativo y ocuparse de lo positivo, de lo que es bueno para uno mismo.

**Punto pedagógico: La enfermedad da más tiempo, es un salvavidas**

A la altura de la arteria femoral izquierda, en la fosa ilíaca, anatómicamente una arteria pasa por encima de una vena y la aplasta. El problema viene del exterior de la vena y el movimiento es aplastar.

El **sentido biológico** está en la descodificación de la sangre venosa que transporta las impurezas.

«Hay demasiados desechos, demasiada preocupación, demasiados problemas».

Ejemplo: La señora X quiere evitar sus problemas, ya no quiere más. Normalmente, la sangre venosa sube hacia el corazón, pero, aquí, la arteria la presiona. Así, toda esta sangre sucia, todos los problemas, se quedan debajo, son rechazados.

«No quiero ocuparme de esto, **quiero rechazar** todo esto. No quiero llevar al corazón toda esta suciedad».

Por supuesto, a cierto nivel, no es una buena solución.

Esto es verdad para todas las enfermedades y, a otro nivel, **es la solución adaptada simbólicamente al problema real** de la persona. El objetivo es ganar un poco de tiempo. Es como un salvavidas en alta mar: ¡permite ganar tiempo, pero no podemos pasarnos toda la vida en alta mar con un salvavidas! La enfermedad es una oportunidad añadida de supervivencia, de adaptación, una prórroga más.

Ahora, ¿qué pasa si una persona permanece toda su vida en su salvavidas? Que ya no está en la búsqueda, sino dentro del problema. ¿Te puedes imaginar en la calle, en el metro, en las pistas de baile o en la piscina o en las tiendas a alguien que se pasee con un salvavidas alrededor de su cintura? Así pues, entiende que **la solución de un momento puede convertirse en un problema en otro momento.**

Éste es el método que concibo en todas las patologías. Se trata, después y en terapia, de encontrar de qué fueron la solución.

El segundo problema viene del hecho de que, precisamente, el conflicto es imaginario, simbólico. Puede tratarse, en nuestro ejemplo, de residuos **del otro** que no quiero eliminar.

Pero, puesto que para nuestra biología lo virtual no existe y que toma todo por real, la biología produce la solución de adaptación real, concreta, es decir, una enfermedad, para solucionar un problema virtual. Esto es verdad tanto para los problemas físicos como para los problemas de comportamiento. En la mayoría delos casos, las dificultades, las preocupaciones, los problemas que queremos tratar, resolver, en tanto adultos, han sido soluciones cuando éramos niños. Soluciones de adaptación. El salvavidas era perfecto aquel día, en aquel preciso instante. Pero no después. Ser anoréxico el tiempo de una comida envenenada puede salvarte la vida, serlo durante meses, años, puede ponerte en peligro de muerte.

## Sentido biológico:

En la doble entrada biológica, la vena es el equivalente al colon (conflicto de suciedad), a la dermis (conflicto de deshonra), pero el conflicto es vivido a nivel vascular, en esta realidad de transmisión de la vida, de los intercambios, de comunicación y en los vínculos de sangre: necesidad de clarificar las cosas, de eliminar el salvavidas, de deshacerse de las impurezas. Es la función de la vena. Va a dilatarse para eliminar todos esos desechos.

## Ejemplos

**Complejo estético:** «Quiero eliminar la fealdad de mis piernas».

Un enfermo está obligado a guardar cama: «**Es pesado** quedarme aquí».

«Tengo la impresión de tener un **peso en el brazo**» puede estar seguido de varices o de flebitis en el brazo.

Una mujer violada **se queda** embarazada y aborta. Le salen varices porque se ha quitado un peso de encima.

El señor X dice: «He **amargado** a mi familia yendo a la cárcel»: varices.

### Punto pedagógico: Tres niveles de experiencia

El cuerpo reacciona a toda información, sea real o no. Descodifica todo lo que le llega. He aquí los tres planos de organización de la experiencia:

*Nivel real* = El señor X hace *footing*, pide a sus piernas y a sus músculos producir desechos que serán eliminados gracias a los capilares y a las venas. En consecuencia, sus venas se dilatan para llevar el excedente de impurezas hacia el corazón y los pulmones y, así, poder purificarse.

*Nivel irracional* = un hombre está obligado a ocuparse de la herencia tras el fallecimiento de su padre; dice que quiere eliminar toda la «suciedad» familiar, todo el barro del que se quiere deshacer.

*Nivel simbólico* = el corazón es el territorio central, el hogar; es como el fuego, la chimenea, el calor. Las venas son el regreso hacia el territorio, hacia el hogar, la casa: «No puedo regresar a casa».

## VASOS CAPILARES

### Los capilares: El punto de intercambio

Ciertamente, con los vasos capilares estamos en el detalle. Los capilares son el punto intermedio entre la red arterial y la red venosa. El punto de intercambio con el mundo celular. Los políticos se encuentran más bien en una sensibilidad de arterias: dan las órdenes, hacen las leyes. Luego, está el maestro en su escuela que recibe la circular ministerial –«*Hay que poner en su sitio esto o aquello*»–. Él es el capilar. Está en contacto con el alumno con el fin de llevarle el oxígeno. De esta manera, tenemos el ministro, después el director, el subdirector y, finalmente, el lugar de intercambio con el alumno. Conocer bien esta psicología te permitirá comprender mejor los conflictos.

### Sentido biológico:

Función del capilar: Aportar lo positivo; eliminar lo negativo.

El conflicto del capilar sigue a la función. Y la función del capilar es la de aportar oxígeno y alimentos y recuperar los desechos. Y yo pienso que es algo frecuente querer que haya algo bueno en mi vida, para mí o para alguien más y al nivel que sea: material, afectivo, espiritual.

Y, asimismo, quiero eliminar lo negativo de mi vida, todo lo que me envenena, todo el dióxido de carbono, la urea, la creatinina; todo lo que es una carga, en ese lugar de comunicación que es la realidad sanguínea.

Reencontramos la goma y el tintero para los capilares (en la carencia y en el exceso) que es alejar lo negativo y aportar lo positivo. O bien, estoy en la Goma porque está lo negativo y son los capilares los que lo van a eliminar. O bien, estoy en el tintero, falta lo positivo y son los capilares los que serán también concernidos, permitiendo un aporte de oxígeno.

## Descodificación simbólica

Hemos visto que las venas están en relación con el retorno al hogar. De una manera simbólica, el corazón está relacionado con la casa. Las arterias: «Me alejo de casa». Los capilares son lo que hay más lejos de casa. Sea más lejos, de manera geográfica; sea más lejos, de manera emocional. En cierto modo, puedo encontrarme al lado de casa, pero sentirme muy lejos.

Con los capilares existe igualmente la vivencia de una noción de intercambio relacional; «Aporto oxígeno y tomo dióxido de carbono, aporto confort; aporto información, lo positivo y dreno los problemas, lo negativo, para eliminarlos».

Ejemplo: Posicionarse en la relación de ayuda de manera excesiva. Se completará la escucha biológica preguntándose sobre la razón de tal localización más bien que de aquella otra. ¿Cuál puede ser la utilidad? Y se buscará por qué tal mujer está estructurada biológicamente y psicológicamente de tal manera. ¿Se siente en fusión con las personas de las que se ocupa y por qué? ¿Qué sucede si no puede ayudar a alguien, qué es lo que le refleja el hecho de contener?

La tonalidad central es ***desvalorización.***

«No puedo **contener** en mis vínculos de sangre».

Es verdaderamente «contener». No son los vínculos de sangre puros como en el caso de las plaquetas y los glóbulos. Es la función de los capilares, de las venas, de las arterias, de contener la sangre.

## Angioma

Los vasos capilares se encuentran en todo el cuerpo. Por esta razón, los angiomas pueden aparecer en cualquier parte: en la cara, en las nalgas, en el hígado…

Un angioma es una multiplicación de los vasos capilares. ¿Cuál es su sentido biológico? Como ya hemos dicho: llevar el oxígeno y las sales minerales y drenar las impurezas.

Así pues, ¿qué hace que una persona tenga un angioma en tal parte de su cuerpo? ¿Cuál ha sido el problema del que el angioma es la solución?

Una penuria, una falta de positivo, de vida y un exceso de negativo, de muerte, de suciedad en esa parte.

Angustia por una parte corporal, a menudo de la madre durante el embarazo.

## Cuperosis, capilares en el rostro

«Tengo que sacar algo de mi imagen».

Desvalorización estética + urgencia para eliminar lo negativo.

## DIVERSOS

## Sofocos

La tonalidad central es *social*.

Los sofocos me **indican** que algo pasa en mi entorno. Es una señal de alerta.

En cuanto tengas un sofoco, busca lo que ha pasado *precisamente* en los minutos precedentes. ¿Qué emoción inadvertida surgió?

¿A raíz de qué suceso?

«ME FALTA CALOR, AMOR».

«Va a suceder algo glacial, por eso me preparo con antelación con los sofocos».

«No soy capaz de calentarme».

«Necesito a los demás».

«El frío me resulta insoportable; frío = ausencia, indiferencia, muerte...».

## Síncope vasovagal – Cardiomoderación

**«QUIERO CONTROLAR LO INCONTROLABLE».**

Algunas personas, después de cortarse y ver brotarla sangre, desarrollan un síncope vasovagal. Es la reacción adaptada a una pérdida de flujo sanguíneo. Hay que evitar esta hemorragia. El síncope vasovagal es una cardiomoderación: el cerebro está menos irrigado, o sea, en peligro. La solución adaptada es una vasoconstricción. De esta forma, se pierde menos sangre, esto se acompaña de hipotensión arterial.

Este síncope vasovagal puede estar relacionado con el **miedo a la sangre.** Alguien que sufre una transfusión de sangre, tiene mucho miedo, o también alguien que se hace una herida o que ve una escena sangrienta en el cine. El objetivo es contener la sangre, la forma, almacenar la sangre para no morir. Detrás de todo esto, a menudo, hay un miedo a la muerte. Y si, por otra parte, el paciente vive su *shock* de manera digestiva, con vivencias tales como «No puedo aceptar», «No puedo digerir la situación», en esta conjunción de vivencias pueden añadirse náuseas.

## Hemorragias

**«QUIERO COLOCAR FUERA DE MÍ A LA FAMILIA O A ALGUIEN DE LA FAMILIA, INCLUSO A MÍ MISMO FUERA DE LA FAMILIA».**

Simbólicamente, la familia de sangre está en el contenido vascular: arterias, venas capilares. A veces, la familia nos molesta y queremos ponerla en el exterior: hemorragias espontáneas, hematomas, petequias, púrpuras.

La localización ofrece una valiosa información sobre la subtonalidad conflictiva que le acompaña.

*La sangre = unidad familiar para vivir en seguridad.*

## Hemorragia nasal o epistaxis

Cuando un paciente sangra por la nariz, enseguida está en contacto olfativo, visual y por sus mucosas, con la sangre, con su familia simbólica, su clan. En la búsqueda del sentido biológico, podemos hacernos la pregunta:

¿Necesita estar más en contacto con esta familia o, por el contrario, necesita echarla al exterior?

**«TENGO MIEDO A LA MUERTE, A LA MÍA, A LA DE UNA PERSONA CERCANA O A LA DE UN ANIMAL».**

«Ver la sangre viva, oxigenada me tranquiliza».

Conflicto de olor nauseabundo, de gran angustia.


## Embolias

**Embolia pulmonar:**

Conflicto de frustración afectiva.

«Deseo filtrar los problemas, deseo pureza, fluidez, pero me siento envenenado, ensuciado».

**Embolia arterial:**

Conflicto de territorio.

El trombo es un cúmulo de sangre aglutinada —el émbolo— que representa todos los lazos de sangre. Cuando hay un cúmulo de plaquetas, un cúmulo de sangre, es toda la familia la que está ahí. Pero la familia está en las arterias, ha migrado.


## Enfermedad o síndrome de Raynaud

La tonalidad central es *desvalorización*.

**«QUIERO RETENER AL MUERTO (O LA MUERTA) POR LAS MANOS PARA QUE ÉL (O ELLA) NO SE VAYA HACIA LA MUERTE».**

«Me desvalorizo por no poder tocar, retener, tomar, atrapar».

«No soy capaz de hacer nada».

La muerte es vivida-sentida de manera glacial.

«No transmito la información destinada a hacer circular la sangre oxigenada; no puedo ser competitivo, eficaz».

«No he podido mantener la sangre fría».

En la enfermedad de Raynaud se añade, a menudo, un conflicto en el pericardio (miedo en el aparato cardiovascular).

## Foramen oval o agujero de Botal

### Comunicación inter-auricular – ¡C.I.A.!

Problema de comunicación entre dos mujeres, por ejemplo, entre una madre –real o simbólica– y su hija.

Una madre que siempre quiere comunicarse con su hija –real o simbólica–.

«Quiero que haya una relación permanente y no quiero obstruirla».

Dos mujeres no han comunicado y habría hecho falta que comunicasen.

**Queremos que estas dos personas se comuniquen e incluso mezclar la vida y la muerte.**

También podemos buscar en el árbol genealógico si no hubo una falta de comunicación entre dos mujeres, a lo que siguió la desgracia.

A partir de lo que:

1. «Hace falta, a toda costa, que haya comunicación».
2. Por un lado, estamos en la sangre sucia, que contiene dióxido de carbono y es pobre en oxígeno, en el corazón derecho. Y, por el otro, en el corazón izquierdo, estamos en la sangre limpia, oxigenada. Y las dos se mezclan. ¿Cuál puede ser la utilidad de mezclar estas dos sangres?
3. ¿Qué pasa con el agujero de Botal? Cortocircuita el soplo, los pulmones. La sangre no va a pasar por los pulmones. Va a pasar directamente a la base del corazón. ¿Cuál puede ser el sentido de cortocircuitar los pulmones? Un antepasado ahogado o asfixiado, por ejemplo.

## Comunicación interventricular

Problemas de comunicación entre dos hombres.
   Hay que mezclar las dos sangres, limpia y sucia, vida y muerte.
   «Hay que cortocircuitar los pulmones».

## Hipertrofia del septum ventricular

Reflexionando biológicamente, podemos hacer hipótesis de respuestas a partir de la pregunta: «¿Por qué desarrollar más músculo entre los ventrículos, más tejido conjuntivo? ¿Acaso no hace falta, sobre todo, que el ventrículo izquierdo y la vena derecha estén en contacto? ¿Acaso querría separar la sangre sucia y la sangre limpia? ¿Hace falta prohibir, evitar todo contacto, entre el corazón derecho lleno de sangre viciada, sucia, con dióxido de carbono y veneno y el corazón izquierdo que contiene la sangre arterial oxigenada, limpia, viva? ¿Existe la memoria de envenenamiento o un agujero de Botal? ¿Hay un antepasado, un niño que murió de la enfermedad de sangre azul? En efecto, el agujero de Botal es una comunicación entre el corazón derecho y el corazón izquierdo y los descendientes podrán espesar esta zona con el fin de no tener este problema.

Todas estas hipótesis, así como otras tantas, se explorarán y se verificarán con el paciente. Ciertamente, en terapia, cuando tengo un síntoma por primera vez, razono de forma biológica y luego escucho, observo, verifico, ajusto mis hipótesis, las dejo evolucionar.

## Caso particular

**Palpitación:**
*El ritmo cardíaco es normal, pero es percibido con fuerza.*
   **«En el futuro, tengo miedo de morir o de la muerte de una persona cercana».**

**Sentido biológico:**

«Escuchar mi corazón me tranquiliza».

# DERMATOLOGÍA

## GENERALIDADES

*«¿Quién no desearía poder vivir en un palacio templado, ofreciendo una protección eficaz contra las intemperies y contra la invasión de los microbios y de otros visitantes inoportunos?*

*Colmo de bienestar, ¿quién no querría llevarse consigo mismo ese confort a todos los sitios, con la seguridad de que toda pieza defectuosa o usada será automáticamente reparada o reemplazada?*

*Aunque no prestemos mucha atención, todos vivimos en una envoltura semejante: nuestra piel».*

J. P. Lopart

En efecto, ¡la piel está constantemente ocupada para garantizar nuestro bienestar! La piel no es un envoltorio pasivo, una bolsa, es un órgano en sí mismo capaz de sentir, de sufrir, de cambiar, de adaptarse, de decidir en relación con «el todo», es decir, con el resto de nuestro cuerpo...

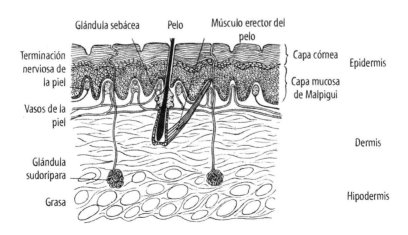

# CONFLICTOLOGÍA

## Localización

He aquí algunos ejemplos que han sido evocados por los pacientes:

— **Piel:** Contacto social.

— **Mucosa:** Contacto íntimo (un ejemplo es el herpes, que se sitúa a menudo en el límite entre la piel y una mucosa, ahí se trata de una separación *semiíntima,* como por ejemplo con su novia; es una relación a la vez social e íntima).

— **Cuero cabelludo:** Temperamento ansioso; querer ser visto y tener miedo de serlo, querer esconderse.

— **Conducto auditivo:** Sentirse separado de la voz de alguien; separación de lo que somos realmente; ya no nos escuchamos.

— **Boca:** Conflicto del beso, «Mi novia no vendrá más», o también vinculado a los alimentos o a la palabra, «Soy seropositivo. Si se lo *digo* a mi madre, la mato».

— **Labio partido por el medio:** La madre, autoritaria, quita la palabra.

— **Párpados:** Vinculados a las miradas.

— **Rostro:** Separación de tipo de identidad, «perder la dignidad».

— **Fosa del codo:** Personalidades tímidas que tienen dificultad para ponerse en contacto con el padre, con la sociedad; dificultad *para abrirse.*

— **Puño:** Cara anterior, sentimiento de ser dominado-a. Cara posterior del puño y de la mano, deseo de dominar, con deseo sexual o una necesidad difícil de reprimir.

— **Dedo pulgar:** Problemática de separación oral; ejemplo: dejar de mamar deja una herida afectiva abierta.

— **Dedo meñique:** Dedo de la comunicación secreta.

— **Pecho izquierdo:** Por una separación madre/hijo.

— **Pecho derecho:** Por una separación de pareja o de otro ser querido (para una diestra).

— **Ombligo:** Apego muy prolongado al pasado fetal.

— **Nalgas:** Lugar íntimo, carnal.

— **Raya entre las nalgas:** Indeciso, el culo entre dos sillas.

— **Rodilla:** Conflicto de sumisión en una separación, «ponerse de rodillas», personalidades tímidas a las que les cuesta entrar en contacto con la sociedad, les cuesta *abrirse.*

— **Pantorrillas:** Sobre la cara externa, *mis padres se pegan como una lapa.*

— **Pie:** Duelo no hecho.

— **Pies, piernas:** Ambivalencia mezclada entre separación y deseo de ir hacia la persona, etc.

— **Miembros superiores:** Vinculados al padre; **inferiores:** a la madre.


## EPIDERMIS

Conflicto del *bebé gato.*

El bebé gato necesita constantemente el contacto con su madre, así se siente tranquilo.

La tonalidad central es ***social.***

### CONFLICTO DE SEPARACIÓN.
Existen tres grandes tipos de conflicto de separación:

- **Separación real mal vivida.**

Ruptura del contacto físico. Pérdida de contacto con la madre, el rebaño, la familia.

En la naturaleza, la pérdida de contacto con la familia o el rebaño puede ser fatal, ¡es por ello un conflicto muy importante! Los conflictos más graves y más grandes son con la madre. Ausencia de contacto = conflictos mortales, porque en la naturaleza la ausencia de contacto quiere decir la muerte (véase el bebé que está en una incubadora y que llora de terror).

- **Miedo a ser separado, a quedarse solo.**
- **Falta de comunicación.**

Un **niño,** después de un conflicto de separación, tiene muy a menudo un eczema **generalizado por todo el cuerpo,** porque él funciona dentro de una **globalidad.** El adulto tendrá más fácilmente una patología localizada sobre tal parte del cuerpo; su vivencia es mucho más matizada, más específica.

**Preconflicto: NO ESTAR UNIDO A SÍ MISMO.**

**Observaciones: El niño tiene necesidad de contacto.**

Cuando una separación dura más de dos horas, los genes DOC, en el cerebro, disminuyen su actividad de crecimiento. En cambio, en cuanto hay contacto, una presencia durante al menos dos horas, la actividad cerebral se triplica. Lo que explica la gravedad de los conflictos de separación, de pérdida de contacto y de contactos no deseados. No deduzcas por ello que al niño, en el caso de una ausencia de dos horas, se le ablandará el cerebro, pero, en todo caso, no está estimulado en su crecimiento y en la multiplicación de sus sinapsis. Es por eso por lo que los contactos por Internet, o por correspondencia no tienen las mismas consecuencias cerebrales, biológicas, que el contacto directo, **vivo y vivificante con una persona.**

## Sentido biológico de la localización de los conflictos de separación en la epidermis

El tacto es el sentido más desarrollado en el ser humano. Los conflictos de separación están integrados biológicamente en términos de piel y, por lo tanto, pueden conducir a enfermedades de piel, de epidermis. En los monos, las caricias juegan el papel de calmar las tensiones, de evitar los conflictos.

¿Cuál es la utilidad de la ulceración de la piel en el momento de conflictos de separación?

**¿Qué aporta la patología a la fisiología, según la frase consagrada?**
Ejemplo: La señorita X es italiana de nacimiento pero muy bien integrada en Francia. Decide irse por un año a México. Antes de su partida, regresa a Italia y vuelve de allí con semejantes descamaciones en las plantas de los pies ¡que los pela como pelaríamos una cebolla! El conflicto de separación sigue el camino de un contacto que ya no tiene.

Para ella, la planta del pie es igual al contacto con sus raíces, su tierra natal, de la que ella se separa dolorosamente. La epidermis está compuesta por células muertas. La epidermis ya no es «nosotros», es lo muerto con lo que estamos en contacto para permitirnos el contacto con lo vivo. ¡En nosotros, la epidermis es el pasado que toca el presente!

Tomemos otro ejemplo: Los callos del trabajador manual. En sus manos se forman durezas, el tiempo necesario para protegerlas de las quemaduras debidas al esfuerzo. ¡Es una protección local, así como lo es la dermis! «Y cuando ya no trabajo, ya no necesito protección, callos, durezas, epidermis espesa; me descamo en exceso, el callo desaparece».

Esta alteración de la piel es la vivencia biológica de la descamación, de las ulceraciones, que acontece después de un conflicto de separación = la desaparición de este lugar de contacto, memoria del vínculo entre yo y el pico, yo y la tierra de los ancestros, yo y las cuerdas de la guitarra. Pero también la separación de los mimos de mamá, los besos de mi novia, etc.

De este modo, **al conflicto de separación le sigue un duelo, una etapa no aceptada.** Vivir no es satisfacer todo, pero sí aceptar las frustraciones, la pérdida de contacto con el «pequeño» de mamá, el biberón, la casa cuando nos mudamos, una mamá cuando nace un hermano, la familia cuando empezamos el colegio, la muñeca perdida, la bici robada, la amiga cariñosa que deja de serlo, etc.

Por otro lado, si provoco microulceraciones en mi epidermis, puedo sentir más el hecho del riesgo que corro a perder el contacto.


## Eczema

La tonalidad central es *social.*

**RUPTURA DE CONTACTO**

Enfermedad de los «examados»… o que temen serlo.

«¿De qué estoy separado(a), de qué no soporto estar separado(a), de qué parte de mí también estoy separado(a)?».

Eczema generalizado: Separación brutal, total y precoz.

**Costra láctea** (forma de eczema en el recién nacido):

Conflicto de separación en el bebé.

Ejemplo: Su cabeza, que ya no reposa más en el fondo del útero.

### *Pistas para explorar prudentemente*

Por seguridad, se debe dejar hablar al paciente: «PARA TI, CONTACTO = ¿QUÉ?».

Exhumano – examante– examado.

Mi cuerpo es una tumba.

«Me hubiese gustado un contacto que me diese seguridad». (Salomon Sellam)

Cólera acompañada de ahogo y de desvalorización.

Eczema atópico, alergia atópica: «Me parece extraña la separación, es la extrañeza en la separación. Hay un inconveniente para que yo sea como todo el mundo».

## Psoriasis

**«RECHAZO EL CONTACTO CONMIGO MISMO.**
**»PARA NO SER RECHAZADO, NO DEBO SER YO MISMO, SI NO, ME VAN A AGREDIR, A HACERME DAÑO: HAY QUE CAMBIAR DE PIEL».**

Conflicto de sentirse separado de uno mismo, de su identidad.

Rechazo el contacto para no ser rechazado.

Conflicto de agresión.

Conflicto de contacto obligado.

Para la psoriasis, nosotros vamos siempre a buscar los conflictos de agresión y no únicamente los conflictos de separación. Es esto lo que mantiene a menudo el conflicto. Esto puede ser: «El contacto me resulta insoportable». Sentimiento de agresión, necesidad de protegerse.

Sobre un cuerpo afectado de psoriasis, encontramos muchas más células muertas de lo habitual. Es muy espeso. Se vuelve casi como el cuero, como alguien que toca la guitarra y que tiene callos en los dedos. Hay: «Estoy a la vez separado de mí mismo y agredido».

«Para permanecer en contacto con (mi padre…), debo separarse de mí mismo, si no, estoy en peligro, soy un objeto».

### *Pistas para explorar prudentemente*

Falta de protección paterna. (Salomon Sellam)

Quiero cambiar de piel.

Cólera vinculada con la muerte.

Conflicto de doble separación: Dos conflictos de separación, de los cuales, uno en conflicto activo, el otro en curación (dos acontecimientos diferentes). En ese momento, las placas de psoriasis aparecen. Es decir, que una persona tiene un primer conflicto de separación, luego lo soluciona. A continuación, tiene un segundo conflicto de separación con un segundo acontecimiento, pero grabado en la misma zona cerebral y cutánea. Conclusión: Esta persona está en presencia emocionalmente y biológicamente de un conflicto de separación en solución y de un conflicto de separación activo.

«No estoy integrado en los planes del otro».

«El mundo no me interesa, rechazo y me siento rechazado, fuera de tiempo. Me siento morir. Rehúso tomar la responsabilidad de mis sentimientos». Bernard Vial

Separación vivida en femenino y en masculino.

Conflicto de independencia y al mismo tiempo conflicto de dependencia.

Conflicto de separación y conflicto de identidad.

Igualmente para el conflicto de los ganglios: «¿Quién soy?».

Conflicto del intocable: «Convierto el contacto en algo asqueroso para no ser tocado (a menudo, memoria de tocamientos o de agresión sexual) o porque no merezco que me toquen».

«No soy digno de ser amado».

«Alguien severo conmigo».

Psoriasis en la pierna:

Izquierda: Impedido(a) para separarme de…

Derecha: Obligado(a) a separarme de…

Cuando se pregunta a la persona el recurso o el objetivo, o lo que le falta, se tiene una idea del problema. Si le preguntamos de qué careció o lo que desea, y ella dice «tranquilidad», por oposición, se sabe que carece de ella, pues pudo ser agredida. Y si dice: «Lo que me falta es contacto, es el calor de la presencia», se tiene una idea de que ha vivido la separación. Es un marco de contraste juicioso.


## Herpes

El herpes se encuentra generalmente alrededor de la boca y en las partes genitales, en el límite de la piel y la mucosa, es decir, en los **límites del interior y del exterior.**

Se trata de un problema de epidermis, de mucosa y de nervio.

**CONFLICTO DE SEPARACIÓN SEMIÍNTIMA PUNTUAL. LA MUCOSA QUIERE DECIR INTIMIDAD.**

«Hace bastante tiempo que no veo a nadie»; «Te veo – te dejo».

Los nervios traducen el conflicto de proyecto.

Ejemplo: «¡Espero el beso en el andén de la estación y le tren no llega!».

### Pistas para explorar prudentemente:

Herpeto[10] = reptil.

«Debo arrastrarme para besar».

Frustración frente a los deseos insatisfechos.

No dichos por miedo a engendrar problemas.

«El aire pesa en mi hogar, atmósfera pesada, rabia interior».

Secreto vinculado a la sexualidad.

### Localizaciones:

— Herpes bucal: No tenemos nuestra cuota de besos.

— Herpes en los ojos: Miedo a no ver más a la persona.

— Herpes en la nariz: La persona es más olfativa en su manera de ser: estar separada del olor de…

— Herpes labial: «Estoy furioso, me arrepiento de eso que he dicho, mis labios me hacen sufrir, me muerdo los labios».

## Melanoma

**Vivencia de desgarramiento** (como el ruido de *scratch*).

**DESHONRA, ATAQUE CONTRA LA INTEGRIDAD.**

Conflicto de deshonra monstruosa.

Pérdida de la integridad física y moral. Ruptura de la integridad.

Sentirse humillado, sucio, ultrajado, mancillado, insultado, difamado…

---

10. Reptil, en griego. *(N. de la T.)*

*Pistas para explorar:*
> La vida es demasiado dura.
> «Me niego a someterme».
> Conflicto con el sol (padre).

## Nevus, lunares, espinillas

Conflicto de deshonra.
> Mancha, deshonor.

## Vitíligo

En la tradición judía, aquel que tiene vitíligo no puede entrar en la sinagoga, esta enfermedad significa que ha tocado la muerte y que la presencia divina se ha retirado de su cuerpo. Así, esta despigmentación le permite **integrar de una manera diferente la «luz».**

### SENTIRSE SEPARADO DE MANERA FEA.

> Miedo de estar manchado, sucio.
> Es lo contrario del melanoma, que es un escudo para protegerse contra la agresión.
> Hay que lavar la mancha y no protegerse de eso.
> «Quiero dar santo y seña».
> «Se trata de blanquear la sombra».
> «Rechazo, de esta forma, no seré mancillado».
> Conflicto feo o brutal de separación de un ser querido o admirado: «Hay que lavar lo que ha sido manchado».
> Miedo de antemano a la mancha.

### NECESIDAD DE RECIBIR MÁS LUZ.

> Detrás de la luz está la noción de padre.
> Conflicto de **separación con el padre** (podemos considerar la luz como el símbolo del padre).
> «En ningún caso debo protegerme del sol/del padre: al contrario, lo busco».

*Pistar para explorar:*

Querríamos ser abrazados y no se puede.

Blanco como un cadáver.

«Si es así, ya no necesito protegerme. Ya no estaré nunca manchado».

Convertirse en invisible. ¿Ha salvado a alguien el color blanco?

En la religión judía, miedo a tocar la Torá, hay que lavarse las manos continuamente.

Según M. A. Jodorowski: racismo, rechazo de la diferencia.

## Placas rojas, rojez

**VERGÜENZA, DESHONRA, ATAQUE A LA INTEGRIDAD.**

Pudor de jovencita.

«No quiero mostrarme como soy, me siento demasiado en peligro».

**Rojez alrededor de la garganta:** «He visto algo asqueroso y me he quedado sin voz, me han dicho que me calle. Tengo un secreto vergonzoso».

### Sentido biológico:

La persona quiere esconderse detrás de sus placas, detrás de ese flujo de sangre roja, arterial, oxigenada. Ella se siente muerta de miedo y aporta más sangre oxigenada, más vida.

## Picores, prurito

**«ESTOY SEPARADO DEL PLACER».** (Jean-Jacques Lagardet)

No contacto con sus emociones.

Deseo vivo.

### Sentido biológico:

«Rascándome me provoco placer».

**Posible origen:** Problema metabólico, el emuntorio está sumergido; por ejemplo, una insuficiencia renal por exceso de urea o una hiperglucemia o incluso la presencia de bilirrubina en exceso en la sangre. Pero la presencia de bilirrubina en la sangre, causando el prurito, puede significar un **conflicto de ser separado con rencor, injusticia, de...**

El prurito puede venir igualmente de una piel seca.

**Nariz que pica:**

Para los picores en la nariz, podemos buscar los conflictos relacionados con la nariz: las pequeñas angustias, por ejemplo, la necesidad igualmente de estimular su intuición o su sexualidad.

Ciertas personas se rascan la nariz cuando hablan, es como si este órgano fuera hipersensible, demasiado inervado, vascularizado, solicitado. Me parece que es una búsqueda de la intuición, de «olfatear». Nos encontramos en una reflexión intuitiva. Es del orden de la estimulación. La persona reflexiona, pero no a nivel intelectual. La nariz es: «Cojo un mínimo de información –un átomo de vainilla por metro cúbico– para extraer un máximo de deducciones».

*«Tengo que pillar el truco»*. Así nos estimulamos. ¡La atención se centra en la nariz, el ser va ahí y enseguida está vivo!

## Alergia cutánea

Observaciones: En presencia de síntomas **cutáneos** de la alergia, y sólo en ese caso, buscaremos un conflicto de separación.

## Urticaria

**CONFLICTO CENTRAL DE SEPARACIÓN + ATAQUE A LA INTEGRIDAD: «ME DESGARRA...».**

Separación central (ejemplo: ausencia del padre en el hogar).

«Me siento separado de mi expectativa, estoy decepcionado».

En el conflicto de separación a menudo se añade el deseo de estar separado.

«Arreglo un conflicto de separación en la repugnancia, el rechazo y la irritación».

«Me siento rechazado, sospechoso».

Cólera que se guarda en las entrañas como en todas las manifestaciones inflamatorias.

Situación insoportable y sin solución directa.

### Urticaria retardada por la presión:

«En el futuro corro el peligro de no haber sacado provecho del instante presente. Quiero recordar mis referencias. La vida se derrite como un hielo. Quiero parar el tiempo».

### Alergias al sol:

«No soporto la verdad».

## Temperatura

### Fiebre – Sensibilidad al frío (friolero)

**CONFLICTO DE SEPARACIÓN CON EL CALOR, FALTA DE CALOR HUMANO.**

A causa de una falta de calor, podemos llegar a hervir; el conflicto es:

«Espero el calor que no llega, acabo por proporcionármelo yo mismo».

«Me falta calor, mamá está en el trabajo, estoy solo y me quiero, entonces yo mismo creo el calor que me falta; o no me quiero suficientemente, necesito del otro: enorme sensación de frío».

«Estoy dispuesto a dar calor: nadie quiere».

«Tengo necesidad de recibir calor».

Friolero: Posición de presa.

Ardiente: Posición de depredador.

El conflicto para los dos es: «Estoy separado del calor».

Separación central (ejemplo: ausencia de padre en el hogar).

En respuesta a una muerte real o simbólica de una persona, duelo no hecho, no resuelto.

«Quiero recalentar la muerte».

## Sofocos

**HAY ALGUNA COSA A CALENTAR.**

¿Es el marido quien se ha vuelto frío? ¿Ha habido algún muerto? ¿Otra cosa? Hay que buscar lo que la mujer tiene deseos de calentar en el momento de sus sofocos. ¿Hay frío en su vida?

## Síndrome o enfermedad de Reynaud

A menudo, la muerte se asocia al frío glacial.

**«QUIERO RETENER AL MUERTO (O LA MUERTA) POR LAS MANOS PARA QUE ÉL (O ELLA) NO SE VAYA HACIA LA MUERTE».**

## Escara

**Conflicto de separación DEJADO DE LADO.**

En un conflicto de separación, hay un descenso de la sensibilidad. El paciente, que está inmovilizado en el hospital, muy a menudo se siente dejado de lado, se siente abandonado, separado, pierde la sensibilidad, lo que hace que no se mueva o se mueva poco, el tejido está inmovilizado entre el hueso y la cama. No será vascularizado y morirá.

«¡La vida es dura!», sentirse entre dos sufrimientos, en un callejón sin salida. ¡Para qué moverse! ¿Adónde ir?

Escara infectada: Separación + desvalorización + sucio en relación con la localización.

## Esclerodermia

Tejido conjuntivo = estructura; así pues, se trata de una necesidad de estructura en la relación.

## CONFLICTO DE SEPARACIÓN DESVALORIZANTE, SIN SOLUCIÓN.

La separación se vive en un tono de desvalorización: «Me siento un inútil al estar separado de…».

«Que el otro esté solo por mi culpa me hace sentir como un inútil».

«Si esta separación ocurre, entonces quiere decir que he sido un desastre».

El conflicto de separación dura mucho tiempo.

### *Pistas para explorar prudentemente:*

Es como una momificación, un envejecimiento prematuro.

En una tonalidad de rigidez psíquica: «Quiero reunirme con una persona mayor».

El sentimiento puede ser una rigidez psicológica, rigidez psíquica en lo que digo, respiro, expreso.

Esta rigidez pone un límite a los movimientos.

«Si hubiera estado más rígida y sin movimiento, esta persona no sería desgraciada o estaría muerta».

«Quiero reunirme con una persona mayor fallecida».

«Para sobrevivir debo retirarme del mundo».

Conflicto de no ser bastante noble, puro, transparente.

Miedo a ser juzgado y a mostrar la realidad.

Demasiado educado para ser honesto.

Tabú: En casa de esa gente no se habla.

Cara de palo.


## Postillas en los labios

Sentirse separado de los labios.


## Grietas, fisuras en los labios

**«No se escucha mi palabra, entonces, en la práctica: ¿para qué hablar? ¿Para qué mover los labios?».**

## Lengua geográfica

**Conflicto de separación con la palabra deseada e imposible de expresar y conflicto de contacto impuesto con una palabra que preferiría no decir.**

«No me reconozco en mi uso de la palabra, invierto sobremanera en la palabra, estoy separado del lenguaje maternal».

### Metáfora:
El papagayo en cautiverio no puede explicar su vida, apasionada, vivida bajo los trópicos coloreados; ¡debe silbar y repetir estupideces!

## Carcinoma escamoso del labio

**Sentirse sucio por lo que sale de la boca.**

## Epitelioma – Carcinoma

Con frecuencia, la psicología de los enfermos afectados es de ser los chivos expiatorios de los demás. Atrapan las radiaciones, crean una capa de queratina en la piel, pero esta protección es ilusoria. El cáncer espinocelular es, pues, una acumulación de capas de queratina, no eficaz.

«No quiero volver a vivir una separación tan difícil».

Desesperanza.

«Pido auxilio».

## Dermografismo

**CONTACTO NO QUERIDO E IMPUESTO.**

Timidez.

Sentirse rechazado.

Rabia no expresada.

Podemos encontrar un desencadenante en relación a **la escritura.**

## Micosis

### PRINCIPIO DE TOMA DE CONCIENCIA DEL DUELO QUE NO ACABA.
Buscar al muerto: El hongo continúa digiriendo al muerto.
Tetania y micosis: Muerto en combate.
MICOSIS en los pies: «¡En qué trampa he caído!».

### Pitiriasis versicolor:
Conflicto de ataque a la integridad (hiperpigmentación), sentirse sucio y conflicto de separación.

La vivencia está cercana del que sufre vitíligo pero, además, con una noción de muerte. Hay algo que no está enterrado, un duelo que no se ha acabado.

### CANDIDIASIS BUCAL (AFTAS) DE LOS NIÑOS o laringotraqueítis:
Conflicto de pérdida de contacto con el protector.

## Úlcera varicosa

### CONFLICTO DE TENER QUE ARRASTRAR GRILLETES EN LOS TOBILLOS.
**A menudo se trata de un grillete transgeneracional.**

**«No soy nada, no soy considerado como una persona humana por lo que hice, que me costó la cárcel».**

Úlceras del tobillo: Recuerdo de las cadenas de los presidiarios y de los esclavos.

Esclavo: «No tengo derecho a la noción de familia».

**Me siento sucio + conflicto de separación + conflicto de desvalorización.**

**Desvalorización con respecto a la línea sanguínea, en términos de sumisión.**

«Estoy separado de la familia».

Sentirse atrapado.
Miedo a equivocarse, a ser juzgado.

## Ampollas, vesículas bajo la piel

Con las ampollas, hay **agua bajo la epidermis:**
«Quiero ser separado de la separación».
«Me separo de la idea de la memoria de contacto».
**LA IDEA DE LA SEPARACIÓN ES INSOPORTABLE.**
Haber sido separado, abandonado es insoportable.
«Me distancio de la ausencia de relaciones. Me distancio de esta separación»: el marido se ha ido, el hijo está muerto, la mujer ha tenido un aborto…
«Quiero estar en contacto con el agua, con mis referencias».

## DERMIS

Una de sus funciones es la de protegernos.
La tonalidad central es *agresión, ataque a la integridad.*
**CONFLICTO DE DESHONRA, DE SENTIRSE SUCIO, DE ATAQUE A LA INTEGRIDAD, DE DESGARRAMIENTO.**

**Pérdida de la integridad física** (como consecuencia de una amputación, por ejemplo).
Conflicto de estar desfigurado, miedo a volverse feo.

## Verrugas profundas

**CONFLICTO DE DESHONRA CON PENA.**
Conflicto de desvalorización ligera en relación a la otra persona.
Autocrítica: «¡Lo hago peor que los amigos, las amigas!».
«He tenido un gesto feo». Ejemplo: «Robas naranjas y te ven».
Ataque a la integridad.

**Observación:**

La implantación de las verrugas va a estar en función **del momento del** *shock* o **de la simbología del lugar afectado.** Veamos algunos ejemplos:

Izquierda = femenino

Derecha = masculino

Espalda = pasado

Delante = futuro

Costado = presente

Rostro = imagen de sí mismo

Pies = raíces

## Verrugas virales

Conflicto de vergüenza de no poder tocar o recibir.

## Zona/Herpes zóster

**SE TRATA DE UN CONFLICTO DE SEPARACIÓN SOLO O ADE-MÁS CON UN CONFLICTO DE SENTIRSE SUCIO.**

Si se añade una noción de contacto no deseado, impuesto: dolores.

«Estaba en contacto con... y quiero cortar la información antes de que llegue al cerebro. Hubiera querido no estar en contacto con...».

Autoprogramado: «No quiero más contacto con zona/herpes zóster».

### *Pistas para explorar prudentemente:*

Conflicto de identidad: «¿Quién soy? ¡Un herposo!».

Pérdida de puntos de referencia.

Interpretación errónea de una crítica positiva.

Conflicto relacionado con una orden (nervio) a la que estamos obligados a obedecer, no queremos, pero lo hacemos igualmente.

En la fase de reparación, muy dolorosa, cuando se abre la epidermis (zona abierta), el proceso puede volverse fétido.

## Lupus eritematoso crónico (LEC) o discoide

**CONFLICTO DE DESVALORIZACIÓN EN LA PARTE DEL CUERPO AFECTADA**
**+ CONFLICTO DE SENTIRSE SUCIO**
**+ CONFLICTO CON LOS LÍQUIDOS (RIÑONES)**

Exploraremos los conflictos relativos a los órganos siguientes: huesos, riñones, dermis, senos.

Angustia de ser de nuevo deshonrado en el futuro de manera desvalorizadora.

### Pistas para explorar prudentemente:

Enmascarar lo que se siente.

«He babeado toda mi vida; ¡he babeado toda mi vida por tener éxito!».

Chivo expiatorio, tampón.

Conflicto de separación (entre dos).

## Impétigo

Conflicto de contacto que atenta contra su integridad con una noción de separación: «Es feo hacerme eso». Además, con noción de desvalorización: «No puedo desarrollar mis dones».

## Impétigo bulloso/Dermatitis

Separación y deshonra.

## Arrugas

«Quiero guardar algo del pasado».

Aparecen a partir de dos conflictos en el cerebelo: dos deshonras, dos agresiones.

Se acompañan de vacío afectivo, de vacío emocional.

En los países tropicales, las plantas son, a menudo, lisas para no retener el agua. En los países tropicales, hay mucha humedad. En los ficus, por ejemplo, el agua se desliza. En cambio, en el desierto o en la Provenza, las plantas van a ser arrugadas. **Hay que retener la humedad.** Existen también las arrugas de expresión de tanto reír, de sonreír: «Quiero retener esta risa, o esta sonrisa».

## Chalazión

**«Qué pena no volver a ver esto o a esta persona».**

## Queloide

Se trata de un **conflicto estético con sentimiento de intrusión.**

*Ejemplo:*
Una operación no deseada, o aceptada, pero con aprensión: «Hay peligro, por esta razón, multiplico a fondo el número de mis células protectoras».

## Cicatriz persistente

«Necesito dejar un rastro, mostrar que he sufrido».
   «Me preparo para una nueva agresión y fortalezco la piel para protegerme».
   «No consigo cicatrizar esta ruptura, esta separación, esta pérdida». (Descodificación de Béatrice Boueau-Glisia)

## Fibrosis

**«Reestructuro lo que falta».**
   Desvalorización, ataque a la estructura, a menudo acoplada a la dermis, y en relación con la localización del síntoma.

## Sabañón

Desvalorización.

## Sarcoma de la mejilla

Desvalorización porque se siente muy feo.

## Estrías

Desvalorización estética – necesidad de contacto.

Miedo por su integridad física.

Las estrías se manifiestan en los lugares que pierden el contacto físico que reconforta.

Fenómeno que puede afectar más a las personas que tienen necesidad de seguridad física. Es un conflicto de separación pero vivido en la dermis.

## HIPODERMIS

## Lipoma

**«No soporto el juicio de los demás. Me pongo aceite para que resbale». DESVALORIZACIÓN ESTÉTICA LOCAL Y SOBREPROTECCIÓN.**

Conflicto de silueta.

«Sólo quiero contar conmigo mismo».

**Liposarcoma:** el mismo conflicto llevado al extremo. Gran conflicto de desvalorización y de silueta.

## Sentido biológico:

La grasa protege.

## Adelgazamiento

«No acepto…».
«Debo desaparecer, esconderme».
**«ME BORRO FRENTE A UNA AGRESIÓN».**
«No puedo digerir esta situación».

## CABELLOS, PELOS

**SEPARADO(A) DE SUS RAÍCES FAMILIARES.**
Conflicto de separación en la incomprensión.
«No puedo ser yo mismo».
Injusticia vivida de manera intelectual.
Los cabellos están, a menudo, relacionados con la imagen de uno mismo.

**Sentido biológico:**

Como escribe **Rémy Portrait,** para la mujer, los cabellos son sinónimo de adorno, seducción, belleza, sensibilidad. Igual que las joyas, **«Es lo que quiero que la otra persona piense de mí».** Para el hombre: **Proyección de la fuerza, de la virilidad, del poder.**

Los cabellos **protegen** asimismo la caja craneal de los golpes físicos y térmicos (crin). Cuando los cabellos caen, la muerte se remonta a tres meses antes. Un exceso de testosterona provoca la caída del cabello.

Los cabellos están asociados a nuestras raíces, nuestra memoria, nuestros pensamientos. Están en relación con las esferas inconscientes, nuestras antenas, unidas al cielo, el hilo de nuestra alma. Así pues, ¿cómo situarse frente a lo social, qué espacio tomar? Nuestros cabellos son la proyección de nosotros mismos, de nuestros pensamientos, de nuestras ideas:

— ordenados o no, cortos o no, recogidos, engominados, fijados: como lo son nuestras ideas (las trenzas de los chinos sometidos, de las mujeres sumisas, castigadas, que deben esconderlos en las religiones cristianas y musulmanas),

— limitados, socializados, sumisos o no,

— rapados o no: Sansón, la amante rapada de los alemanes, el samurái vencido, la coronilla del monje,11 sometido a Dios y que renuncia a sus deseos,

— los cabellos, como las ideas, pueden estar desmelenados, enmarañados, sin porte ni firmeza, desordenados (galopar con el cabello al viento),

— la frente descubierta, los cabellos hacia atrás: gustar ir hacia adelante,

— la raya en el medio: necesidad de equilibrio, de firmeza,

— cabellos lisos: espíritu liso.

Hay personas que no se cortan nunca el cabello como, por ejemplo, los sijs, pero los cabellos dejan de crecer en un momento dado, cuando llegan, más o menos, a las rodillas. Es como si hubiera una longitud óptima de cabello. Es como las gallinas, cuando no les quitas los huevos, dejan de poner. Cuando les coges los huevos, están en conflicto de pérdida, luego fabrican óvulos –en la gallina, huevos–. Mientras nos cortamos el cabello, vuelve a crecer, ya que tenemos necesidad de protección. Sin duda, tenemos cabello en la cabeza para proteger el cráneo. En las peleas de osos o de leones, el exceso de melena y de pelos los protege de los colmillos. Una parte del pelo tiene como función proteger aún más de los golpes. De hecho, los únicos cráneos en los animales que están expuestos son aquellos que construyen una muralla de cuernos, así pueden naturalmente enfrentarse, ya que tienen unos amplios cuernos que los protegen. El humano no los tiene.

## Calvicie

Cuando los cabellos caen, hay que remontarse a tres meses antes. Los cabellos continúan creciendo cuando estamos muertos.

Exceso de testosterona.

Conflicto de separación emparejado con la desvalorización intelectual.

Chovinista.

Sentimiento de horripilación.

---

11. En el original francés *moine*, es decir, *moi-ne*, se traduce, literalmente, «yo, no». *(N. de la T.)*

## Alopecia

**CONFLICTO DE SEPARACIÓN + DESVALORIZACIÓN + PÉRDIDA DE PROTECCIÓN.**

Conflicto de separación, injusticia y desvalorización vividas intelectualmente.

Separación horripilante, potencialmente mortal, con desvalorización intelectual y pérdida de protección maternal.

Conflicto de incomunicación y de incomprensión horripilante porque no estamos al mismo nivel intelectual.

La pérdida de protección está vinculada al ataque a la integridad por el frío. En efecto, los animales ahuecan sus plumas o sus pelos en caso de frío o miedo, es la famosa carne de gallina.

Querer protegerse, ser protegido, pero sentirse separado de la protección.

*Pistas para explorar prudentemente:*

Demasiadas preocupaciones en esta vida de adulto, deseo de volver a ser niño.

«Es para arrancarse los cabellos».

«Hay alguien o algo que me ha horrorizado».

Desvalorización estética.

## Peladera/Alopecia aerata

Lo mismo que la alopecia y, a menudo, además, noción de sentirse sucio.

**Sentirse separado de aquel o aquella que deseo proteger, ser como sus cabellos para protegerle.**

**Querer estar en fusión.**

Conflicto de separación y de desvalorización de no ser protegido.

Hay un problema de **raíces.** Las raíces, la familia, los ascendientes son fuente de estrés.

Negación de los problemas.

## Descamación debajo del pelo

«Sufro cuando no soy observado porque querría ser visto».

## Cuero cabelludo

**«QUIERO SER OBSERVADO SIN SER VISTO».**
Hay un doble contrapunto. Los cabellos se muestran. Vamos a la peluquería, es caro. Nos ponemos diademas, coronas, tintes, etc. Existe este aspecto estético, pues queremos ser vistos. Pero el cabello también esconde. Protege del sol, del calor... «Me quejo si me ven y me quejo si no me ven».

## Caspa

**INJUSTICIA, SEPARACIÓN.**
Conflicto de separación acoplado a la desvalorización intelectual por falta de razón y de argumentos.

## Mujer barbuda

Aumento de testosterona.
**«ME HA IDO MAL EN MI PAREJA O SEXUALMENTE (GÓNADO-CÓRTICO-ESTEROIDE)».**
«Papá es un hombre débil que no me da seguridad».
Proyecto-sentido: El padre tiene miedo de carecer de virilidad, de valentía.

## Hipertricosis

Pilosidad aumentada.
Hay que impresionar al otro, darle miedo.

Memorias de «poilus de 14» (peludos del 14).[12]

## Canas

Como el vitíligo.
«Estoy separada del conocimiento».

Hacemos trabajar demasiado a nuestro cerebro.
«No he manejado bien mi vida».

## UÑAS
### Uña encarnada

Pasar al acto de imponerse en la relación con la madre.
Agresividad prohibida.

### Uñas quebradizas

Desvalorización, impotencia en relación a su propia agresividad. Está prohibido sacar las zarpas.

## DIVERSOS

### Acné

**CONFLICTO DE SENTIRSE SUCIO/A Y DE DESVALORIZA-CIÓN ESTÉTICA.**
El sentimiento es, a la vez: **agresión y desvalorización estética,** porque el acné está geográficamente en el límite de la dermis y de la hipodermis.

---

12. *Poilus*, apelativo de origen napoleónico, designa a los primeros soldados franceses de la guerra de 1914 (la Primera Guerra Mundial). La tropa era conocida como los *poilus*, literalmente, «los peludos»; en argot, «los machos», por la nutrida presencia de soldados barbudos. *(N. de la T.)*

El acné toca bastante a menudo la **cara,** así pues, el sentido puede ser: «Quiero ser visto, observado».

**Ataque al rostro = ataque a mi imagen.**

Puedes preguntar: «¿Cuánto tiempo te pasas en el cuarto de baño?» y tendrás una idea de la importancia de su imagen y del estrés subyacente.

**EL NIÑO YA NO SE RECONOCE FÍSICAMENTE; DESVA-LORIZACIÓN ESTÉTICA EN EL SENTIDO DE: «YA NO RECO-NOZCO MI IMAGEN».**

Tenía una cabeza con grandes mejillas y, de repente, me he quedado sin la forma de las mejillas. Y la nariz crece, pues en la adolescencia es cuando la nariz se alarga. La cara cambia.

El acné está vinculado a las hormonas. En cuanto las jóvenes toman la píldora contraceptiva –hormonas femeninas– el acné desaparece. Es uno de los tratamientos. Es como si pudieran atravesar una etapa. Hay una relación entre las hormonas y el crecimiento. Hay una noción de **identidad sexual.** ¿Y para qué hará falta más bactericida? Para defenderse de los cuerpos extraños, los otros, ésos de los que queremos protegernos.

El acné aparece, pues, en el momento en el que el niño o la niña se convierten en adolescentes y luego en adultos. Hasta los 10-11 años, tenemos la cara de un querubín y después nos miramos en el espejo y ahí ya no nos reconocemos. Es un conflicto de agresión, que toca la dermis. Para el adolescente, su imagen es muy importante, a través de ella, se trata de su identidad. Desarrollará la aparición de pequeños granos en la dermis para protegerse, como si fuesen pequeños granos de arroz. Y luego, finalmente, va a encontrar un amigo, una amiga. Y en curación, pasa a la segunda fase, tiene granos por todos los sitios. Nueve veces de diez, esto provoca un nuevo conflicto con su imagen: desvalorización estética. La persona puede permanecer en un círculo vicioso largo tiempo. En terapia, buscamos el primer *shock,* explicamos el autoprogramado. Luego trabajamos la relación con su propio cuerpo. «Me gusta mi cuerpo» es una manera de salir del autoprogramado.

*Pistas para explorar prudentemente:*
Búsqueda de identidad sexual.

A menudo, el acné está relacionado también con la pubertad, con la impregnación **hormonal** (en andrógenos), entonces puede tratarse de un mensaje sexual: «Muestro que tengo hormonas, que puedo tener relaciones sexuales, que soy maduro». «Busco a la otra personas con un deseo de **sexualidad**».

«Me siento rechazado con ira».

«Quiero atraer y rechazar».

Estrés de no estar bastante seguro de su belleza.

Dificultad para abandonar el amor maternal.


**Sentido biológico:**

La glándula sebácea produce sebo, que es bactericida, lo que hace que la piel sea impermeable, al mismo tiempo que la flexibiliza; ¿cuál puede ser la función de crear un conflicto de las glándulas que producen el sebo? El adolescente tiene la piel más grasa, fabrica más sebo, como si quisiera protegerse del agua. El sebo lustra el pelo: «**Quiero tener la piel más elástica; quiero ser impermeable a...**». Se le cuestiona y ello le resbala como sobre la grasa. En respuesta a los cuestionamientos de los demás: «Quiero protegerme, produzco más grasa en la cara». Es como la primera crema del día, natural.

### La intuición de M. H. Erickson:

Un día, una mujer llama por teléfono a Milton Erickson para pedirle un consejo a propósito de su hijo, cubierto de acné. Muy intuitivo, el psicoterapeuta le aconseja quitar todos los espejos de la casa durante algún tiempo. Sin haber visitado nunca al terapeuta, el adolescente se ha curado. No se mira en un espejo durante algunas semanas y, de esta manera, sale de su conflicto autoprogramado.


## Acné rosáceo o cuperosis

**«DEBO ELIMINAR (DE MI IMAGEN: SI SE TRATA DE LA CARA) LO QUE ES NEGATIVO, PELIGROSO PARA MÍ (EJEMPLO: LA FEMINEIDAD)».**

«Estoy separado, excluido de los besos de mi clan».

## Olor fuerte

Aquí hay una noción de identidad: «Manifiesto que existo por mi olor».

## Hiperhidrosis palmar

### Sentido biológico:

Como la carpa que, para no ser atrapada por las manos del pescador furtivo, crea una capa resbaladiza en sus escamas.

**«NO QUIERO QUE OTRA PERSONA ME PUEDA MANEJAR», ESTO EN UNA SITUACIÓN DE MIEDO, COMO LA CARPA. NOS SENTIMOS PILLADOS EN UNA TRAMPA.**

No podemos contar con la madre. «Tengo miedo del contacto con mamá: si me toca, va a hacerme daño».

Conflicto líquido + conflicto de agresión.

### *Pistas para explorar prudentemente:*

«Será necesario correr, "mover cielo y tierra", para que esto avance más rápidamente aunque va para largo».

Miedo a la muerte, «quiero retener la vida».

## Hipersudoración, transpiración

El agua sirve para lavar, para apagar el fuego.

«Un antepasado ha muerto de frío».

«Mi sangre se ha helado».

«Lavo la deshonra» (acusación injusta de faltas).

Las manos: Vinculado al trabajo manual.

La nuca: Noción de injusticia.

## Piel seca

La piel ha perdido el agua, ahora bien, el agua es lo que transmite las emociones, como las lágrimas:

«¿De qué emociones me quiero escapar?».

También es el agua lo que guarda y transmite la memoria.

**Piel seca:** «Me siento solo, sin amor».

**Piel grasa:** «No quiero ser tocado más, necesito espacio».

**Picazón de la piel:** impaciencia, ansiedad.

# APARATO DIGESTIVO

# GASTROENTEROLOGÍA

## GENERALIDADES

### El aparato digestivo

El objetivo de la digestión es la transformación de los alimentos puros en nutrientes, es decir, en sustancias absorbibles y utilizables por todas las células del cuerpo, *o sea, la transformación de un bistec con patatas fritas en glúcidos, lípidos, prótidos,* la transformación del mundo exterior en mundo interior, de todo lo que proviene de fuera en todo yo.

Porque, para vivir, el ser humano necesita:
— materiales (que aportan los prótidos),
— reservas (garantizadas esencialmente por los lípidos),
— energía (procurada por los glúcidos).

**Punto pedagógico: «No digas..., sino di lo siguiente...».**
No digas **con rabia**: «Voy a ir a hacer la comida», sino di lo siguiente: «Ir a hacer la comida **me da rabia**».
En el primer caso, el enfrentamiento directo hace reaccionar conscientemente a lo que dices y emocionalmente a tu manera de decirlo.
Sigue un diálogo a dos niveles, con la ilusión de debatir sobre la comida, mientras que todo el problema está en otra parte, es emocional.
Porque, de hecho, hablas completamente de otra cosa que de la preparación de la comida, hablas de ti, de tu rabia, de la impresión de ser el sirviente, de hacer siempre lo mismo, de sentirte inútil, etc.
En el segundo caso, toda la conversación girará en torno a la rabia y a la escucha de tus necesidades. En efecto, raramente somos conscientes de nuestras necesidades. Y, sin embargo, cuando todas nuestras necesidades están satisfechas, sólo de esta forma nos podemos sentir

verdaderamente bien, distendidos, serenos... **La vivencia negativa es el rastro consciente de una necesidad no satisfecha.**

Y cuando no somos conscientes de nuestras necesidades, forzosamente, no tenemos un comportamiento apropiado para satisfacer esas necesidades. Por ejemplo, un niño se siente desgraciado porque sus padres no le dedican tiempo exclusivamente a él. Tiene necesidad de afecto y, para conseguirlo, decide llamar la atención rompiendo un vaso. El resultado es que le regañan y todavía recibe menos afecto.

Cuando somos conscientes de nuestras necesidades, podemos, o bien expresarlas, o bien satisfacerlas de otro modo, directamente, de manera más eficaz.

Los conflictos que afectan al aparato digestivo son, globalmente, los conflictos relativos a todo aquello que podemos reunir bajo el término genérico de **pedazo:** el *pedazo a coger, a tragar, a hacer pasar, a asimilar, a eliminar.*

El aparato digestivo habla de nuestra relación con el mundo exterior: ¿eres aceptado?, ¿rechazado?, es decir, ¿nutritivo o tóxico? Podemos decir que, en cierta manera, el aparato digestivo es un órgano sensorial que empieza en la lengua y continúa a lo largo del tracto digestivo. Nos enfrentamos con el mundo exterior tanto a través los ojos como del estómago, el intestino, el colon...

El uno prueba a uno[13]

La lengua sirve para probar lo que viene del exterior, el estómago sirve para recibirlo y aceptarlo, el intestino delgado hace la selección entre aquello que va a ser rechazado y aquello que va a ser absorbido, y en el intestino grueso, de nuevo la selección se centrará entre eliminar y conservar. Esta selección permite definir lo que soy Yo de lo que no soy, en mi relación con el mundo exterior (el riñón tiene la misma función, pero en la sangre).

---

13. En francés: *L'un teste un.* El autor ha jugado con la fonética de la palabra *intestin* con *l'un teste un.* Hace un símil entre el intestino y su función: el intestino prueba o testa el alimento. *(N. de la T.)*

# CONFLICTOLOGÍA

Si deseamos hacer *conflictología,* es decir, estudiar los conflictos biológicos relativos a esta parte del aparato digestivo, empecemos por conocer la *fisiología,* el buen funcionamiento y su *anatomía,* su descripción.

«Toda enfermedad es el reflejo de las circunstancias de la construcción de la vida de la persona». Salomon Sellam

El cuerpo es nuestro primer cuerpo médico personalizado.

Estamos enfermos de una falta de vocabulario.

La enfermedad: Una palabra, una frase suplementaria.

## Nociones de base

Nuestro cuerpo está compuesto de **células;** un conjunto de células con fines comunes y sus sustancias intercelulares lleva el nombre de **tejido;** muchos tejidos que tengan una función común se unen para formar un órgano; un conjunto de órganos es un **aparato;** y nuestro **cuerpo** es este conjunto de aparatos.

Cada aparato tiene una **función** principal, una manera de estar en el mundo, una misión, un sentido biológico de supervivencia.

## Función específica del aparato digestivo

El aparato digestivo gestiona el alimento por medio de los órganos que lo constituyen.

¿En el fondo, qué es, *biológicamente,* este alimento?

Para mí, es el mundo exterior. Comemos lo que nos rodea: las plantas, que se alimentan de los minerales que contiene el suelo; comemos los animales, que han comido vegetales. Comemos lo que nos rodea, lo absorbemos, lo digerimos... ¡o no!

La pregunta que podemos hacernos es: ¿aceptamos hacer nuestro lo que nos rodea y nos llega? Porque lo que comemos se transforma, en nuestros intestinos, para convertirse en... ¡nosotros! Si como un tomate, no me vuelo rojo, ni dulce o brillante, sino que continúo siendo el que soy. He ganado, he incorporado lo que me ha llegado. El mundo exterior, el universo, el Uno se ha convertido en mí mismo, único y unido por mi código genético. Mi tarjeta de identidad está presente en cada célula de mi cuerpo. Soy uno que prueba al Uno a fin de aceptarlo, digerirlo o rechazarlo, eliminarlo: el uno prueba Uno, y en muchos sitios.

Mi lengua prueba si el alimento está sabroso, apetecible, y el esófago, el duodeno, el intestino delgado y el intestino grueso se suceden con el fin de aplicar sus respectivos test: unos prueban Uno en los intestinos.

### La adaptación específica del aparato digestivo

¿Aceptamos el universo que nos ha sido ofrecido, presentado, Él y todo lo que le constituye? ¿De veras (ostras, hongos, caviar, despojos, etc.) o metafóricamente (conversaciones venenosas, diálogos indigestos, vecina fastidiosa, palabras amargas, rostros de miel…)?

Podemos vivir *uno de los* elementos del plato como tóxico (las piedrecitas en las lentejas) y, a veces, aunque todo el resto, delicioso, haya salido bien, vamos a *devolver* todo: vamos a vomitar tanto lo bueno como lo tóxico.

Agredidos de manera digestiva, borramos ese alimento real o simbólico (problema de mala calidad) o ese exceso (problema de cantidad).

Agredidos o separados, porque también podemos tener carencia de alimento en cantidad o en calidad (ausencia de sabor, de vitaminas, etc.).

La **carencia** pura, lo sabemos, concierne al hígado; la **agresión,** al colon.

A menudo, los dos están presentes simultáneamente: «¡Quiero chocolate y me dan aceite de hígado de bacalao!»: **carencia + indigestión.** «Quiero un mimo y recibo una bofetada».

### Funciones y matices

Si comparamos el tubo digestivo con un tubo, empieza en la boca para acabar en el ano. Comparación falsa, porque este tubo es dinámico y muy activo. Los alimentos, después del estómago, llegan al duodeno.

Éste recibe las secreciones y las excreciones del hígado y del páncreas. Después del duodeno (25 centímetros), este tubo recibe el nombre de yeyuno (2,5 metros), luego se llama íleon (3,6 metros); estas tres partes forman el intestino delgado.

Múltiples funciones, cuando no son satisfechas, se transforman en conflictos biológicos que no hay que confundir entre ellos. Tienen contenidos y síntomas diferentes:

— **Función de tránsito,** mantenida por los músculos blancos con el fin de hacer avanzar el pedazo, o de no quererlo o de no poderlo. El autor hace un símil entre lo que sucede físicamente y la relación emocional. Por ejemplo: casi he vendido la casa, pero el comprador no ha pagado la totalidad de la suma, incumple. La situación es inaceptable y el dinero nos falta (carencia + indigestión vivida de manera motriz; parálisis del peristaltismo, estreñimiento. O: «Quiero hacer avanzar este pedazo vital bloqueado en mí, ¡y esto se está alargando!» y se desencadenan las diarreas).

— **Función de contacto,** mantenida por las mucosas de la boca al ano, que actúan como una piel interior, si queremos compararnos con una lombriz con una piel externa (tegumentos) y una piel interna (mucosa). Conflicto de separación con el alimento. El conflicto de contacto se impone frente a lo que uno no desea: problema de irritación de la mucosa, enfermedad de Crohn. Ejemplo: «Quiero la leche de mamá, lo que quiere decir que estoy en contacto con ella, pero no con su rabia, su irritación».

— **Función de secreciones:** ¿Acepto digerir lo que me imponen?

— **Función de secreción de mucosidad,** cuya función es la de hacer resbalar los alimentos y de proteger la mucosa; en efecto, puedo comer callos (intestino de animal) y los voy a digerir, pero en cambio no voy a digerir mi propio intestino que, sin embargo, es químicamente similar al del animal. ¿Por qué? Gracias a esa mucosidad que actúa como una protección. ¿Acepto protegerme de lo que es tóxico para mí?

— **Función de absorción** de los nutrientes o alimentos desmenuzados en pequeños trocitos por todos los líquidos de la digestión (saliva, bilis, ácido clorhídrico, etc.). Es el momento esencial, el de la clasificación entre lo puro y lo impuro, entre lo que acepto y hago mío y lo que devuelvo al exterior, lo que excreto; al final del test, devuelvo lo que rechazo, lo que detesto, mientras que lo bueno del contexto se convierte en mi texto de vida.

— **Por último, una función particular: los gases.** Su papel es el de empujar hacia la salida lo que nos molesta, nos contamina, nos impide vivir. «Hay que acabar los deberes *cagando* para, después, poder compartir el pan con los amigos y amigas». **Aerofagia:** «Alguien ha muerto sin sepultura; los gases de putrefacción están en mí; soy su panteón». «¡Rápido!, un poco de aire en este barullo».

### Resumen

¿La cosa ha *pasado* o no?

Si no ha pasado, no ha sido aceptada, gestionada, digerida y consumada, admitida, ratificada, ¡la cosa es devuelta al exterior!

## SUBMUCOSA DE LA BOCA

El conflicto *del soldado raso.*

La tonalidad central es *arcaica.*

**Aftas,** candidiasis bucal. Las **aftas** pueden ir de la boca al sigmoide.

1. **SÍNTOMA A LA IZQUIERDA DEL CUERPO** (diestro):
**«No lo puedo sacar, no puedo verter el pedazo».**
**«LO VIVO COMO UNA VILEZA, UN INSULTO, UNA INJURIA, UNA GROSERÍA Y, AL MISMO TIEMPO, ME ES IMPOSIBLE, PROHIBIDO RESPONDER».**
«No consigo responder a un comentario molesto vivido de modo indigesto».
«No puedo responder a un insulto».
«Las palabras me han herido, pero yo no he contestado».
Pequeños conflictos de «marranada».
«Tenía ganas de decirte…».
Cuanto más agredidos nos sentimos, más dolorosas pueden ser las aftas.
Ejemplo: Un soldado agredido por las palabras del jefe.
«Quiero rechazar algo concreto, como un tumor, por ejemplo».

**Localización:** Aftas cerca de los labios: la palabra casi ha salido. «Estuve a punto de contestarle que… y no lo hice».

Las palabras no dichas ulceran la boca, al igual que los deseos no dichos

126

**2. SÍNTOMA A LA DERECHA** (diestro):
**«NO CONSIGO ATRAPAR EL PEDAZO, MIENTRAS QUE PARA MÍ ES IMPORTANTE HACERLO».**
Ejemplo: Conflicto de no poder alimentarse aun cuando queremos.
**Candidiasis bucal:**
«Me alimento de sufrimiento y de muerte».
«He perdido contacto con mi protector».

## PALADAR

Conflicto del *cuervo y el zorro*.
La tonalidad central es **desvalorización.**
***Bóveda del paladar:***
«Ya tenía el pedazo en la boca y, de repente, se me escapa».
«Mis placeres me han sido quitados de la boca y esto me vuelve amargo».
«Es como si, en mi boca, tuviera ya la comida y ésta se escapara porque mi boca no es lo suficientemente hábil».
Gran desvalorización ligada a la palabra, peligro en relación con la palabra, introversión.
**El velo del paladar** permite que la palabra sea correcta.
Conflicto: «Mi palabra está aprisionada».

## DIENTES

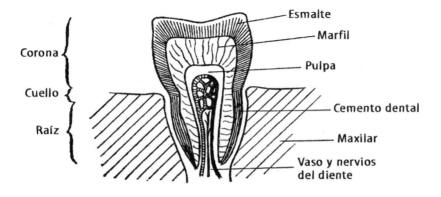

*Los dientes son el lugar más duro del cuerpo.*
Son como los pilares del paladar.
Los dientes materializan la frontera entre yo y el exterior.

- **Los incisivos:**
Son ocho en total, afilados, están ahí para cortar.
Para algunos investigadores, están relacionados con la seducción, porque son éstos los que enseñamos.
- **Los caninos:**
Cuatro, están ahí para despedazar, desgarrar.
En relación con el trabajo, el ensañamiento, a veces, con el odio o la vida sexual.
- **Los molares:**
Ocho premolares para machacar y doce molares para triturar.
La protección, la resistencia, la perseverancia. Nos sentimos afectados en su **estabilidad.**
Pistas para explorar: «¿Cuáles son las mentiras dichas?».
Conflicto de la piedra del molino.
**Dientes** superiores: «Muerdo».
**Dientes** inferiores: «Como».

**Pulpa de los dientes:**
*La pulpa nutre, alimenta al diente.*
«No puedo **nutrir** mi agresividad».

**Pérdida de los dientes:**
*Hay dos denticiones sucesivas (dientes de leche, entre seis meses y siete años, y definitivos, a partir de siete años).*
Renunciar a su juventud, a su agresividad, a su poder.
«¡Cállate!».
Rechazo a hacerse mayor, a ser agresivo para el joven.
«No quiero que se me reconozca una vez muerto».

## Agenesia de los dientes

Si esto no tiene la función de morder, los dientes van a desaparecer. Asimismo, puede haber habido peligro de morder.

Ejemplo: Agenesia de cinco dientes.

Una mujer tenía una hija a la que no le habían salido nunca cinco dientes. Si ella hubiera podido morder durante su infancia, me dice, estaría muerta. De niña, ¡no había tenido el derecho! Muerde = muerte.

## Sarro, placa dental

Conflicto de trituración imposible.

Collar de dientes:

Los primitivos llevan dientes alrededor del cuello. Es un signo de poder y de agresividad victoriosa.

***Ejemplo de un dentista:*** **Querer arrancar** la agresividad de alguien. Extraer un secreto de familia.

### El hombre que rechazaba toda agresividad

El señor X tiene un cáncer de recto sigmoide, un cáncer de hígado. Está delgado. La primera impresión que produce es la de estar *en las últimas*. Me dice que es cristiano. Y, a medida que avanza la entrevista, lo que más le choca de Cristo es la expulsión que hizo de los mercaderes del templo. Dice que, en este tema, Jesús ha debido de equivocarse. No se expulsa a la gente. Hay que ser buena persona. Él es dentista, va a limar la agresividad de todos los pacientes a los que encuentra. Y se prohíbe ser malo. Se le puede machacar, se le puede dar puñetazos y si, a fuerza de darle puñetazos, nos hacemos daño en las manos, él vendrá a curar las manos que le han pegado. No hay que ser agresivo; él está en peligro de muerte por ese exceso de querer *borrar*. Porque su **consciencia biológica** está a la altura de los dientes, de la agresividad. Aunque sea por negación, porque hay que limar los dientes, a pesar de todo, es ahí donde él pone su consciencia.

No es una persona agresiva. Es alguien antiagresivo. Poco importa. Que seamos agresivos o estemos contra la agresividad, es la misma focalización.

Es la agresividad lo que cuenta y, en todas las cosas, él busca no ser agresivo y evitar la agresividad.

Lo que cuenta para él es la armonía a cualquier precio. Sólo que la armonía lleva a la soledad. La armonía, en lenguaje fonético es: *art monie,*[14] el arte de estar solo. Monie: monos = *le moine* (el monje); etimológicamente, viene del griego *monachos,* «soltero, solitario, único», derivado de *monos* «solo».

«En nombre de mi voluntad de estar en armonía con el grupo, me encuentro solo». Porque no es realista; en cuanto hay una relación, hay un conflicto potencial.

### La señora X se come la palma de las manos

«No tengo derecho a **morder** al otro, así pues, me muerdo a mí misma». Autoagresividad.

### Callarse

La señora X está obligada a callarse: se convierte en psicoanalista.

## Bruxismo

Es vital hablar y es vital callarse.

Es una tentativa de romper la prohibición familiar que exige callarse, para no revelar un secreto de familia, pero es vital hablar.

«Me impidieron hablar».

«No quiero abrir la boca, no quiero que eso entre en mí».

«Mamá es tóxica, me obliga a comer eso».

## Dentina

*Se trata del interior del diente, es un hueso que depende del tercer estrato de la biología. (El esmalte depende del cuarto estrato).*

El conflicto del *teckel.*

---

14. Literalmente, «arte del monje». *(N. de la T.)*

La tonalidad central es *desvalorización.*

**CONFLICTO DE DESVALORIZACIÓN POR NO PODER, POR NO SER CAPAZ DE MORDER PORQUE NOS SENTIMOS DEMASIADO DÉBILES.**

Es el conflicto del perro teckel; el san bernardo es capaz de morder, pero no le está permitido hacerlo; ¡es el esmalte del diente!

«No doy la talla frente a…».

«Necesito morder, me desvalorizo porque no he sabido morder». Es una necesidad natural, fisiológica.

Al principio del conflicto: osteólisis indolora, agujeros en la dentina, es decir, en el interior del diente. Generalmente, sólo son visibles en la radiografía del diente.


## Esmalte de los dientes

*El esmalte resulta del endurecimiento de la mucosa bucal en el epitelio pavimentoso, espeso y queratinizado.*

El conflicto del *san bernardo.*

La tonalidad central es *social.*

**«NO TENGO DERECHO A SER AGRESIVO».**

«Eso de morder a los demás no se hace».

Está prohibido morder **por buena educación, por moral.**

«Podría morder, soy capaz, pero no tengo derecho a hacerlo, ¡me han educado demasiado bien!», ¡como el san bernardo!

A menudo, se añade a ese conflicto una desvalorización ósea de la dentina.

El conflicto de no tener derecho a morder es específicamente humano.

«Tengo que callarme».

«No puedo enseñar los dientes, los colmillos, nunca; tengo que guardar *la rabia dentro*».

«No puedo expresar mi poder».

«Tengo el diente duro».

«Quiero despedazarlo a dentelladas y no puedo hacerlo».

«Me echan la bronca y no respondo».

«Me rompo los dientes».

### Resumen de los matices dentina/esmalte

El diente es hueso recubierto por el esmalte.

Si es el hueso el que está afectado, es una vivencia de desvalorización: «No soy capaz de morder».

Si es el esmalte: «Soy capaz de morder, pero no me lo permito, me lo prohíbo moralmente».

El san bernardo Esmalte se prohíbe morder al perrito Dentina; el perrito querría hacerlo pero no puede, vive una desvalorización.

Los niños del colegio no se sienten a la altura para morder, se desvalorizan. La dentina, es el 3.$^{er}$ estrato, el esmalte el 4.º estrato, la vida social, los intercambios.

### Observación

Existen diversas descodificaciones para cada diente; la relación con el padre, la madre, etc. Pero, a mi juicio, es conveniente trabajar en primer lugar la agresividad.

Desde luego, hay unos matices, unas subtonalidades que son útiles, a veces, y siempre hay que verificarlo como complemento de un tratamiento odontológico. Ejemplo: **Incisivo superior izquierdo roto,** la madre amenaza con divorciarse; **incisivo superior derecho roto,** el padre amenaza con divorciarse.

## ENCÍAS

El conflicto del *conferenciante.*

La tonalidad central es ***social.***

Desvalorización relacionada con la palabra.

**«MI PALABRA NO DA LA TALLA».**

«No puedo expresarme».

«No me siento escuchado».

«Mi palabra no tiene importancia, no tiene valor».

Pérdida de sus raíces.

***Pistas para explorar prudentemente:***
Injusticia, rebelión contra un ideal de amor no alcanzado.

La recesión gingival traduce, a veces, una marginalización y una desadaptación. Los problemas de los dientes traducen, para ciertos investigadores, una indecisión, una incapacidad para desmenuzar las ideas, un análisis deficiente de las situaciones conflictivas.

La injusticia, el orgullo herido y el sentimiento de rebelión.

## GLOTIS, EPIGLOTIS, ÚVULA (CAMPANILLA)

### Epiglotis

«Tengo que clarificar mi discurso».

«Debo protegerme de la crítica».

«Alguien en mi memoria ha muerto asfixiado comiendo».

### Espasmos de la glotis

Es vital cerrar la escotilla.

Memoria de un camino equivocado y mortal; si bloqueamos el pasaje, esto no entrará.

«Ha entrado en mí algo grave, mortal». En ese momento, la solución es *espasmar,* así no pasará nada más; «¡nunca más esto!».

### Espasmos de deglución

«Algo se me ha quedado atravesado en la garganta».

### Atragantarse

«Quiero dar fluidez a mis relaciones con los demás».

«Tengo la sensación de haber tomado un camino equivocado».

## Úvula (campanilla)

Condicional de la palabra.

«En la mesa, hablarás si has acabado la sopa»; por lo tanto, estoy frustrado en la palabra y tengo problemas de úvula (campanilla).

A menudo, estos pacientes hablan en términos impersonales o de «nosotros».

## Parálisis de la úvula (campanilla)

*Esto puede ocasionar caminos equivocados.*

«Hay algo que no puedo tragar, que me niego a tragar».

«No puedo aceptar esto, trago y esto se me atraganta en la garganta».

## La úvula (campanilla), ¡qué órgano!

### Un estudio de Jean-Philippe Dumoulin, psicobioterapeuta

Como veremos más adelante, la anatomía y la fisiología de la úvula (campanilla) permiten la expresión de una vivencia compleja.

Un paciente se queja de que se ha quedado sin voz y de una úvula que han diagnosticado inflamada y reblandecida. El síntoma es que la úvula se ha quedado pegada en el fondo de la garganta.

Durante la primera sesión, pienso en la incapacidad de escuchar su propia identidad (faringe) y en los dibujos manga (cómics japoneses) que, a veces, muestran las bocas aullantes en cuyo fondo vemos dibujarse una campanilla.

Trabajamos, pues, esta rabia y su identidad vocal, su expresión. La voz empieza a volver, pero la campanilla continúa pegada.

En la segunda sesión, controlo la anatomía y la fisiología de la campanilla. Es un órgano que se encuentra en la extremidad trasera del velo del paladar. Está compuesto de mucosas y de músculos. Su función es la de proteger, la de separar las vías aéreas superiores de las vías digestivas cuando deglutimos. La campanilla tiene funciones en el momento de la fonación para la G (guitarra), la J (jamón), la K (Carolina), cerrando las partes aéreas superiores. Durante esta segunda sesión, la voz volvió a ser normal y la inflamación desapareció. Los síntomas que perduran son el reblandecimiento del músculo y la campanilla, que está pegada a la deglución de la saliva.

De esta manera, elaboro el portal de entrada en biología, gracias a la fisiología y a la anatomía:

APARATO DIGESTIVO/RESPIRATORIO

| | |
|---|---|
| Músculo reblandecido | Impotencia |
| Vías aéreas | Espacio, libertad |
| Superiores | (superior) |
| Deglución | Tragar |
| Saliva | Incorporar |
| Separar | Separar |
| Protección | Proteger |
| Separación | Separar |
| Inflamación | (cólera) |
| Fonación | (expresión) |

Escribo cada palabra de la columna derecha en un trozo de papel y dejo al paciente hacer una frase con estos términos. Le explico que puede añadir otros o, por el contrario, quitarlos, reorganizarlos, transformarlos para formar una frase que corresponda a su vivencia.

«¡Bingo!».

Después de algunos tanteos para precisar su vivencia con las palabras propuestas, dice: «Tengo dificultades para marcar de manera nítida mis límites; ser yo mismo o ser incorporado».

La frase final, que expresa perfectamente su vivencia, es: «A veces, tengo dificultad para expresar libremente mi manera de ser, particularmente frente a un sistema establecido».

Y yo de descifrar: «Cuando dices eso, ¿qué sientes en tu cuerpo?... ¿es cuándo (momento preciso)?...»

Este ejemplo muestra bien:

— la utilidad de conocer la anatomía y la fisiología;

— la eficacia del portal;

— que dejar al cliente hacer su frase él mismo es pertinente (y descansado).

# LENGUA

Si el **músculo** está afectado, desvalorización relacionada con el hecho de utilizar su lengua, por ejemplo para sacarla, para hablar o incluso para servirse de ella sexualmente.

Ejemplo: Durante la guerra de Argelia, el señor X debía traducir a los soldados el árabe que hablaban los torturados.

«No te vayas de la lengua».

«Hablar por los codos».

## SABORES:

*El gusto de las cosas.*

«La vida ya no sabe a nada».

Nuestra relación con los sabores da muchas informaciones.

Necesidad de **dulce:**

El sabor dulce es experimentado por la punta de la lengua.

«Necesito a mamá para vivir», necesito ternura, dulzura.

Necesidad de **salado:**

«Necesito un padre: salario, dinero, valor de las cosas, profesiones…».

«Necesito condimentar la comida».

Necesidad de ácido:

«Necesito comprender, aprender, analizar, destruir el envoltorio de las cosas para llegar a su centro, debo descubrir la vida».

Necesidad de **amargo:**

«Necesito base y madurez».

Lo amargo mata el yo; *la amargura.*

La bilis básica, amarga, neutraliza lo que viene del estómago, HC11, el ácido.

Ácido + base = agua + sal; de esta forma, encontramos la madre (el agua) y el padre (la sal).

Todo esto pasa en el duodeno, el *dúo de nombres.*

# LA BOCA Y SU DIVERSIDAD

- **Mentón** = emotividad.

- **Hueso del mentón:** Desvalorización en términos de emociones.
  La emoción puede manifestarse por un temblor del mentón.
  Tocar el mentón es una manera de ponerse en contacto con el cerrojo de las emociones.

- **Tics de la boca:** «Está prohibido o es peligroso hablar, expresarse, comer, pero continúo haciéndolo en mi biología, secretamente, *en silencio*».

- **Labio inferior:** Femenino.

- **Labio superior:** Masculino.


## GLÁNDULAS SALIVALES

Conflicto *del hámster y del conferenciante.*
La tonalidad central es ***arcaica***.


### Glándulas a la derecha (diestro)

Las glándulas situadas a la **derecha** están relacionadas con el deseo de hacer **entrar:** «Quiero deslizar la comida que quiero», por ejemplo.
«Tengo miedo de no poder **incorporar** el pedazo».
Haría falta, a toda costa, pero no podemos atrapar el pedazo (lo más común: de comida).
Miedo a la inanición. Miedo a no ser capaz de encontrar de qué alimentarse, a quedarse totalmente desprovisto de alimento (exactamente, como el hámster que almacena granos en sus mejillas).
«¡Me quitan el pan de la boca! Mientras se me hace la boca agua».
«Tengo miedo de no poder satisfacer mi necesidad de alimentarme».

## Glándulas a la izquierda (diestro)

«Tengo miedo de no poder **escupir** el pedazo».

Las glándulas situadas a la **izquierda** están relacionadas con el deseo de hacer **salir:** escupir el pedazo de comida no querida, por ejemplo.

«¿Qué me he tragado en mi vida que detestaba profundamente?».

«Me han quitado el pedazo de la boca», dice un hombre aquejado de un tumor de la glándula parótida izquierda.

Y para las **zurdas** y los zurdos, es como para los otros órganos: la vivencia del otro lado.

Para la glándula **parótida,** conseguir el pedazo es un poco más vital, y un poco menos seguro, que para la glándula submaxilar.


## Gougerot-Sjögren

«Debo tragar eso que no me gusta».

«Me niego a salivar».

«Rechazo ensalivar para no tragar».

«Me retracto, guardo todo en mí».

«Hubiera querido que el otro no me escupiera encima».

Esta patología puede alcanzar a las lágrimas de los ojos:

«No hay que llorar, hay que retener las lágrimas, esconder las emociones, hacerse el fuerte».


## Hipersialorrea: hipersalivación

Hay veneno que no ha podido ser escupido, palabras que no han podido ser dichas.

«Quiero escupir el pedazo de... que me lo han impuesto».

Memoria de alcohólico: Hay que diluir el alcohol.

**Sentido biológico:**

La glándula **parótida:** conflicto del hámster que quiere **almacenar** impulsivamente el alimento para **asimilarlo** después con toda tranquilidad.

Asimismo, es el conflicto del **coleccionista** que acumula esto o aquello sin poder evitarlo.

A veces, la explicación reside en el hecho de que alguien en su genealogía careció de ello. Por ejemplo: «Colecciono sellos porque, durante la guerra, mi abuela siempre esperó una carta de su marido, una carta que éste no podía enviar… por falta de sellos».

También es el problema tan habitual de los **conferenciantes,** que tienen la boca seca y que no pueden dejar de beber a lo largo de su exposición. Y, evidentemente, no es a causa del caudal de palabras que dicen. Son capaces de hablar en otras circunstancias sin tener que beber en todo momento.

Su vivencia puede ser: «Quiero que los demás asimilen el pedazo de información, lo que tengo que decir, lo que sale de mí». Es típicamente la tonalidad conflictiva de la glándula salival izquierda.

## CANALES DE LAS GLÁNDULAS SALIVALES

Conflicto *de la llama de los Andes.*
La tonalidad central es *social.*

### A LA **DERECHA:**
Conflicto de **NO TENER DERECHO** a comer, almacenar, incorporar.
«¡Eso no se hace!».

### A LA **IZQUIERDA:**
Conflicto de **NO TENER DERECHO** a escupir.
«¡Eso no se hace!».
La tonalidad específica de los **cálculos** presentes en los canales de las glándulas salivales es: «No quiero que el otro me subyugue». A veces, también: «No quiero que el otro sienta rabia hacia mí».

**Punto pedagógico: Los órganos simples y los órganos complejos, es decir, constituidos por dos tejidos**

La mayoría de los órganos del cuerpo son órganos complejos, es decir, constituidos por numerosos tejidos, como, por ejemplo, el ojo, resultante de la combinación de los tejidos nerviosos, sanguíneos, conjuntivos, epiteliales… Los órganos simples son raros. El músculo, por ejemplo, sólo está constituido por fibras musculares.

De esta forma, en los órganos complejos se encuentran los tejidos de origen embriológico diferentes, o sea, con funciones diferentes.

La descodificación de un órgano deberá tener en cuenta el tejido enfermo.

La distinción que tenemos que hacer entre la vivencia arcaica (glándula) y social (canales) es que encontramos en esta última una vivencia de tipo **moral.** Con la arcaica, no controlamos: queremos *papear,* pero no hay nada para hincar el diente. Con la social, resulta que hay para comer, pero seremos castigados si miramos hacia la mesa, o ya no seremos amados, o vamos a dar lástima. En fin, **eso no se hace,** simplemente: «¡Nada de eso en mi casa, aquí estamos bien educados!». Esto es válido para numerosos órganos complejos como los dientes (esmalte y dentina), canales y glándulas salivales, entre otros.

Los órganos complejos constituidos por glándulas y canales como, por ejemplo, las glándulas lacrimales, las glándulas de Bartholin, las glándulas salivales, pero también los dientes, con dentina y esmalte, el estómago con curvatura pequeña y grande, tienen un matiz en el sentir:

— la **glándula,** el hueso del diente, están vinculados con lo arcaico,

— el **canal,** el esmalte, están vinculados con lo social, el orden moral.

Por otra parte, los órganos situados a la **derecha** corresponden, en general, a «hacer entrar»; los situados a la **izquierda,** a «quiero hacer salir».

Para **los zurdos y las zurdas**, eso será exactamente a la inversa.

# ESÓFAGO

## PARTE SUPERIOR

La tonalidad central es *social.*
**«LO QUE QUIERO INGERIR ME ES NEGADO Y LO QUE ME RESULTA REPUGNANTE, ATIBORRANTE, ME ES IMPUESTO».**

«Quiero fresas y me dan acelgas frías y, además, no tengo derecho a quejarme, ¡si no, ten cuidado!».

«No tengo derecho a aprovecharme del pedazo tragado», ejemplo de la herencia.

Conflicto de no querer tragar el pedazo, cuando se está obligado.

Conflicto de no querer incorporar algo (también en sentido figurado).

«No acepto la relación, la rechazo, no es buena para mí, quiero otra cosa».

«Algo se me ha quedado atravesado en la garganta. No puedo engullir. ¡Estoy harto!».

### Pistas para explorar prudentemente:
En el tránsito puede existir la noción **de intransigencia:** «No puedo hacer este **tránsito,** no puedo dar ese paso».

«Me está prohibido avanzar».

### Recordatorio:
Distinguimos dos partes:
— **La parte alta (social)** corresponde al conflicto:
    «Me imponen algo, no tengo ganas de que me impongan, no puedo aceptarlo, pero estoy obligado a tragarlo mientras que yo desearía otra cosa nutritiva y agradable».
— **La parte inferior (arcaica)** del esófago corresponde al conflicto a la inversa: «Quiero atrapar el pedazo, pero no lo consigo» o, incluso, «Me atiborran».

### Punto pedagógico: La goma y el tintero

Este cuadro de observación, igual que la puerta de entrada a la biología y los predicados, será el tema de una obra de próxima aparición, razón por la cual estos tres conceptos permiten ir rápidamente al centro del inconsciente, en la biología, en la vivencia que está en el origen del síntoma.

Dos experiencias constituyen la cotidianeidad de todo lo que está vivo sobre la tierra y bajo el mar:

— ir hacia lo positivo para uno mismo: alimentación, oxígeno, seguridad…;

— alejarse de lo negativo para uno mismo: frío, agresividad, dióxido de carbono…

Por supuesto, *considerado como positivo o negativo por el sujeto.* El tabaco, para unos, es agresivo y les hará toser.

Para otros, si se sienten privados de fumar, sienten que les falta el tabaco, se frustran.

Algunos necesitan el frío, otros lo detestan.

Así, en cada momento, nuestro inconsciente, es decir, nuestra biología, es bombardeada permanentemente por estimulaciones.

La biología las evalúa y se pregunta: «¿Es bueno o malo para mí?». «Veamos el alcohol, ¿qué siento: deseo, aversión?». «Me privan de escuela: ¿placer o disgusto?». «Ir a casa de mi suegra: ¿es una experiencia positiva o negativa?».

De esta forma, todo lo que entra en mí, conscientemente o inconscientemente (como es el caso de las alergias), está clasificado en:

— positivo, o

— negativo.

En función de lo cual, nosotros tendremos dos tipos de comportamientos:

— si X es positivo: «Voy hacia, quiero más, lo busco y lo almaceno».

— si X es negativo: «Lo rehúyo, lo evito, lo elimino».

Dos problemas hacen nuestra cotidianeidad:

— estar separado de lo positivo o evaluado como tal: un oficio, un amigo, de los alimentos, del oxígeno, del espacio, del contacto físico…

— estar en contacto con lo negativo: el humo de la contaminación, el frío glacial de la nieve, un contacto físico…

Frente a todo bio-shock o *shock* enfermizo, no tengo ninguna elección:

— X es positivo, pero estoy privado de él, es inalcanzable: «Mamá retoma su trabajo»; «Me han despedido y mi salario va a bajar»; «Me han robado el coche»; «La presa se ha escapado y mi comida se ha esfumado»…

— X es negativo y me es impuesto: «Detesto el aceite de hígado de bacalao, pero estoy obligado a tomármelo», ha dicho el médico.

«El aire es pestilente, pero estoy obligado a quedarme aquí»…

Dos reacciones emocionales gestionan nuestra cotidianeidad:

— en el primer caso: separado, frustrado, abandonado, con falta de, pérdida de…;

— en el segundo: agredido, mancillado, herido, ofendido, sucio…

Dos tipos de soluciones animan nuestra cotidianeidad, dos formas de compensaciones:

— En el caso de privación, relleno: es **el tintero, el coleccionista.**

Me ha faltado alimento durante la guerra, almaceno alimentos en el sótano, en el granero, en mi cuerpo, en todas partes y todo el tiempo. De niño, no he tenido amigos en mi pueblo; de adulto, colecciono amigos, no estoy nunca solo. Me falta el aire, desarrollo más pulmones.

No tengo vínculo con mi familia, fabrico más plaquetas sanguíneas. No me hablan nunca, fabrico sonidos, acúfenos. Me falta el agua en el desierto, tengo alucinaciones, es el espejismo, veo lagos.

— En caso de agresión, sustraigo: es la **goma.** Me han impuesto ruido, insultos; me vuelvo sordo, borro el sonido. Me han torturado, ya no siento ninguna sensación, es la anestesia. Veo a mi perro atropellado por mi culpa en mis narices, mi vista se nubla. La muerte a lo lejos se acerca porque envejezco, es la presbicia…

Así, mi hipótesis es que, cuando me encuentro frente a un síntoma de «más» (tumor, pólipo, alucinación…), esto viene de una vivencia de carencia, de vacío, de ausencia. Es el súmmum.

Y frente a un síntoma de «menos» (necrosis, lisis, pérdida de la función visual…), preveo un bio-shock vivido como una agresión, de la cual el sujeto procura sustraerse.

En algunos casos, señalados en este libro, las dos vivencias pueden estar presentes. Lo encontraremos en la neumología con el asma: «Me siento agredido por este espacio no querido y separado del espacio deseado».

La tonalidad central es *arcaica.*

Dos vivencias son posibles en función de la polaridad «goma o tintero»,[15] es decir:

— ¿soy agredido por algo negativo?: oca cebada,

— ¿soy agredido por algo positivo?: pelícano hambriento.

## 1. Conflicto de la oca cebada

La tonalidad central es *arcaica.*

**CONFLICTO DE NO QUERER INGERIR LO QUE NOS IM-PONEN COMO ALIMENTO.**

«Me siento cebado como una oca».

«Me imponen el aceite de ricino, y *yo* no quiero».

«No tengo hambre y me dan de comer **demasiado pronto,** antes de que se active en mí la sensación de apetito. **Se adelanta a mi deseo**».

## Motricidad del esófago

«Quiero y, a la vez, no quiero tragar, hacer descender el pedazo».

## Espasmo del esófago

«No puedo atrapar y tragar el pedazo y tengo un sentimiento de impotencia».

---

15. El autor quiere hacer un paralelismo entre la acción de borrar y la de rellenar. *(N. de la T.)*

## Atresia (falta una parte del esófago)

**«¡Todo el alimento de mi niño vendrá de mí!».** Fusión demasiado grande de la madre con el niño durante el embarazo.

«Mi alimentación depende de alguien que me trae comida».

«Soy como un pajarillo, dependo de otra persona para alimentarme, para sobrevivir».

«Debo tragarme algo en contra de mi voluntad, debo aceptar contratiempos mortales».

### *Pistas para explorar prudentemente:*

«Dejar pasar todo a otros, pero no a mí».

«Esto no debe avanzar».

«El afecto que viene de mi madre es peligroso para mí».

**Glotonería, grandes tragaderas, pozo sin fondo, despilfarro.**

Se trata aquí de predicados que hay que vincular con la tonalidad de ese órgano.

> **Punto pedagógico: En cada ser humano, el lenguaje le compromete[16] – Los predicados**
>
> El predicado es una palabra o un grupo de palabras aparentemente mal contextualizado. Ejemplo: «Me como tus palabras». Aparentemente, porque en realidad este interlocutor está en el restaurante donde trabaja de cocinero, su consciencia biológica está, en efecto, en su estómago. El predicado nos informa del lugar biológico en el que se encuentra nuestro interlocutor. Así es como, después de muchos años, he constatado hasta qué punto nuestra manera de hablar está relacionada, de forma profunda, con nuestras células; hablamos con nuestros órganos, nuestros pulmones, nuestros intestinos, nuestro páncreas, etc.
>
> Una paciente utiliza términos relativos a los ovarios para hablar de sus dificultades: «¡He PERDIDO lo mejor de mi marido!». Es como si su inconsciente, es decir, su consciencia biológica, se encontrase precisa-

---

16. El autor ha jugado con dos palabras que tienen la misma fonética y sentidos diferentes, que interrelaciona: *le langage l'engage* (el lenguaje le compromete). Lo que en castellano sería, metafóricamente, «el pez muere por la boca». *(N. de la T.)*

mente a la altura de los ovarios. «¡Es inconcebible!», me dice una mujer que tiene igualmente patologías de ovarios, órganos de la concepción.

Esta manera de entender, de descodificar, acelera de manera eficaz la consulta terapéutica. A veces, esto se dice de manera disimulada, fonética: «Quiero irme a descansar al campo».[17] La PNL ha descubierto desde hace mucho tiempo el aspecto sensorial del lenguaje, es decir, visual, auditivo, táctil, olfativo, gustativo.

Desgraciadamente, confunde lo táctil con lo que ella llama, de manera errónea, kinestésica. Ha observado que ciertos términos del lenguaje no eran sensoriales; «Esto me ha removido», «Estoy anonadado», «Estoy nervioso», «Esto me ha afectado mucho», etc. Estos términos descritos, los coloca en un saco enorme llamado kinestésica. Esta hermosa intuición, yo la subdivido en dos grupos: los predicados táctiles y los predicados orgánicos. He aquí algunos ejemplos de predicados táctiles: «Esto me ha conmovido mucho», «Tus declaraciones acarician mi alma», «Es una persona de contacto». Y ahora ejemplos de predicados orgánicos: «Esto me ha removido»:[18] el brazo o el colon; «Anonadado, perdido, estoy sin referencias»: el riñón; «Estoy nervioso»: los nervios. Poder escuchar esto, reconocerlo en nuestros pacientes, es capital. Esto nos permite suponer dónde está su consciencia biológica, su inconsciente. E intuir qué tenemos que trabajar en primer lugar, dónde se encuentra la herida.

Ejemplo de un correo electrónico, que procedía de un enfermo:

«Un corto correo electrónico al que espero tenga tiempo de responder. La correspondencia emoción-órgano para mí está *clara*. He comprado su libro con la esperanza de encontrar una ayuda para **desembarazarme de las hemorroides.** No he encontrado nada sobre esto. ¿Será una manifestación de curación, como me ha sugerido mi terapeuta?

»Con la esperanza de que **me abra una puerta para aliviarme esta molestia,** cordialmente.

M. X».

---

17. En francés, «irse a descansar al campo» se traduce *se mettre au vert* y *au vert* (en el verde), fonéticamente, es similar a *ovaire* (ovario). *(N. de la T.)*

18. El autor hace un juego de palabras entre *Cela m'a brassé* (Esto me ha removido) con *bras* (brazo). *(N. de la T.)*

## 2. Conflicto del pelícano hambriento

La tonalidad central es *arcaica*.

**CONFLICTO DE NO ESTAR SEGURO DE DIGERIR TODO LO QUE SE HA TRAGADO.**

Por supuesto, se trata, como comprenderéis, de alimento material, sólido o **afectivo.**

Conflicto de no poder tragar aquello que quieres agarrar.

«El pedazo todavía puede escapárseme».

Miedo y contrariedad con respecto a la comida; cuando no puedo tragarme los pedazos, en el sentido de miedo a que me los «birlen».

«Comer más con los ojos que con la boca».

«Nunca tengo bastante».

«¡No percibe el trasfondo de su vientre!».

«¡Basta de despilfarro! No hay que tirar nada, hay que coger todo, tragar».

## Divertículo del esófago

Los rumiantes comen, introducen los alimentos en una primera bolsa y, después, sacan los alimentos de esta bolsa para digerirla.

Es como si hubiera una necesidad de reserva alimentaria.

## Sentido biológico:

Mientras que el pedazo no está en mi estómago, todavía puede escapárseme, me lo pueden coger; exactamente como al pelícano, que ha puesto un pez en su esófago, y sus retoños van a ir a recuperarlo. Igualmente, podemos utilizar como imagen metafórica para entender, agarrar y percibir el sentido biológico del esófago, la imagen de las gaviotas en pleno vuelo. Una ha cogido un pez, otra viene a atacarla para quitárselo. Esto es posible mientras que el pez no sea digerido, no esté completamente en el fondo de ella.

# ESTÓMAGO

## Curvatura mayor

Conflicto del *animal del zoo*.
 La tonalidad central es **arcaica.**

### «NO TENGO LO QUE QUIERO; TENGO LO QUE NO QUIERO»: CARENCIA + INDIGESTIÓN.

«Se me ha quedado en el estómago».

«No puedo digerir el pedazo y se queda ahí».

Conflicto de la «comida» en el seno familiar.

Problemas, arrebatos, miedo arcaico a morir de inanición.

«Quiero el amor que no llega nunca. En su lugar, sólo hay una continuación infinita de conflictos que me hacen sentir fracasado y que me angustian».

Como siempre, puede tratarse de alimento real o simbólico, por ejemplo, afectivo.

## Bulimia

Para el bebé, el estómago lleno es una sensación asociada a la seguridad y a la plenitud. Es la tranquilidad gracias al relleno. Lo guardamos en la memoria. Si siempre tengo necesidad de comer y de rellenarme, tal vez me quedo en esa necesidad infinita de seguridad.

«En lo más profundo de mí, estoy ansioso y quiero esconderlo».

«Tengo miedo de que me falte el afecto, el alimento afectivo o real».

«Algo me da asco, mi madre, mi padre, mi cuerpo…».

«Siento angustia, en el fondo, me siento vacío, por eso como, para llenar ese agujero, esa nada infinita».

«Nadie me comprende, me siento solo(a)».

«La sexualidad me da miedo, me da asco».

«Quiero ocultarme y, al mismo tiempo, no ser olvidado».

## Náuseas, vómitos

**«Rechazo el mundo exterior, los acontecimientos».**
Puedo manifestar mi dificultad, mi rechazo o mi rabia frente a los acontecimientos, a través de **náuseas,** de **vómitos.** Mi solución es echarlos fuera.

## Úlcera de las paredes de la curvatura mayor del estómago

«Estoy enfrentado a un exterior que me agrede».

## Hernia de hiato y reflujo gastroesofágico

El conflicto del búho que regurgita los pelos de sus víctimas.
Se trata de personas que cierran menos el cardias, que es la parte situada entre el esófago y el estómago.
**«Quiero recibir, dejo siempre la puerta abierta,** siempre estoy esperando recibir ternura, **estoy vaciado** (ávido)[19] de alimento, de mujeres…».
«Nunca tengo bastante».

*Pistas para explorar prudentemente:*
«Hay algo que me he tragado voluntariamente y que no puedo expresar, aunque tengo ganas de hacerlo».
«Estoy separado de aquel o aquella que me alimenta».
Hay dos hogares, dos familias. Ejemplo: Segundas nupcias, presencia de la familia política o de tíos en el territorio.
«Para sobrevivir debo partir, salir».

---

19. El autor hace un juego fonético *entre à vide* (vaciado) y *avide* (ávido). *(N. de la T.)*

## Reflujo gastroesofágico del niño

El niño espera todo de su madre: su atención, su amor; pero eso no llega de la manera que él desearía.

Lo espera a cada momento, se hace disponible a ello, abre su estómago. La madre está irritada y, al mismo tiempo, da el pecho a su bebé. El bebé mama tanto la leche como el humor de su madre. Quiero lo uno pero no lo otro, entonces escupe todo, regurgita su leche para no ser envenenado por el estrés de su madre.

«Rechazo **este** alimento».

### *Sentido biológico de las enfermedades del estómago (1.$^{er}$ estrato)*
**La tonalidad biológica de las mujeres y de los hombres «digestivos» es la aceptación, *comerse el mundo exterior.***

Tras un bio-shock, el organismo genera células muy especializadas en la producción de ácido gástrico (ácido clorhídrico, etc.). La finalidad es descomponer el gran pedazo impuesto para que pueda ser digerido. El hecho de poder digerir o no un pedazo representa la vida o la muerte por inanición. Efectivamente, mientras un pedazo de alimento indigesto está en el estómago, es imposible comer otra cosa. Necesitamos digerirlo completamente antes de volver a alimentarnos. ¡Mientras que ese pedazo indigesto esté en nuestro estómago, nos moriremos de hambre!

El alimento, en efecto, no está en nosotros, disponible, no ha pasado a nuestros intestinos y todavía menos a nuestra sangre. Por esa razón, la tonalidad conflictiva es: carencia + indigestión.

En cada comida, el tigre del zoo tiene que comer los pedazos de carne que no ha vendido el carnicero, esa carne da vueltas y vueltas en su estómago. No es lo que quiere comer, prefiere, más bien, la carne de ciervo, fresca y palpitante, atrapado tras una carrera desenfrenada y victoriosa.

## Curvatura menor del estómago, bulbo duodenal, píloro

Conflicto del *animal de circo.*
La tonalidad central es ***social.***

## CONFLICTO RELATIVO A PERSONAS O SITUACIONES QUE DEBEMOS FRECUENTAR POR OBLIGACIÓN.

Conflicto muy profundo con una persona a quien es imposible evitar; se instala en el estómago (entorno familiar, trabajo, vecindad...). Un intercambio, una conversación que no ha hecho más que comenzar ya es rechazada y deseamos expulsarla.

Contrariedad en el territorio (sin rencor, si no: vías biliares).

Discrepancias fronterizas con el jefe del territorio, el vecino, etc.

Puede ser por el contenido del territorio, por ejemplo, la pareja infiel.

Un trabajo impuesto, apenas comenzado ya es negado, rechazado.

### Pistas para explorar prudentemente:

«Dejo de protegerme del mundo exterior».

«Quiero estar en contacto íntimo con todo lo que absorbo».

«Me siento separado de alguien o de algo del mundo exterior, de alguien que me alimenta».

«Me niego a destruir lo que me es impuesto».

«No acepto las cosas claramente, tal cual son. Me gustaría mucho tener una cosa y la contraria, al mismo tiempo. Soy incapaz de escoger en el sentido de: *escoger es renunciar*».

«Me siento incomprendido».

«Alguien no me protege».

Existen verdaderos tipos de personalidades gástricas que siempre reaccionan por contrariedades territoriales.

## Recordatorio:

El estómago está formado por dos partes, cada una con su propia vivencia.

— La **curvatura menor:** Contrariedad en el territorio.

Alguien a quien no puedo soportar me es impuesto.

Úlceras.

— La **curvatura mayor:** Conflicto de carencia + conflicto de indigestión (situación inaceptable).

**Zurdo(a):** Conflicto de identidad en el territorio *(véase:* «Recto»).

«Estoy puesto en entredicho».

## Hiperactividad gástrica

El ácido sirve para romper las estructuras de los alimentos. ¿Tenemos miedo a ser invadidos por la estructura?

Gran contrariedad en el territorio.

## Ardores de estómago

«El exterior me ataca y me pone en peligro».

«El enemigo ha penetrado y ha invadido». Es el **terreno ácido** en todo el cuerpo.

«No he sabido rechazar un exterior que me impuso una estructura, que ahora cohabita totalmente.

Trato de destruir esa estructura interna, pero al mismo tiempo, me destruyo yo mismo».

«Soy ácido porque estoy invadido(a) por todos aquellos que me rodean y que, a menudo, quiero o creo querer».

El exterior es amargo.

## Píloro

Se trata de la puerta del estómago. Por lo que podemos buscar, en la historia clínica del paciente, todo lo que esté relacionado con las aberturas y transponerlo. Podemos hacernos la pregunta: ¿quién vigila la puerta, quién la cuida, quién la protege?

## Estenosis del píloro

«Asimilar es peligroso para mí».

## Úlcera del duodeno

***Pistas para explorar prudentemente:***
«He tardado demasiado en manifestar mi desacuerdo».

A la inversa, el duodeno también puede sufrir cuando tú esperas algo que has podido engullir normalmente, pero que, repentinamente, te lo quitan mientras que tú estabas seguro de poseerlo. Os quitan el pan, no de la boca, sino del vientre.

«Necesito una ayuda exterior, porque estoy solo frente a mí y mi destino».

### Punto pedagógico: La biología hace lo que ella quiere para salir del problema

Uno de los tratamientos quirúrgicos propuestos en medicina es seccionar el nervio neumogástrico o nervio vago, lo que implica que era éste el que provocaba la úlcera. Pero, ¿qué es lo que provoca la actividad excesiva del nervio vago? El conflicto que acabamos de describir.

Por otra parte, es interesante puntualizar que la úlcera es una enfermedad de estrés como todos los médicos y el público, en general, saben. Y el estrés está tradicionalmente asociado al nervio ortosimpático y el nervio vago al descanso, a la relajación que se obtiene, por ejemplo, cuando estamos en la playa, después del estrés de la oficina. Observamos vagamente las olas[20] romperse en la arena, indolentes.

De esta forma, ¡el sistema nervioso de recuperación podría provocar una enfermedad de estrés! ¿Por arte de magia?

Sencillamente, porque la biología hace lo que quiere para sacarnos del estrés, del problema. Utiliza la solución biológica mejor adaptada: el alimento está pasado, tenemos diarrea; nos falta de todo, agua, alimentos, nos volvemos estreñidos; nos sentimos en peligro, toda nuestra sangre se va al interior; nos falta calor, afecto, la sangre se dirige hacia la piel y tenemos calor e incluso, a veces, fiebre; y esas manifestaciones están garantizadas tanto por el sistema ortosimpático, como por el sistema parasimpático (llamado también sistema vago).

En consecuencia, no es el signo físico lo que importa para decirnos si el sujeto está estresado o no, sino su relación con los acontecimientos externos: ¿está apacible o en conflicto?

El cuerpo hará el resto.

Tampoco tengáis siempre en cuenta lo que está descrito en ciertas obras relacionando sistemáticamente simpaticotonía y estrés, vagotonía y curación.

---

20. El autor hace un juego de palabras entre el nervio vago y *vagues* (olas). *(N. de la T.)*

# DUODENO (EXCEPTUANDO EL BULBO)

El duodeno tiene la forma de un marco.

Conflicto del *cuadro (dirección) de la empresa*.

La tonalidad central es ***arcaica***.

**A LA VEZ, CONFLICTO DE CARENCIA Y CONFLICTO DE INJUSTICIA.**

Contrariedad con los miembros de la familia, los colegas del trabajo, los amigos o el dinero.

**Injusticia vivida de manera indigesta…**

Conflicto de no poder digerir el pedazo.

«No puedo soportarlo, no lo trago».

«Me obligan a comer lo que no me gusta, me imponen cosas, gente».

«Debo digerir **la amargura** del mundo». Conversaciones *amargas*.

«Busco neutralizar las conversaciones ácidas de los demás».

**… después carencia:**

«Mientras que está en el duodeno, todavía no soy *Yo*. Mientras que no es digerido, no puedo acceder a otra cosa y me muero de hambre».

**Miedo a no tener suficiente para comer, a morir de hambre, problemas en relación con la comida.**

«Estoy sin familia, sin amigos».

# HÍGADO: PARÉNQUIMA

Conflicto del *desempleado*.

La tonalidad central es ***arcaica***.

**CONFLICTO DE CARENCIA.**

«Ya no tengo medios de subsistencia, de supervivencia».

«Tengo miedo a carecer de lo esencial, de lo necesario», o vivido como tal por el paciente (dinero, comida, profesión, seguro de desempleo, becas, etc.). Todo lo que aparece como indispensable para la supervivencia.

«Tengo miedo a no tener bastante para comer».

«Tengo problemas relacionados con **la comida**».

«Tengo miedo a morir de hambre (por problemas familiares o de dinero)».

«Tengo un miedo profundo a carecer, en todos los sentidos del término (en la actualidad, en el futuro)».

«Carezco de todas las cosas que me resultan indispensables para mi supervivencia».

Es un conflicto de carencia asociado a algo más vital, más profundo que el conflicto de no poder atrapar el propio pedazo a las amígdalas, por ejemplo.

«Estoy en conflicto por una imposibilidad física de digerir el pedazo». Ejemplo: «Tengo miedo a morir de hambre a causa de un tumor en el intestino».

«No tengo confianza en mí mismo, en mis capacidades de supervivencia».

**… ¡y otras vivencias en función de la función hepática afectada!**

En efecto, no perdamos de vista que el hígado tiene numerosas funciones.

Almacenar sólo es una de ellas, entre otras muchas. En consecuencia, tenemos que descubrir otras vivencias en relación, cada vez, con una de las funciones del órgano no satisfecha.

Con sus novecientas funciones censadas hasta ahora, esto sitúa al hígado, por importancia, como el segundo órgano del cuerpo, después del cerebro, en número de funciones incalculables.

Por ejemplo, las células hepáticas sintetizan:

— el colesterol y las lipoproteínas (HDL, LDL…);

— una gran cantidad de proteínas del organismo, como, por ejemplo, la albúmina, que es la principal proteína del plasma, así como los factores de la coagulación.

El hígado produce moléculas complejas a partir de moléculas elementales, asimiladas por el intestino delgado.

Así pues, reducir el sentido biológico del hígado a almacenar los alimentos y, en consecuencia, deducir como tonalidad conflictiva la carencia, no puede ser más que reductor. Y esto se confirma en el terreno de la consulta; algunas mujeres y algunos hombres no se sienten concernidos por una noción de carencia.

Asimismo, el hígado tiene el rol de transformar los nutrientes que le llegan, de desintoxicar la sangre, de degradar los glóbulos rojos (más exactamente, de transformar los productos de degradación de la hemoglobina para que puedan ser eliminados). De esta forma, el psico-bio-terapeuta acompañará a su paciente en su escucha biológica en temas tales como:

— transformo mi vida,

— soy un pasaje,

— voy a tener que modificar, transformar, ciertas cosas, para poder asimilarlas o eliminarlas (descodificación de Alain Parrier). Ejemplo: «Debo vender mi casa para poder separarme de mi marido», explica una mujer.

— Me siento intoxicado, envenenado.

## Ejemplos

«Tengo miedo de olvidarme de algo esencial, vital, antes de un viaje».

La señora X toma veneno para abortar, para eliminar al niño que lleva dentro. Éste será el conflicto programador de aquel que tendrá una patología del hígado para filtrar las toxinas que se encuentran en su sangre.

## Predicados

Hígado, hambre, familia, dinero, hambruna.

Éste puede ser un conflicto por **identificación** como, por otra parte, todos los conflictos.

## Cirrosis

*Patología del tejido de protección del hígado:*

«Es preciso reestructurar la casa familiar».

**Pistas para explorar prudentemente:**

«Mi familia no me ofrece medios suficientes para alcanzar la felicidad».

«Vivo en un estado de codependencia y de celos».

«No me siento respaldado en mi búsqueda de seguridad, en mi proyecto profesional».

## Depósito de hierro en el hígado: hemocromatosis

La hemocromatosis es una sobrecarga de hierro en el hígado.

El almacenamiento de hierro en la sangre se llama **hipersideremia.**

En la hemocromatosis, encontramos depósitos de hierro en el hígado. En descodificación biológica, podemos deducir una noción de **carencia relativa al hierro.** Vemos una sobrecarga en los pacientes afectados, un exceso de glóbulos rojos en la sangre (alrededor de 6 millones). Al mismo tiempo, la hemoglobina es demasiado alta. A menudo, los médicos envían a estas personas a donar su sangre, realizar sangrías.

En términos de conflictos, podemos buscar **conflictos relativos a la sangre, a las hemorragias, al miedo a perder su sangre o a que le falte.** En cuyo caso, la solución es fabricar más sangre.

**Punto pedagógico: Todos estamos fascinados por nuestros conflictos, inconscientemente, los buscamos…**

Parecería que cada persona esté como fascinada por su conflicto: «merodea alrededor de su conflicto». Va a leer el mundo exterior, las noticias en la televisión, todo acontecimiento, a través de su propio conflicto. «¡Es asqueroso!», afirma un hombre operado de colon, hablando de asuntos políticos.

«¡No vale nada!», diría un reumático; «Es feo», me dejaba caer un hombre que padecía vitíligo, los tres hablando del mismo acontecimiento. Así pues, toda persona vuelve a repetir, en cada ocasión, como forma de identificación, su propia historia conflictiva.

Para los pacientes afectados de patología sanguínea, el hecho de sufrir una toma de sangre puede convertirse en un conflicto desencadenante que los vuelve a estresar (como es el caso, por ejemplo, para la ascitis cuando los pacientes sufren las punciones).

**Es esencial explicar el porqué de todo acto al paciente.**

### Sentido biológico:

La intención positiva, biológica y posible de los tumores en el hígado es utilizar al máximo el alimento ingerido, ya que se trata de un conflicto de carencia o de hambruna. El organismo envía obreros especializados (las células tumorales hepáticas) que digieren, **almacenan** y trabajan al máximo. Pero, repitamos, ¡otras vivencias, otros sentidos biológicos son posibles en función de la función hepática afectada!

## Observación

A veces, un solo bio-shock genera varios tumores en el hígado, mientras que un conflicto por identificación sólo produce uno.

## Ejemplo

La señora X tiene un tumor en el hígado. Su hermano acaba de ser despedido y ella lo vive muy mal. Ya le imagina en la calle, como un **vagabundo.**

# PÁNCREAS

Órgano afectado: el páncreas, la masa excepto los islotes.
*Las enzimas pancreáticas son las más poderosas de todas.*
Conflicto del *niño desheredado.*
La tonalidad central es *arcaica.*
**CONFLICTO DE CARENCIA Y DE IGNOMINIA.**
Conflicto de miedo y de contrariedad con miembros de la familia: «Lucho por mi pedazo». A menudo, se trata de herencias, reales o simbólicas.
Miedo a no tener. «Debo almacenar energía para más tarde».
Nos reprochan el pedazo ingerido.
Hacerse engañar en el seno de su propia familia.

## Cálculo pancreático

«No quiero que el otro piense que no soy noble».
«Me quitan dinero, me desheredan y yo quiero conseguir algo para mí».

**La diferencia de vivencia con el hígado es:**

Más rebelión, más amargura.

Conflicto más intenso, a menudo con la familia, el dinero, la herencia real o simbólica.

---

### Metáforas pancreáticas: ¡por una confusión de direcciones!

La confusión viene, en primer lugar, por tener la misma dirección. Louis, psicoterapeuta, tiene la consulta en el segundo piso, mientras que Armand, abogado, que escucha para pleitear, la tiene en el primer piso. Los dos tienen una secretaria y una sala de espera y las personas que llegan a sus consultas, a menudo, se sienten agredidas por la vida y sin defensa.

La mañana en la que Jean Dupont y Robert Dupond cambiaron de papel, todo el mundo vivió una farsa. Jean estaba ansioso por su primera visita al abogado. Robert se sentía nervioso, la boca seca, en la sala de espera del psicoterapeuta, del cual, le habían alabado sus éxitos. Louis, el psicoterapeuta, abre la puerta y da la bienvenida, con una amplia sonrisa, a su nuevo paciente; este paciente creer visitar a un abogado.

—Entre, por favor, le escucho.

—Es a propósito de mi vecino, que me busca las cosquillas.

—¿Está seguro?

—Su valla invade mi terreno.

—¿Y cuál es el problema?

—Bueno, ¡no tiene derecho!

—Para usted, él no tiene derecho, pero ¿por qué es un problema para usted?

—Bueno, no lo sé.

—¿Entonces, es un problema?

—Bueno, es sobre todo mi mujer, que no para de refunfuñar por su culpa.

—¿Y usted, viene por ella?

—Sí, porque si mi vecino deja de hacerlo, mi mujer ya no me refunfuñará más.

—¿No refunfuñaba antes de este incidente?

—¡Sí! Ella refunfuña siempre.

Y él se hunde en un mar de lágrimas, sacudido por sollozos que recorren todo su cuerpo. No se esperaba que un abogado le hablase de esta manera. Sufrimiento evaporado, él se siente realmente mejor.

—¿Y ahora, pensando en el vecino, qué está pasando?

Robert (sonriente y creyendo estar hablando con un abogado):

—De hecho, finalmente, si lo entiendo bien ¿sería preciso que usted me defendiera contra mi mujer?

—Puede ser.

—¿Qué puedo contarle de mi mujer que pueda ser objetivo?

—Su fecha de nacimiento.

—Es fácil, es la misma que la de mi padre, no el mismo año, claro.

—¿Tienen otros puntos en común?

—Sí, se aprecian mucho y yo me siento excluido.

En ese mismo instante, los puños de Robert se cierran y el psicoterapeuta le invita a ampliar ese gesto, a apretar más.

—¿Qué le pasa?

—Tengo ganar de matar…

—¿Qué edad tienes la impresión de tener ahora?

—Diez años.

—¿Dónde estás?

—¿No va a denunciarme, verdad, señor?

—No, estoy aquí para ayudarte, para defenderte.

—Papá es malo, acaba de discutir con nuestro vecino, al que yo quería mucho, me hubiera gustado ser su hijo; además, mamá también le quería mucho.

Y los ojos de Robert se ausentan, ensimismados, como en trance. El terapeuta le anima a recibir todo lo que viene, a sentir todo lo que siente y a ser quien es.

—Papá me reprocha estar en casa del vecino a menudo; sin embargo, no hay nada de malo, no soy culpable de nada. No quiero ir a la cárcel, tengo miedo. Tengo que aprender a defenderme de papá.

—Sabe, las personas que se siente en prisión ignoran una cosa, la llave está en el interior; aunque se quejen de estar donde están, son ellas las que, inconscientemente, entraron un día.

—Pero, ¿por qué?

—Para protegerse del mundo, y lo más difícil para nosotros es procurar que el preso acepte abrirnos la puerta.

—¡Increíble! ¡Hay que ver! Ignoraba todo esto.

—No podemos obligar a las aves de corral a volar.

—No lo entiendo.

—¿Qué quiere aprender?

—Necesito aprender a defenderme de papá.

La misma frase es repetida como un eco, un piso más arriba.

Jean (creyendo que estaba hablando con un psicoterapeuta):

—Necesito aprender a defenderme de papá...

—¿Cuáles son los hechos?

—Me reprocha haber nacido.

—¿Cuál es su profesión?

—Desempleado.

—¿Tiene un abogado?

—Sí.

Y Jean piensa en su tía.

—Mi tía es una mujer mala, codiciosa, picapleitos.

—Sin duda, sin duda. Volvamos a los hechos, ¿qué ha pasado? Necesito todos los elementos para poder defenderle y saber lo que usted quiere reclamar.

—¿Reclamar?

—Sí, dinero, bienes.

—¿Puedo conseguir dinero? Es fantástico, no lo había pensado. Me gusta la idea de ir a pedirle dinero. Pero, ¿cómo evaluar la cantidad?

—¿A cuánto se evalúa usted?

—Caro.

Jean se reacomoda en su asiento.

El abogado prosigue:

—Volvamos a los hechos, ¿qué ha pasado?

—Nada en concreto, es el ambiente. Siento como reproches.

—¿Ha dicho o hecho algo concreto, punible por la ley?

—De hecho, no, yo nunca había pensado en eso. Pero usted tiene razón, no todo está en mi imaginación. Esto produce un *shock,* como una vuelta a la realidad. Obviamente, hay un testamento.

—¿El testamento?

—¡Oh! Nada importante. Me deshereda en beneficio de su nueva mujer, que tiene tres hijos. A mí no me quedará nada.

—Y bien, esto es un hecho concreto. ¿Les lega mucho?

—Tierras.

—A partir de ahora, me encargo yo de todo, usted no se ocupa de nada más. Sólo tiene que transmitirme todas las piezas que tenga y dormir tranquilamente. La herencia es un derecho sagrado.

—¿Por qué?

—Porque es de esta manera como se construye y evoluciona la sociedad: la transmisión de lo bueno queda dada. Las riquezas, fruto del trabajo de los padres, deben ser absorbidas, acumuladas, utilizadas por la carne de su propia carne.

Jean se siente empujado interiormente, una ventana se abre, un peso cae, las alas le crecen, pero, ¿qué van a pensar los otros? Él prosigue:

—No está bien hablar mal de tu propio padre.

—Usted es víctima y, en ningún caso, culpable.

—Me siento como saliendo de la cárcel. Me ha iluminado. Nunca me han hablado así. Tengo ganas de llamarle «Maestro».

—¡Hágalo!

### El páncreas

Dos calles más allá, un médico tiene una consulta. Una mujer de tez amarilla está frente a él. Ella padece un tumor en el páncreas.

—Doctor, me gustaría entender de dónde viene mi enfermedad.

—¿Quién lo sabe?

—Explíqueme para qué sirve el páncreas.

—El páncreas produce sustancias que sirven para digerir, es decir, para fragmentar lo que comemos, para hacerlo asimilable. Cuando comemos arroz integral o pollo, las secreciones del páncreas cortan el arroz y el pollo en minúsculos elementos, materiales, moléculas. Es en el intestino donde se encuentran las puertas que hacen entrar los alimentos en nosotros. Esas puertas son minúsculas. Sólo las moléculas pueden entrar. En resumen, podemos decir que se trata de que la transmisión de lo bueno sea dada. El fruto del trabajo del páncreas, de esta manera, puede ser absorbido por el intestino, acumulado por el hígado y utilizado por el cuerpo.

La mujer está aturdida, los ojos mirando al vacío, ve el testamento de su suegro, que deshereda a su hijo, en beneficio de su nueva mujer. «Lo siento como algo ignominioso; es como privar de nombre a su hijo. No es justo. El papel del padre, como el del páncreas, es de volver digerible lo que viene del mundo exterior, para permitir a su intestino delgado, o a sus hijos, asimilarlo. Los pájaros hacen eso, los padres regurgitan los peces digeridos para sus retoños. Es curioso, como si su cuerpo fuera una metáfora de su vida. ¿Cómo puede ser?».

Durante ese tiempo, el médico escribe una receta de medicamentos que tiende a esa mujer. La mujer vuelve a su casa. Su deseo es hablar de su descubrimiento con su esposo que, por primera vez, se anticipa:

—Está decidido, ataco a papá. El psicoterapeuta me ha convencido, tengo derecho a esa herencia.

Su mujer llora de alegría, saltándole al cuello, liberada de todas las ataduras.

En la otra punta de la ciudad, un hombre invita a su vecino a tomar café:

«¡Y tú! ¿Qué tienes ganas de cambiar en tu vida?».

## La caja de zapatos que piensa

Mira lo que te propongo: coge una caja, puede ser una caja de zapatos, mejor que sea blanca, o amarilla, o rosa, o negra. En la parte de arriba, dibuja ojos, orejas, boca; pega pelos, cabellos. En el interior, pon un diccionario. Después, pega con celo, de manera sólida, la tapa. Pon esa caja que se vea bien en tu casa.

Cada vez que te sientas juzgado, mirarás esa caja. En el cerebro de las demás personas se encuentra lo que te hace sufrir o te da placer, en todos los casos alguna cosa de la que tú dependes y, de esta forma, te conviertes en esclavo, el esclavo de los pensamientos de los demás, de lo que ellos tienen en su cabeza, ya sean halagos o insultos.

Juzgados por el viento, he aquí nuestra miserable condición humana. Coge la caja entre tus manos y sacúdela; todas las palabras se encuentran allí: «guapo y feo, bajo y alto, miserable y magnífico, Dios, deseable, indefinible, secreto».

Sujeta bien la caja y sacúdela hasta ese día en el que, liberado, podrás cogerla con todas tus fuerzas y sacudirla para comprender no sólo las palabras del diccionario, sino el viento y su música, su ritmo y su silencio. Ese día, bosteza, tose, eructa hasta alcanzar una libertad más grande todavía. A partir de ese momento, habrás heredado, en lo más profundo de ti, el poder de amar y de sentirte amado en todos los sitios y en todo momento.

## VÍAS BILIARES Y PANCREÁTICAS

Órganos afectados*:* todas las vías biliares intra y extrapancreáticas, vesícula biliar, así como las vías pancreáticas.

Conflicto de la *serpiente venenosa.*

La tonalidad central es ***social.***

### RENCOR, CÓLERA, INJUSTICIA, RABIA.

Rencor intenso, fuerte resentimiento mezclado con los celos y la envidia, muy a menudo, relacionado con un allegado, tras una injusticia.

Es una forma de conflicto biológico de territorio: las fronteras con el territorio, que no pueden ser marcadas. El jefe del territorio puede vivir contrariedades territoriales, a menudo, por temas de dinero, rencor, celos.

Se trata de un **conflicto masculino de identidad.** Es el equivalente al recto en la mujer.

«Está prohibido ser el que soy, me obligan a ser otro y eso me enfurece».

«Estoy carcomido por el deseo de vengarme de una jugarreta, de una injusticia».

### Ignominia (vías pancreáticas)

«¡Es demasiado asqueroso para digerir!».

Jugarreta indigesta, innoble, en un marco de carencia e injusticia.

Las sustancias que estimulan la evacuación de la bilis se llaman **coleréticos** (¡cola herética! o ¡cólera ética!).

**Vías biliares intrahepáticas:** Cólera + carencia.

**Vías biliares extrahepáticas:** Sólo cólera.

**Conductos pancreáticos:** Conflicto de carencia + injusticia. El dinero va donde no debería ir, conflicto de rencor + ignominia.

## Hepatitis A

Conflicto de rencor en relación con una carencia alimenticia vital real o trasladada a lo virtual.

Rencor en una tonalidad alimenticia.

Carencia vivida de manera digestiva: «Estoy en un estado de supervivencia».

«Me obligan a comer».

Se desarrolla sobre todo cuando aparece una nueva experiencia de pobreza.

## Hepatitis B

Problema de inyección, de eyección.

«Me siento rechazado, expulsado».

Carencia en relación con una penetración.

«Me fuerzan a introducir algo en mí».

Carencia e injusticia en el contexto familiar, problema de pertenencia.

Conflicto en relación con nuestra pertenencia a la familia y al grupo de allegados.

«Me siento extranjero, incomprendido y rechazado por mis allegados».

## Hepatitis C

Rencor relacionado con lo desconocido, lo indefinible.

«No sé contra quién estoy resentido; estoy resentido contra el mundo».

«Tengo miedo del desconocido».

Más allá de las condiciones materiales, cuando la familia o el dinero ya no bastan para satisfacernos, necesitamos poder encontrar nuestra identidad y esto pasa por el enfrentamiento con *el desconocido*. Me hace falta aprender a definir quién soy; el desconocido, en el fondo, soy yo. Las técnicas médicas que exploran nuestro cuerpo pueden ponernos frente al desconocido, es decir, frente a lo que está en nosotros, a nuestra biología, a una parte de nosotros mismos.

Se trata de un **conflicto masculino de identidad.**

## Ictericia del recién nacido

En ocasiones, se trata de la solución a un conflicto de rencor vivido por la madre durante el embarazo (la ictericia hemorrágica no siempre es debida sólo a la hemólisis. También puede añadirse un conflicto de rencor).

## Crisis de hígado

«Intento superar la contrariedad».

## Ausencia de vesícula

La rabia está sin reprimir.

Ejemplo: Después de una intervención quirúrgica con ablación de su vesícula biliar, el señor X cuenta: «Ya no logro contener mi rabia, no logro calmarla. Debe salir inmediatamente» (como las personas que son «borderline» o están en un estado límite).

## Patología de la vesícula

«Conservo el recuerdo y el rencor en mí para no olvidarlos».

## Enfermedad de Gilbert

«Quiero guardar las huellas del ambiente familiar».

«Quiero guardar hasta los desechos de la relación».

«No he tenido mucho contacto con uno de mis parientes, o sea, que lo poco que tengo, lo guardo en mi interior».

## Esfínter de Oddi (en latín *odi* significa «odio»)

«No puedo aceptar esta situación porque tengo demasiado rencor».
«Me siento impotente para sacar algo o es peligroso sacar algo».
Conjunción entre el conflicto del páncreas y el del duodeno.

## Insulinoma

*Tumor de los islotes del páncreas, es lo contrario a la diabetes.*
«No es preciso que resista, si no, voy a destruir a mis congéneres, a destruir al otro».

## Cálculos biliares, litiasis

Durante la eliminación de los cálculos biliares que se encuentran en la vesícula, los dolores llamados **cólicos hepáticos** pueden aparecer. Por supuesto, y sin que haga falta decirlo, es esencial consultar a un médico y cuidarse. Además, y como complemento, el terapeuta en descodificación puede trabajar el conflicto siguiente:
«No quiero que el otro sienta rabia hacia mí».
«Tengo miedo de que el otro sienta rencor hacia mí; me siento separado de su indulgencia».

### Pistas para explorar prudentemente:
«Soy **calculador**».
«Tengo una dificultad constante para gestionar correctamente el territorio».
«Me enfado por no estar bien centrado y por no tener unos parámetros claros que me permitan gestionar mi vida».
«No soporto que el otro tenga una opinión diferente a la mía, porque estoy sin identidad».
«Tengo que arrastrar a alguien como una bola de preso, como una obligación».
«Hay algo duro que arrastro detrás de mí y eso me irrita».
«Soy duro como una piedra, intransigente con los demás».
«Rechazo ser amado porque el amor siempre es malo para mí».

*Medicina tradicional china*

Las vías biliares están relacionadas con las leyes, son como el indicador de la balanza de la justicia.

En la medicina tradicional china, la terapia requiere la acción y la palabra.

# INTESTINO DELGADO: YEYUNO, ÍLEON

«El uno prueba[21] a uno».

El uno –el cuerpo– testa, prueba la calidad del uno, la alimentación, el mundo exterior: plantas, animales; ¿esto es comestible?

## La elección y el discernimiento

En medicina china, la función del intestino delgado es la de diferenciar lo puro de lo impuro, lo claro de lo turbio. A través del intestino delgado se produce la elección de nuestros alimentos. El intestino delgado habla de dificultad para afirmar nuestras elecciones, de indecisiones, de problemas de integración. Gestiona el discernimiento dado que es aquí donde mi biología escoge lo que tomo y lo que devuelvo al mundo exterior.

Conflicto del *rumiante*.

La tonalidad central es **arcaica**.

## Mucosa del intestino delgado:

Mientras que no lo he introducido en mis células, el pedazo no está humanizado, no soy yo; los leones pueden quitarse los pedazos de la boca, los gorriones se mangan los granos, las gaviotas se roban los peces. Sólo es mío cuando está **en mí, en mi sangre; se ha convertido en mí cuando se encuentra en mis células.**

Una vez en el intestino, el pedazo sigue sin pertenecerme porque, como si se tratara de una bola de cristal, mi mucosa digestiva no lo puede transformar; el pedazo sólo me pertenece si entra en mi biología. La mucosa digestiva es el tamiz mágico de la asimilación.

He aquí una función vital.

---

21. *Véase* nota 13.

## CONFLICTO DE NO PODER ASIMILAR EL PEDAZO. CARENCIA + INDIGESTIÓN.

Conflicto de no poder digerir el pedazo.

«He sufrido una contrariedad indigesta derivada del miedo a morir de hambre en el sentido más amplio de carecer de lo fundamental (alimento, dinero, afecto…)».

Conflicto de no poder digerir un pedazo demasiado grande, como una contrariedad indigesta, un insulto, una impertinencia, una injusticia, etc.

«Tengo miedo a carecer, a morir de hambre».

«ECHO A FALTAR **AMABILIDAD, AFECTO**».

*Pistas para explorar prudentemente:*

«Vivo de manera totalmente impotente un problema de asimilación, de elección entre lo puro y lo impuro».

«Debo asimilar y disimular».

Algo o alguien está disimulando.

## ÍLEON

Matiz suplementario para el íleon:

«No sé sacar fruto de las lecciones del pasado».

«¿Saco provecho de los cultivos de las lechugas que he comido, cocinado, etc.? Estoy en el momento. No asimilo».

Esto, a veces, provoca una delgadez extrema.

## YEYUNO

## PROBLEMA DE ELECCIÓN, DE INDECISIÓN.

## Enfermedad de Crohn

## CONFLICTO DE PORQUERÍA, DE MALDAD INDIGESTA.

El miedo a carecer provoca trastornos digestivos que vuelven toda alimentación difícil, es decir, imposible; de ahí el estrés… y aparece el conflicto del círculo vicioso.

## Intestino delgado más corto, por operación o amputación

«Voy a acortar el tiempo para integrar rápido».

## Oclusión

Puede deberse ya sea a un tumor, un edema, o a la parálisis del tránsito.

En el caso de parálisis, puede hacerse un vínculo con esta vivencia: «No quiero hacer avanzar el pedazo en mí; me siento impotente para hacer que las cosas se muevan».

## Invaginación intestinal aguda

A veces, la vida quiere pararse y lo manifiesta bajo la forma de una oclusión intestinal, la vida haciendo avanzar el intestino en un sentido y la muerte en otro.

Invaginación del intestino delgado en el colon:

Esto puede venir de una memoria de una madre que da de comer cosas malas a su hijo.

## Trastornos de la permeabilidad intestinal

En situaciones de estrés, particularmente cuando **nos cuesta saber lo que queremos,** nuestra pared intestinal puede sufrir, perder su impermeabilidad y vemos aparecer los «trastornos de la permeabilidad intestinal».

## Intolerancias alimentarias

La más conocida es la **enfermedad celíaca o intolerancia al gluten** (gliadina). *Causa: Intolerancia a la gliadina, molécula protídica contenida en el trigo. La degradación de la gliadina se acaba normalmente en el interior de las células intestinales bajo el efecto de una enzima.*

El intestino delgado está relacionado con **el padre, la ley,** la del grupo y la mía. «Elijo, luego existo».

**«NO QUIERO AGRUPARME CON MI FAMILIA».**

Destete demasiado brutal, por ejemplo, del tabaco. La madre, durante el embarazo, deja de fumar de golpe.

Intolerancia a lo que se parece al gluten: esperma, etc.

## Parásitos intestinales

*Tienen pánico a la luz.*

«Alguien se impone en mi mesa».

«No soporto el hecho de comer en el bar, en la mesa de otro».

«Me imponen un sistema de creencias». Es por esta razón por la que estas enfermedades están más presentes en lugares como África. Es una creencia impuesta que, por ejemplo, el ancestro se reencarna en el cocodrilo y vendrá a aparecer como un fantasma.

Puede tratarse de creencias sobre los muertos, sobre las almas, o una cosa completamente distinta.

«¿Qué elemento, a qué cuerpo extraño **hago** un sitio en **mi** interior?».

«Me borro dentro de mí, luego me dejo invadir».

## Parasitosis hepática: Parásito *(fasciola)* del hígado

Conflicto relacionado con la carencia.

## Tenia

Gusano solitario. Siendo solitario, se reproduce por autofecundación, se repliega sobre él mismo para poner en comunicación los anillos machos con los anillos hembras.

Megalomanía.

Solitario y deseoso de seguir así.

El bastón de la soledad.

«Me siento parasitado por una idea extraña».

## Punto pedagógico: Conflicto y presión

El conflicto se crea en la confrontación del exterior y del interior. Por ejemplo, estoy en el trabajo y mi jefe me manda un trabajo desagradable, más o menos me presiona y yo, más o menos, me resisto. Se derivan varias posibilidades:

— La presión exterior es importante y la resistencia interior también. Él ejerce mucha presión y es insistente y yo resisto, no doy mi brazo a torcer; en consecuencia, el pedazo se detiene rápidamente.

Otro ejemplo: El señor X quiere un niño, la señora X no.

Él insiste, ella se mantiene en sus trece y desarrolla problemas en la boca, saliva mucho; el pedazo se ha detenido arriba.

La presión exterior siempre es importante, pero la sufro sin reaccionar. En consecuencia, el pedazo de disgusto va mucho más allá en mí. El jefe me da una cantidad enorme de trabajo «jorobado», y estoy solo en la oficina, por la noche, para hacer a duras penas todo eso, diciéndome: «Pero, ¿por qué he aceptado?». No he sabido decir *para* en alto, desde el principio, entonces me entra diarrea[22] abajo. No sé decir no».

— La presión exterior es débil y resisto; no pasa nada, no hay síntoma.

— La presión es débil, pero no resisto para nada, al contrario, me siento como si le debiera algo, obligado a… Por ejemplo, un hombre, cuando bajo del avión, aunque estoy cansado, me pide que le acompañe a su casa porque su coche está estropeado, los autobuses están en huelga y nadie puede venir a buscarlo. Si le digo que no, me siento culpable de su mala suerte, entonces cedo y acepto. Después, agotado, perdiendo mi tiempo, me digo: «Pero, realmente, no tenía ganas de hacer esto, quería irme a descansar». Y éste es el principio de problemas intestinales.

Por esta razón, encontramos frecuentemente un vínculo con las patologías digestivas: el amor tóxico. Nos engañan, te dicen: «Te quiero locamente…, ¿puedes hacerme la comida, cortar el césped, ir a buscar a mi madre al aeropuerto, darme dinero…?», y a fin de cuentas, sólo nos quedan las obligaciones, los esfuerzos, los disgustos, los malos rollos. Entonces, «No quiero volver a caer en la trampa, no asimilo más lo que se me da y que tomo por signos de amor».

---

22. El autor juega con la fonética de *diarrhée* (diarrea) y *dis arrêt* (di para). *(N. de la T.)*

**Sentido biológico:**

**«Si no digiero esto, me moriré de hambre».**

En el intestino, un pedazo de alimento es demasiado grande para poder pasar: es el bio-shock. Entonces, el cuerpo fabrica un tumor, justo al lado, para que segregue más jugo digestivo con el fin de poder digerir el pedazo.

Son células específicas las que producen jugo digestivo, en mayor cantidad y más rápido que las células primitivas. En la naturaleza, el animal tiene prisa por digerir, entonces, el cuerpo produce células que digieren dos veces más rápido. En último lugar, llegan los gérmenes que se desarrollan y provocan una infección.


## APÉNDICE

Conflicto de la *hucha*.

La tonalidad central es ***arcaica.***

En ese gran «*tubo*» que es el aparato digestivo, que va desde la boca al ano, hay un pequeño callejón sin salida: el apéndice. Su descodificación corresponde a los conflictos de jugarreta, una pequeña «marranada» vivida como **un callejón sin salida** del que no podemos salir.

**CONFLICTO A PROPÓSITO DE UN ASUNTO SUCIO, INDIGESTO, QUE NO PODEMOS VACIAR.**

**CALLEJÓN SIN SALIDA, JUGARRETA.**

«Me siento dejado(a) de lado».

El apéndice tiene como equivalente, en el caballo, el primer estómago, donde pone el **grano bueno** para pasar la noche.

Ejemplo de origen de conflictos en los niños: caramelos, azúcar, **dinero de bolsillo.**

Problema relacionado con el dinero de bolsillo, el grano bueno, el trigo: «Me privan, injustamente, de las cosas buenas».

# COLON/CIEGO

## Órganos afectados

Mucosa y musculosa del ciego y del colon ascendente, transversal, descendente, sigmoide y la parte superior del recto.

### Punto pedagógico: El portal de entrada en biología

Cuando estamos en contacto con el mundo exterior, evidentemente, lo estamos con nuestros órganos de los cinco sentidos: vemos o escuchamos o tocamos o probamos u olemos.

**Estamos en contacto orgánico con el mundo exterior:** lo comemos, lo digerimos, lo eliminamos, lo almacenamos, nos hace movernos, acelera nuestro ritmo, nos hace tomar elecciones, límites... Y, además, también estamos en contacto interno con el mundo reconstituido en permanencia en el interior de nosotros, en nuestros pensamientos, nuestros recuerdos, nuestro imaginario –*imagen inerte*– *magia de los nervios.*

Y este contacto se hace bajo la forma de imágenes, de sonidos, de olores y de sensaciones orgánicas: respiratorias, digestivas, cardíacas...

En resumen, estamos en contacto con el mundo exterior o interior de manera *orgánica, biológica.* Y ese contacto es preciso: el alimento está en la boca o el esófago, el picor está en el flanco derecho o en el puño izquierdo.

Entonces, ¿qué quieren decir nuestras palabras: *«Portal de entrada en biología»*?

Cuando un acontecimiento conflictivo entra en nosotros, lo hace como acabamos de presentarlo, de manera orgánica y precisa y la reacción de adaptación, que nosotros llamamos enfermedad, es orgánica y precisa. Padecemos un problema en el colon. ¿Se trata de un ataque de la mucosa, de la musculosa, del colon ascendente, transversal, descendente, o de una enfermedad del intestino: infección, tumor, parálisis?

Pues **cada parte de cada órgano** tiene su sentido biológico, su función y sólo reaccionará (es decir, desencadenará un síntoma) cuando esta función sea útil, necesaria, vital.

De esta forma, un ataque vascular de colon (hemorragia), una parálisis (estreñimiento), una inflamación (colitis), tendrán en común un sentimiento de suciedad, de porquería. Tendrán como diferencia el tejido

174

afectado (en nuestros ejemplos: vasos sanguíneos, músculos, mucosas) y la subtonalidad conflictiva (siempre en nuestros ejemplos):

— sangre: vínculos familiares,

— músculos: impotencia,

— mucosa: contacto.

Es como si el suceso, para entrar en nosotros, en nuestra biología, pasase por un portal constituido por diversas ascensiones, de las cuales, las dos principales son:

— el órgano (colon),

— el tejido de ese órgano (músculos para el estreñimiento y la diarrea).

El mayor interés de este concepto, objeto de un próximo libro, es constituir muy rápidamente la **frase conflictiva biologizante.**

Un hombre desarrolla una **colitis:** en el portal, se trata del colon y de la mucosa inflamada, es decir, guarrada, rabia y contacto. Planteo la hipótesis de que él ha estado separado con rabia de manera podrida (descompuesta) de... Ignoro de quién, claro, **la frase no informa sobre el contenido, sino sobre la estructura biológica de la experiencia,** es decir, la vivencia.

Él me dice: «Mi hijo ha traicionado mi confianza, se droga, ¡es *asqueroso!*».

Así, en primer lugar, frente a una enfermedad, la cuestión que podemos plantearnos es: ¿qué órgano está afectado? Y ¿qué parte de ese órgano? Después: ¿cuál es la descodificación general del órgano?, ¿cuál es la descodificación de la parte?

¿Cuál es el síntoma de la llamada?

**Respiratorio,** *aire*: eructos, gases, aerocolia.

Ejemplo: «Tengo que eliminar las tareas cotidianas para ser libre».

Vascular

Ejemplos:

— **Varices esofagianas:** «Hay un vínculo con mi familia, algo inaceptable que se me ha atragantado en la garganta».

— **Hemorroides:** «Hay un vínculo con mi familia, guarradas que me impiden ser yo». «Es asqueroso que, en mi familia, no tenga sitio».

— **Infarto mesentérico, trombosis:** «He perdido ese territorio de evacuación de las guarradas».

— **Hemorragias digestivas:** «Quiero que alguien salga de esta familia, yo u otra persona».

**Neuromuscular:** Estreñimiento, parálisis intestinal; **impotencia.**

**Músculo:** Diverticulosis, leiomicosarcoma. «Me siento desvalorizado e **impotente** para eliminar esta guarrada».

**Tiroides:** Diarrea; es **urgente** eliminar las guarradas.

**Suprarrenal:** Falsa ruta aerodigestiva.

Sensorial

— **Visual:** *Ciego;* guarrada que no debe verse.

— **Contacto:** *Mucosa.* «Necesito contacto». Pólipo: «Aumento el contacto».

— **Auditivo:** Atonía.

**Sexual:** Invaginación intestinal aguda. «Tengo el proyecto de no hacer avanzar el pedazo de marranada». La señorita X ha sido violada.

**Protección:** Peritoneo.

**Identidad:** Recto.

**Moral,** la bolsa del tálamo: Los conductos. «No tengo derecho a…».

**Límite:** Esfínter.


Conflicto del *cerdo, del colon y del turista.*

La tonalidad central es ***arcaica.***

Para descubrir el contenido conflictivo biológico de un órgano, basta con remitirse a su función biológica.

El colon (que utiliza miles de millones de gérmenes) elimina lo que el cuerpo juzga inútil, superfluo, sucio.

El colon hace avanzar las «materias» hacia el exterior.

Encontramos aquí una noción de **progresión, de camino que se debe recorrer para evacuar lo inútil, lo sucio.** Los músculos del colon son los que permitirán esa acción.

El colon **recupera el agua** contenida en las materias: «Quiero conservar a mamá, el líquido, las referencias, por eso reabsorbo el agua».

**MALDAD, MALA JUGADA, TRAICIÓN, SUCIEDAD.**

Conflicto provocado por una acción vil, baja, ofensiva, infame, desagradable, una jugarreta, una marranada.

**CONFLICTOS DE «MARRANADA».**

Cuanto más avanzamos hacia el colon, los conflictos son más importantes. En la primera parte del colon, son pequeñas porquerías. Cuanto más avanzamos hacia el sigmoide, más nos enfrentamos a «jugarretas», «golpes bajos», «bribonadas», cada vez más «asquerosas» y «podridas» (descompuestas), para llegar al sigmoide y al recto, donde los conflictos son tan feos que no hay nada más que hacer que **evacuarlos.** Hay en el recto esa vertiente suplementaria de querer evacuar.

## Pistas para explorar prudentemente:

Conflicto del amor «limpio», ya que en el colon existe la noción de sucio.
Luchas intestinas.
Pelea entre nosotros y nuestros prejuicios.

### COLON ASCENDENTE

Marranada ligada al individuo en la línea de su familia que está por encima de uno mismo, tales como los padres, los abuelos, tío, padrino, patrón (etimológicamente, del latín *patronus:* protector; derivado de *pater:* padre), etc.
Las materias suben hacia…

### COLON TRANSVERSAL

Marranada en relación con los colaterales y asimilados: hermanos, hermanas, primos, esposos, etc.

### COLON DESCENDENTE

Marranada en relación con los niños y asimilados: nietos, sobrinos, ahijados, alumnos, etc.
Las materias descienden hacia…

## Megacolon

*Se traduce por treinta centímetros de colon de más.*

*Los pacientes hacen de vientre menos a menudo.*

«Quiero aumentar la superficie o el tiempo de contacto».

«Necesito más tiempo para absorber, para digerir las cosas y, después, para evacuarlas».

## Ciego

Gran contrariedad, a menudo relacionada con los ascendientes a propósito de una «jugarreta», de una «marranada» imposible de dirigir, de aceptar.

Conflicto surgido a causa de algo demasiado «asqueroso», por no poder «digerirlo» nunca.

Asunto «feo», que no se puede «evacuar».

«No soy reconocido, ¡es asqueroso!».

«¿Qué es lo que no quiero **ver** podrido?».

Ciego está etimológicamente relacionado con la **ceguera (del latín** *caecum intestinum* «intestino ciego», **esta parte del intestino es califica-do de ciego porque constituye un callejón sin salida).**

## Colitis

*Se trata de una inflamación del colon.*

«Es asqueroso y eso me irrita».

«Soporto repetidamente cosas indigestas».

Es una recidiva intermitente del mismo conflicto. Se soluciona y vuel-ve a empezar, por lo que no hay tiempo para producir un tumor.

### Punto pedagógico: La inflamación

Desde que estamos en presencia de una inflamación crónica, a menudo manifestada por la sílaba -itis (como en los términos: colitis, sinusitis, orquitis…), buscamos la vivencia suplementaria de:

«Cólera, rabia»;

«Estoy furioso por esta situación».

## Colitis espasmódica

«Me dan afecto intermitentemente».

El afecto, a veces está y, a veces, no está; cuando no está llegan los dolores, los espasmos.

## Rectocolitis hemorrágica, enfermedad de Crohn

*El intestino es inflamatorio. Puede sangrar. La enfermedad de Crohn, la mayoría de las veces, concierne al intestino delgado, la rectocolitis hemorrágica, al colon.*

**Es un conflicto de contrariedad indigesta y de jugarreta en relación con la familia cercana.**

En caso de **hemorragias** abundantes, que no cesan, podría ser necesario explorar esa vivencia relativa a la línea de **sangre:** «Quiero dejar esta familia o quiero que alguien se vaya de mi familia, que la sangre salga del cuerpo familiar».

Para algunos descodificadores, el conflicto está relacionado con **el dinero:** fonéticamente, Crohn es una moneda escandinava llamada «corona».

«Me ha timado y, además, me echan la culpa». Es una forma de injusticia.

«Me echan la culpa, no es justo, es indigesto».

«Me ha timado, me falta dinero».

«Me han quitado un valor, algo».

## Divertículos

*Salen como consecuencia de la presión interna, desencadenando pequeñas hernias. Debilidad de los músculos del colon sigmoide, necrosis o pérdida de los músculos y de la mucosa. Esto provoca como una bolsa exterior que se llena de excrementos.*

*Es como una hernia en un neumático de bicicleta.*

**Doble entrada biológica:** muscular y digestiva.

«Me siento impotente para evacuar una marranada».

«Me siento impotente para eliminar las marranadas».

Estos pacientes, a menudo, niegan la mierda (heces) de los problemas: «¡Todo va bien! ¡*Pani problème!*».[23]

«Me siento bajo presión a causa de una educación que me asfixia».

La turista o la necesidad de adaptarse

Cuando salimos de viaje, la adaptación comienza por la adaptación a una nueva alimentación, el primer acceso a la vida y, a veces, la adaptación es difícil. Nuevos hábitos, nuevas costumbres vividas, en ocasiones, como repugnantes (vivir en un cuchitril, comer insectos, no lavarse).


## Cólera

Esto puede estar correlacionado con una necesidad de depuración mucho más profunda en el ámbito de nuestra vida o de nuestra civilización.

*Pistas para explorar prudentemente:*

Para algunos investigadores, el colon representa nuestros prejuicios.

La diarrea es un rechazo, una huida o una depuración obligatoria para ir adelante. El estreñimiento es nuestra preocupación por quedar atados a nuestros principios. La colitis es la pelea entre nosotros y nuestros prejuicios.

Los divertículos, una presión educativa a la cual intentamos escapar. Es más apremiante que pegajosa.

En los pólipos, sentimos el deseo de eliminar nuestros prejuicios, pero no somos tan claros como parece. Participamos en nuestra dependencia.

**Punto pedagógico: Un ejemplo de sentido biológico: los pólipos – poliposis**

Aumentar la superficie de intercambio, ése es el sentido de la poliposis, ya sea en la nariz, en el colon o en la vejiga.

La vivencia central es diferente según el órgano: peste, guarrada, territorio a delimitar. Pero, generalmente, se encuentra la necesidad de aumentar la superficie de intercambio, de contacto.

---

23. En lengua creole en el original, significa: ¡No hay problema! (*N. de la T.*)

Seno: «No quiero perder el contacto de intercambio con el peligro y, sin embargo, ¡no soporto sentirlo!». Estoy al acecho. Los senos, la nariz, muy a menudo, tienen relación con el futuro; hay un peligro futuro.

Colon: «Quiero aumentar la superficie de intercambio para aumentar la absorción de agua contenida en las heces».

**Sentido biológico:**

El cerdo come todo lo que encuentra. Es su colon el que, después, selecciona y rechaza lo podrido, lo elimina hacia el exterior.

Del mismo modo, el turista hambriento o el colono (como Cristóbal Colón), que se encuentra en una tierra que no es la de sus ancestros, lejos de su lengua materna, para sobrevivir, acepta comer lo que le proponen. El intestino grueso (o colon) toma lo útil y rechaza lo inútil, lo dañino, lo tóxico, lo superficial y lo podrido.

## RECTO

### RECTO SUPERIOR — SIGMOIDE

Etimología: Recto viene de *rectus,* que significa «derecho».

Órganos afectados*:*

—La submucosa de los dos tercios superiores del recto.

—La submucosa del sigmoide.

Conflicto de la *asistenta doméstica.*

La tonalidad central es ***arcaica.***

**CONTRARIEDAD QUE NO LLEGAMOS A EVACUAR, A EXPULSAR.**

Conflicto derivado de algo vil, innoble, bajo, abyecto, «asqueroso», infame.

No expulsión de los **residuos** de un pedazo.

«No puedo soltar el pedazo».

Conflicto provocado por una acción aún más vulgar y envilecedora que el colon.

Gran contrariedad, a menudo relacionada con los niños (descendientes), provocada por una «marranada», una «jugarreta» imposible de digerir, «¡Es demasiado asquerosa!».

**Ejemplo**: Perdón imposible.

## RECTO INFERIOR

Órgano afectado: El tercio inferior de la mucosa del recto.

El conflicto de la *perra*.

La tonalidad central es **social.**

**«ME SIENTO DEJADO DE LADO, AL MARGEN».**

**CONFLICTO FEMENINO DE IDENTIDAD.**

**«NO TENGO UN LUGAR EN MI PROPIO TERRITORIO».**

**«EN MI FAMILIA, NO SE ME RECONOCE».**

«Quiero estar en el centro, monopolizar toda la atención».

Conflicto de **situación** en el territorio mal vivido.

«No sé dónde está mi lugar, cómo situarme».

«No consigo situarme en mi territorio, en mi familia…».

«No puedo dar marcha atrás».

«Nado entre dos aguas».

Conflicto de no saber dónde se está.

«Tengo miedo a ser abandonado en el territorio».

Conflicto de abandono.

Miedo a no poder situarse en el territorio y, por ello, no poder encontrar la propia identidad.

Conflicto de no poder situarse solo, de ser abandonado en el interior del propio territorio.

La dificultad de situarse en el seno de la propia familia se vive como una separación, una pérdida en relación a su papel en el clan: «**Ya no sé qué pinto en esta familia,** en este nido, en esta casa, en este clan».

Conflicto de carácter semisexual.

Una manera de decir que tengo algo mío es diciendo la palabra *propio.*[24]

---

24. El autor juega con la doble significación de la palabra *propre*, que se puede traducir como «propio» o «limpio». (N. de la T.)

Cuando el niño va a hacer de vientre, se le dice: «**Es _limpio_**».[25]

Algunas personas sólo van a hacer de vientre en su propia casa. Les resulta imposible hacerlo en casa de la familia política, de vacaciones, etc. De regreso «a casa», es la debacle, el colon se vacía, ¡nos sentimos en casa!

Las personas **sentadas en el borde de la silla,** a veces, se han sentido situadas al margen y estimulan su recto para sentir su sitio.

Ciertos animales, como el panda, tienen una glándula cerca del ano que evidencia su identidad. El animal, como por ejemplo el perro, busca el centro de su territorio para situarse y, allí, defeca.


## Hemorroides

**Las hemorroides,** a veces, traducen una debilidad identitaria _(dilatación de las venas a la altura del ano)._

«Trato de asentar una personalidad que aún es débil, incompleta».

Problema de identidad relacionado con la filiación.

—**Las hemorroides internas** = conflicto activo de marranada (arcaico, 1.er estrato).

**Las hemorroides internas** tienen similitud con **el sigmoide y la parte superior del recto (arcaica, 1.er estrato,** _véase_ el capítulo precedente).

Tiene un grillete, una cosa podrida que eliminar, vivida de modo digestivo y venoso.

—**Las hemorroides externas** = conflicto de identidad (social, 4.º estrato).

Están relacionadas con el conflicto de la **parte inferior del recto (4.º estrato, social,** que acabamos de estudiar).

El conflicto es parecido al de la epidermis:

«Necesito marcar, **encontrar mi sitio,** tener raíces y no nadar entre dos aguas».

«Estoy separado de mi sitio, de aquel que en el fondo soy yo».

La mujer embarazada debe, durante un tiempo, perder su identidad para que su niño tenga una. _Ella se descentra, se «desprende»._ Por eso, a menudo, desarrolla hemorroides durante el embarazo.

---

25. Ídem.

Para las personas zurdas:

Conflicto de rencor en el interior del territorio (véase «Vías biliares»).

«Tengo al otro pegado a mi espalda».

**Predicados del recto**

«Carezco de consideración, de respeto».

REC-to: *reconocido, reconocimiento, rectitud.*

El señor X, que tiene un tumor en el recto, me dice: «Me siento mejor ahora, tengo la impresión de **salir de la mierda.** Tengo ganas de eliminar el tumor que tengo en el vientre, de hacerlo resbalar, de parirlo».

**Sentido biológico:**

Los perros se huelen el recto.

En cuanto se encuentran en su casa, van a hacer sus necesidades.

Un hombre tiene tres perros que mueren con poco tiempo de intervalo. Los perros del barrio, en los días siguientes, vienen a hacer caca delante de su puerta. Él se ve obligado a cercar toda su propiedad para evitarlo.

Es como si esa propiedad estuviera vacía, ya no perteneciera a nadie, y los *perros* se la apropiaran marcando su identidad, su señal, su olor con sus excrementos.

El cuerpo utiliza una función arcaica (eliminar), la desvía de su sentido primero para darle un papel social, de comunicación, de información.

El niño, cuando su sistema nervioso madura, controla sus esfínteres y utiliza sus excrementos como **moneda de intercambio.**

«¿Tengo derecho a ser yo mismo?» parece ser la pregunta que se le hace al padre.

# ANO

Situado al final del camino digestivo, ano quiere decir «anillo»,[26] el anillo de la alianza que se hace aquí con nuestra identidad.

---

26. *Anneau*, en francés. *(N. de la T.)*

Las «enfermedades del anillo anal», generalmente, son el índice de un problema de identidad. **Debilidad de carácter, influenciable,** sin personalidad. «No logro decir no, por miedo a dar pena, a ser rechazado, a no ser más amado…».

La manera en que el orificio rectal retiene las heces, a veces, está en relación con el **dinero** (Freud).

También puede tratarse de un **problema de pareja,** de anillo, de alianza.

## Prolapso rectal

«ESTOY IMPOSIBILITADO PARA ENCONTRAR MI SITIO».

A menudo, se añade una impresión de impotencia.

«Me siento rechazado», a menudo, con una gran rabia de no poder afirmar su identidad.

«No me siento apoyado en mi territorio, en mi identidad».

## Encopresis

*Incontinencia de las heces en los niños, el «caca braguita».*

Miedo que paraliza, pudiendo conducir a la larga a graves trastornos de la personalidad.

«Mi identidad existe, pero no consigo estabilizarla».

«Me vacío, me pierdo», abatimiento.

¿Qué hace el padre? ¿Dónde está? ¿Se ocupa del hijo?

¿Le transmite una identidad, un nombre? – No.

## Desbordamiento de heces

«Es vital desintoxicarse».

Vieja memoria de envenenamiento.

## Supuraciones del ano

«Tengo miedo de perder». (Dinero…).

«Aprieto las nalgas para guardar el máximo pero, de todas maneras, eso acaba pasando».

La inflamación añade una nota de rabia.


## Fístula en el ano

La **fisura** está un estado mucho más avanzado.

El rencor está al máximo. Los secretos son omnipresentes. El orgullo reina como maestro para disimular la debilidad.

La identidad reprimida, a pesar de todo, intenta salir. Pero, como la vía natural está seriamente cortada y controlada, se traza una vía fuera del ano para acabar, igualmente, por manifestarse.


## Fisuras anales

«No, ya no eres mi hombre o mi hija, etc.».

«Para mí, ya no eres nada».

«Mi identidad está como borrada».

«La idea de oponerme, me desgarra».


## Dolores agudos

Ruptura brutal.

Rechazo de contacto.


## Prurito del ano

«Me siento separado de mi caca, de mi identidad, de mi yo, injustamente».

## Mariscos[27]

«Marisco»– problemática en relación al matrimonio y conflicto de identidad.

## Observación: Estado anal

Para el niño, el estado anal coincide con su primer dominio de su relación con el mundo. Él y el mundo son dos identidades distintas. Y para continuar existiendo, él toma consciencia de que no puede guardarse todo, debe renunciar a conservar todo. Renunciar permite afirmar su diferencia. Escoger es renunciar. Y para poder renunciar, es preciso haberse forjado una identidad suficientemente fuerte.

## PERITONEO

Conflicto de la *tortuga*.
   La tonalidad central es **protección**.

## Mesotelioma peritoneal

**«TENGO MIEDO DE LO QUE OCURRE EN EL INTERIOR DE MI VIENTRE».**
   Ataque contra la cavidad abdominal.
   Pánico por lo que ocurre en el vientre, por ejemplo: «Tiene un importante cáncer de hígado». Esto puede ser vivido como un **atentado contra la integridad de la cavidad abdominal.**
   Amenaza de un mal que «carcome por dentro».
   Miedo a una enfermedad sexual (sobre todo en la mujer).

---

27. Mariscos: patología, pequeñas masas alrededor del ano. El autor juega con la fonética de *mari-s-que*, «marisco», y *mariage*, «matrimonio». *(N. de la T.)*

Conflicto en el que el vientre se siente gravemente atacado, ya sea directamente de manera física, o de manera psíquica.

La afectación no tiene por qué ser necesariamente física ni dolorosa, pero siempre existe el miedo.

## Miedo por el riñón

Se verán afectados la pleura o el peritoneo. No todos los enfermos son médicos o anatomistas.

## Peritonitis

Conflicto en el intestino + conflicto en el peritoneo.

El dolor, muy fuerte, puede inducir a un conflicto central de separación.

## Adherencias

Pueden deberse al regreso de los conflictos por miedo a ver lo que está allí dentro.

Se crean para atraer más cantidad de sangre.

«Tengo miedo por mi vientre, quiero protegerme del exterior».

## Saco de Douglas

«Tengo miedo hasta lo más recóndito de mí mismo».

Ataque a la integridad de lo más recóndito del organismo.

## Ascitis

La punción de ascitis, a veces, es vivida como un nuevo ataque contra el abdomen y crea, así, una recidiva. Quitamos albúmina, lo que fatiga porque el cuerpo debe rehacer líquido de ascitis rico en albúmina.

En consecuencia, es esencial explicar bien al enfermo la función de esas punciones y ayudarle a vivirlas lo mejor posible.

*Pistas para explorar prudentemente:*
«Hago caso omiso de los consejos de mi familia».
«He saldado una deuda».

## EPIPLÓN MAYOR

**«CONFLICTO PROVOCADO POR UN ASUNTO *FEO*, INDIGESTO, DEL QUE INTENTO PROTEGERME».**
«ES MORALMENTE ASQUEROSO».
La vivencia es parecida a la del colon, pero desde el punto de vista moral.
Marranada indigesta vivida en términos de desvalorización.
Este frecuente conflicto está en el origen de algunos **vientres voluminosos.** Aunque los vientres voluminosos tienen otras interpretaciones como: «Pongo mis emociones a distancia», o «Claudico, abandono un proyecto que, sin embargo, era importante para mí».
En la naturaleza, el epiplón recubre la rotura del intestino.

## PATOLOGÍAS DIVERSAS

### Vómitos

**El encauzamiento (de alimentos) es imposible.**
Los conflictos del duodeno, del estómago (4.º estrato), provocan espasmos y después vómitos (úlcera gastroduodenal).
Contrariedad familiar reciente.
**CONFLICTOS DE RECHAZO DE LO QUE SE ME PROPONE (IMPONE).**
Los conflictos de **miedo:** Los niños que tienen miedos, que se asustan, que sienten angustia, pueden vomitar.
Miedo a cáncer de estómago.
*Ejemplos:*
Casa imposible de vender.
Una casa comprada con un contrato no válido; eso se queda en el estómago y no puede salir.

# Estreñimiento

*Órganos afectados:* Nervios sensitivos, nervios motores.

Las posibles causas del estreñimiento son numerosas:

### Conflicto n.º 1. Un conflicto de identidad en el territorio

Esto puede provocar una anestesia del recto inferior (4.º estrato), que ya no siente que está lleno. Ya no hay información hacia el cerebro que, a su vez, no puede mandar la orden de defecar, por lo que se produce estreñimiento, seguido de heces blandas.

### N.º 2. Un conflicto de separación

Los conflictos de separación que rigen la parte inferior del cuerpo pueden provocar una anestesia del recto, por lo que se produce estreñimiento, seguido de heces blandas.

Sensación de frío cuando el conflicto es menos intenso.

**Ejemplo:** La señora X se siente aislada en el trabajo, arrinconada. Tiene episodios de estreñimiento.

### N.º 3. Un conflicto relacionado con la motricidad de la parte inferior del cuerpo

Esto crea una parálisis del recto y, por tanto, estreñimiento debido a la interrupción del tránsito.

«TODO VA DEMASIADO DEPRISA, QUIERO DISMINUIR EL FLUJO DE PROBLEMAS QUE ME CAEN ENCIMA».

«La vida va demasiado deprisa, hay demasiadas cosas que gestionar. Quiero ir más despacio para tener el tiempo de integrar, porque a pesar de todo quisiera integrar...».

«No sé qué hacer para solucionar esto, para hacer resbalar esta marranada. Esperando, me bloqueo, reflexiono, tomo mi tiempo».

**Ejemplo:** La señora X me dice:

«Hay dos partes en mí:

—quiero acelerar los aprendizajes interiores,

—frenar el movimiento exterior».

«Tengo que ir pero no quiero ir».

**Ejemplo:** Estreñimiento que aparece en un viaje o ante la idea de ir al colegio o al hospital.

**En fase de estrés** = estreñimiento, heces duras, parálisis del colon.

**En fase de reparación** = cólicos, dolores.

### N.º 4. Un miedo enorme

«Rápidamente, quiero desembarazarme de lo que me angustia».

«Me siento **impotente para reaccionar, para eliminar** este mal rollo».

**En fase de estrés** = estreñimiento, heces duras.

**En fase de reparación** = cólicos, dolores.

### N.º 5. El colon recupera el agua contenida en las materias

«QUIERO CONSERVAR TODO EL AMOR DE MI MADRE, POR ESO REABSORBO EL AGUA».

«Quiero reabsorber el amor de mi madre», y el cuerpo va a conservar un tiempo más largo los alimentos.

«Siempre necesito más amor maternal».

«Quiero reencontrar el amor de mi madre, de lo femenino». El agua es la madre.

«Quiero retener **el dinero** que se me escapa».

### N.º 6. Estreñimiento átono

«Estoy consternado por la marranada (colon) o la cosa indigesta (intestino delgado) que escucho».

### N.º 7. Eliminar es renunciar

**El estreñimiento** traduce la dificultad de soltar las cosas antiguas, los miedos, los prejuicios, los viejos principios. De esta manera, manifiesto que tengo dificultades para aceptar la renuncia, para ir hacia adelante. De alguna manera, la vida **se paraliza, se repliega en el pasado.**

Inversamente, la **diarrea** crónica expresa el rechazo de los prejuicios y de los principios dictados por el entorno.

El colon juega un rol fundamental en las enfermedades crónicas. Éstas traducen, para ciertos investigadores, la dificultad de abandonar las viejas creencias. El colon aparece como el lugar de lo preconcebido, del inconsciente parental, sobre todo maternal. Aquel del que el niño debe salir para acceder a la edad adulta. Dejar su herencia para convertirse en él mismo. El miedo a dejar, a abandonar sus valores y, concretamente, a abandonar todo aquello que un día nos perteneció, de una manera u otra. El estreñimiento se agrava en cuanto estamos de viaje, lejos de las costumbres, en váteres que no son los nuestros, con la excusa de la limpieza, la fobia a los microbios.

Algunos están en conflicto con los principios recibidos: crisis de colitis, luchas intestinales incesantes, tantas que no saben si van a aceptarlas y someterse, o a rechazarlas. Entonces, aparece la alternancia de episodios de diarreas y de estreñimientos.

### Enfermedad de Hirschsprung
*Es un estreñimiento congénito gravísimo.*

«Es preciso, absolutamente, retener, guardar en mí, en mi vida, un pedazo muy indigesto y muy abyecto; y, además, me siento impotente y sumiso».

Ejemplo: Un subalterno debe «prestar» su mujer a su superior.


### Diarreas

Las posibles causas de la diarrea son numerosas.

En cuanto se soluciona el conflicto, la diarrea se acaba.

CONFLICTO DE **PEQUEÑA JUGARRETA** QUE SE ENCAJA. **FALTA DE AMABILIDAD.**

CONFLICTO DE **MIEDO VISCERAL.**

CONFLICTO DE **AUTORIDAD** INJUSTA Y PADECIDA POR UN NIÑO DE CARÁCTER LIBRE.

«Es preciso limpiar, depurar antes de ir hacia adelante».

«Quiero eliminar lo inútil, dejar lo que ya no me sirve y que me pudre la vida».

«Rechazo las creencias que me imponen».

**Tan pronto dentro, tan pronto fuera: la diarrea.**

Cuando comemos algo que no nos conviene, tenemos dos soluciones: o vomitamos enseguida, si es claramente tóxico, o tenemos diarrea si, **a fin de cuentas,** esto no es bueno para nosotros.

## Diarreas, colopatías funcionales:

«No puedo digerir el pedazo en un ambiente de impotencia».

## Diarrea por falta de asimilación:

Si, cuando esto me sucede, no digo *stop* a la información, a la propuesta, a la orden, a la comida, etc., si NO SÉ DECIR NO, rechazar, reafirmarme, hacerme respetar, en una palabra, **decir basta, es decir, dar la orden de parar** abajo, *diarrea abajo*; el intestino se niega a digerir **eso,** de convertir en mí esto y aquello, y evacúo tal cual, sin digerir.

### Ejemplo
La señora X asume los problemas de los demás; no separa en su plato los guisantes de las piedras.

Se lo come todo y, una vez en el vientre, rechaza con fuerza las piedras… y los guisantes. No quiere decepcionar a nadie y, por eso, se come las piedras. Quiere resolver los problemas de los demás, después limpiarse lo que tiene de sucio en ella misma, lavarse el intestino.

## Diarrea por aceleración del peristaltismo:

Sujeto tirodiano y digestivo: «TENGO QUE **ACABAR TODO ANTES DE EMPEZAR**».

CONFLICTO DE MIEDO A NO PODER ENCAUZAR EL PEDAZO.

«Tengo miedo de que los alimentos se queden bloqueados».

«Tengo miedo a tener problemas».

«¡Esto no va a pasar nunca y quiero que pase!».

El encauzamiento es imposible, sean los alimentos, la venta de una casa, etc.

«Deseo acelerar las cosas; ¡la gente, los coches no van lo bastante rápido!», me dice una paciente.

**Ejemplo:** Un niño que tiene que hacer dos horas de violín quiere acelerar el tiempo para ir rápido a divertirse, siempre quiere que sea más tarde.

## Heces frecuentes:

«Para digerir el pedazo, es preciso que siempre haga todo más deprisa», porque el pedazo es importante y la digestión debe ser más rápida.

Puede tratarse de pacientes que tienen en su memoria padres que tenían mucho trabajo; apenas habían acabado el último bocado y ya tenían rápidamente que volver al trabajo.

En **el niño, podemos ir a buscar los miedos.**

Miedo al colegio, miedo a los padres, etc., angustias.

Naturalmente, el niño es más bien digestivo, por su relación con su madre.

«Quiero evacuar *esto* rápidamente» y tiene pequeñas diarreas, o espasmos, o colitis o vómitos. «Porque me imponen el mundo exterior, los contactos en el colegio, los compañeros, los amigos de la familia, etc., y tengo ganas de evacuar eso rápidamente – diarreas, colitis, o eso no pasa, vómitos». Todas estas vivencias van a provocar todas estas pequeñas patologías.

### *Presentación de un caso en el cual se pone de manifiesto el sentido biológico*

«La semana del 8 al 12 de noviembre, tenía un horario muy cargado y sólo dos días de descanso (el 11 y el 12). El 12 por la mañana, hacia las 8.15 h, mi móvil suena, es la dirección del hospital, que me pide reemplazar a una colega que está enferma (tiene una *gastroenteritis).*

»Estoy cansada; **cogida de improviso, acepto a pesar de todo.** Ese día, teníamos previsto aprovecharlo y pasarlo en familia. El tiempo de organizarme, pido a mi responsable, en compensación, que me reemplace el domingo que viene para descansar, pero la respuesta es negativa. Estoy decepcionada y con rabia, me voy al trabajo **contrariada** y paso la jornada con ese estado de ánimo.

Mi sentimiento es, con la distancia: "Es injusto y asqueroso, soluciono los problemas de los demás y no obtengo nada a cambio (de parte de mis colegas)". El sábado por la mañana, empiezo a sentirme mal (dolor de cabeza, agujetas, náuseas) y se me declara, a mí también, una gastroenteritis el sábado por la noche (diarrea + vómitos)».

**Sentido biológico:** «He vivido esta contrariedad de manera indigesta. No puedo aceptar esta injusticia por parte de mis colegas de trabajo, rechazo todo lo que viene del exterior (los alimentos, los colegas) y elimino, al mismo tiempo, esta suciedad lo antes posible: diarrea».

## El aire

### *Síntomas*
Eructos, flatulencias, aerocolia, gases intestinales y pedos pestilentes.

### Los eructos

**«ME FALTA AIRE, LIGEREZA, LIBERTAD, EN EL INTERCAMBIO RELACIONAL».**
«No acepto que la relación sea pesada, plomiza».

### Los gases intestinales

1. **Conflicto relacionado con la motricidad del peristaltismo:**
MARRANADA QUE NO SE DIGIERE Y NO SE **PUEDE HACER BAJAR, EVACUAR.**
Gases intestinales (inodoros) para empujar el pedazo y hacer avanzar las heces y el quimo (para evitar la oclusión, por ejemplo).

**Sentido biológico:** Es una reacción del organismo: si algo se tapona, se fabrican gases para que lo puedan destaponar. El cuerpo fabrica gases que empujarán las «mierdas» que simbolizan problemas *(entuertos)*.[28]
En cambio, el aire simboliza la libertad, la vida.

---

28. El autor relaciona la materia fecal con la palabra francesa *emmerdemants* (problemas). *(N. de la T.)*

**2. Conflicto en los conductos biliares o pancreáticos:**
*Los jugos pancreáticos y hepáticos dejan de pasar, se segregan menos.* Como consecuencia, los alimentos fermentan y se produce la emisión de gases malolientes en el interior de los intestinos.
Rabia, injusticia, rencor interiorizados.

**3. Alguien ha muerto sin sepultura:**
Problema con las tumbas, ha habido un muerto sin tumba.
«Hay alguien que ha muerto, o un animal, y no sabemos dónde está el cuerpo, no hay sepultura».

**4. «Necesito libertad, espacio, vida y me presionan».**
«Quiero protegerme de lo que me imponen, poner aire entre mí mismo y los alimentos, el exterior, todo lo que me imponen».
«Me aburro, me muero de asco y quiero desechar todo lo que me fastidia para sentirme más libre y más vivo».
«Necesito más espacio».
La entrada biológica es digestiva y respiratoria: «Pongo espacio, libertad entre el exterior y yo».

**Ejemplo:** Aerocolias inflamatorias del colon descendente
La señora X dice: «Estoy rabiosa (inflamación) por la manera en que mi hija (descendiente) usa la libertad (aerocolia) que le doy para hacer cosas asquerosas (colon)».

**5.** «Necesito llamar la atención, mostrar que existo y, al mismo tiempo, quiero alejar a ciertas personas que están a mi alrededor y que me fastidian».

**6.** «Me presionan y sufro, pero no reacciono».

**Vientre hinchado**
«Hay que aguantar, si no, es la muerte».
«Retengo mis emociones».
«Me tienes harto».

# ENDOCRINOLOGÍA

## GENERALIDADES

El deseo, la intención están asociados al sistema endocrino, como el proyecto de vida está asociado a lo neurológico.

Los dos sistemas, neurológico y endocrino, interactúan el uno detrás del otro (una prueba de ello es su acción en el hipotálamo, él mismo sensible a nuestras emociones).

La endocrinología está totalmente enfocada hacia las hormonas: su función, su lugar de fabricación, sus interacciones, sus relaciones con el psiquismo. Nuestras variaciones psíquicas y emocionales tienen un impacto en nuestro índice hormonal y nuestro índice hormonal tiene un impacto sobre nuestro estado de ánimo.

La naturaleza del mensaje depende no del mensajero (adrenalina, insulina, etc.), sino del receptor. Efectivamente, según el receptor, la misma hormona tendrá una función muy diferente.

## CONFLICTOLOGÍA

## HIPOTÁLAMO

Es la parte del cerebro que orquesta la relación entre el **sistema nervioso y el sistema hormonal.** Es un conjunto de siete núcleos pares situados en la base del cerebro, bajo el tercer ventrículo. Algunas de las neuronas que contiene segregan los neurotransmisores que, a su vez, tienen una influencia sobre las diferentes glándulas hormonales en su secreción de hormonas.

El hipotálamo interviene en la génesis de nuestras **emociones** y juega un papel muy importante en el mantenimiento del equilibrio del medio interior: regulación térmica, funciones metabólicas, necesidades biológicas básicas, actos estereotipados indispensables para la supervivencia (comer, beber, reproducirse…).

Algunos neurotransmisores segregados por el hipotálamo:

— La somatostatina (segregada asimismo por las células delta del estómago, del intestino y del páncreas) tiene la función de inhibir la producción de algunas hormonas (del crecimiento, digestivas…).

— La dopamina interviene en los circuitos neuronales de la apetencia y del placer. Sus desarreglos, por ejemplo en los comportamientos de adicción (dependencia a las drogas) y quizás también en la depresión y en la esquizofrenia, pueden tener relación con esta hormona.

## HIPÓFISIS O GLÁNDULA PITUITARIA

Conflicto del *director de orquesta.*
**Hormona del crecimiento.**
*Conflicto de la jirafa.*
La tonalidad central es **arcaica.**

Es la zona de la hipófisis que segrega STH o GH, responsable de la fabricación de la hormona del crecimiento, que es a la que se refiere aquí (producción excesiva).
**«NO ME SIENTO A LA ALTURA».**
Conflicto de ser demasiado pequeño para llegar al pedazo.
«Perfeccionista, no tengo derecho a equivocarme ante la mirada familiar, social».
Conflicto de impotencia por la talla.

Todo conflicto, todo *shock,* puede ser vivido:
    — de forma emocional y orgánica,
    — emocionalmente puro, sin somatización.
En este último caso, las expresiones del *shock* pueden ser:
    — suicidio por **ahorcamiento;**
    — afición por la **escalada**, **el baloncesto,** la altura;
    — voluntad de convertirse en un militar de alto rango, alguien que **escala** puestos;
    — vacío emocional.

Los **predicados** de los conflictos de hipófisis son «En la cima», «A la altura de…», «No estoy a la altura», «Pongo el listón muy alto».

Hay un punto en común en las patologías del raquis, de la hipófisis y de las cefaleas: «Pongo el listón muy alto».

## Acromegalia

**«NECESITO ARMAS PARA DEFENDERME, QUIERO IMPRESIONAR».**

Conflicto de no ser bastante grande y fuerte para defenderse o para atrapar el pedazo».

«Debo ser siempre **más fuerte**».

«Hace falta que muestre que soy **forzudo**».

## Enanismo, interrupción prematura del crecimiento

**PROHIBIDO, ES PELIGROSO CRECER.**

Miedo a tener que subirse para alcanzar el pedazo».

«Si sobrepaso a mi padre, lo hago desgraciado».

Enanismo y onanismo: Prohibido hacerse adulto.

## Prolactina

Hay que dar la orden de producir leche o de encontrar leche para salvar al niño.

«Tengo que ser más competente para producir leche».

Incapacidad de alimentar a los tuyos.

Pareja inaccesible.

## ACTH

—Déficit de producción:

**CONFLICTO DE NO PODER O DE NO DEBER ENCONTRAR EL BUEN CAMINO.**

Todo esto en la noción de proyecto.

«Es peligroso para mí tener proyectos de cambios de dirección. No tengo que reorientarme, no tengo que cambiar, sino que tengo que quedarme aquí donde estoy».

«No tengo aquello que me permitiría encontrar el buen camino y esto en la noción de proyecto».

«Me siento incapaz de tener suficiente dinamismo para...».

«Tengo miedo de que otra persona dependa de mí».

—Exceso de producción:

«Mi proyecto es no equivocarme jamás en mis elecciones».

## Impotencia – Frigidez

Se acompañan, a menudo, de una afección hipofisaria.

**«NO PUEDO PROCURARLE PLACER; NO ESTOY A LA ALTURA».**

«¿Satisfacerla? No. Es imposible. Es peligroso».

«Nunca está contenta».

«Es insaciable».

## GLÁNDULA TIROIDES

*Conflicto del relojero preciso, puntual y que tiene prisa del barrio de la estación.*

## 1. La tonalidad arcaica

## Hipertiroidismo

**¡DEPRISA, DEPRISA!**
**Conflicto de no ser lo bastante rápido para atrapar o escupir el pedazo en una tonalidad de supervivencia.**

Preocupación del adulto por los niños: «Va a ocurrirle una catástrofe y no llegaré a tiempo».

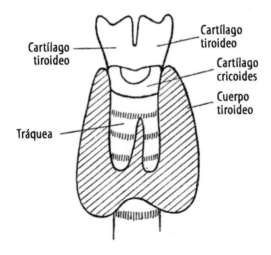

Cartílago tiroideo

Cartílago tiroideo

Cartílago cricoides

Cuerpo tiroideo

Tráquea

«¡Hay que ir **deprisa, deprisa!**».

«He llegado (nacido) demasiado tarde».

«Quiero recuperar el tiempo perdido».

«Tengo que darme prisa, no llegaré nunca y hay mucho que hacer».

«Siempre quiero hacerlo mejor, más rápido, recuperar el tiempo».

Sentirse impotente para reaccionar, para atrapar el pedazo.

**«QUIERO EVOLUCIONAR RÁPIDAMENTE, SUPERAR LAS ETAPAS DE LA VIDA, INCLUSO SALTÁRMELAS».**

Conflicto por sentirse superado por los acontecimientos, ya sea a causa del propio cansancio o de la incapacidad para administrarse u organizarse, por ejemplo, ya sea por el hecho de que llegan, al mismo tiempo, varias cosas que tienen la misma **urgencia.**

## Casos particulares

### TSH disminuida y T3 y T4 en caída:

«No puedo evitar ir deprisa y, sin embargo, no sirve para nada».

## TSH aumentadas

«Hará falta concretar rápidamente».

## Exoftalmía

La exoftalmía, u ojos grandes saltones, aparece con frecuencia en las enfermedades de la tiroides, ya que se trata también del conflicto de **QUERER ATRAPAR EL PEDAZO CON LOS OJOS,** de desear ver realizarse algo rápidamente.

Es el conflicto de la presa que aumenta su campo visual para **ver venir el peligro, para poder escapar a tiempo.**

«He de atrapar la imagen del peligro lo más rápidamente posible».

«Tener los ojos más grandes que el estómago».

## Hipertiroidismo con depresión

Destierro; exilio; repudio.

**Parte derecha** de la glándula: Atrapar el pedazo, hacerlo entrar en mí.

**Parte izquierda:** Hacerlo salir rápidamente, eliminarlo.

## Hipotiroidismo

La tonalidad es *arcaica.*

**«QUIERO RALENTIZAR EL TIEMPO, ¡TODO VA DEMASIADO DEPRISA!».**

«Hubiera querido nacer antes».

Conflicto de tener que ralentizar, si no, es la muerte, esto va demasiado deprisa.

Hay que ir lentamente (ir rápido es peligroso).

Deseo de parar el tiempo.

Arrepentimientos.

«Nunca lo conseguiré».

«Me da miedo enfrentarme a los problemas».

«Tengo miedo de tener que pelearme y me siento impotente».

«Es insalvable».

«Necesito tomarme mi tiempo».

«Estoy completamente desbordado por los acontecimientos».

Autoevaluación negativa: «Soy impotente».

«Tengo miedo de estar solo para afrontar los problemas, miedo a tener que pelearme y me siento impotente, es insalvable».

«He de ir deprisa, pero de todas formas nunca lo conseguiré» (hipotiroidismo – no me lo creo – autoevaluación negativa).

«He de ir deprisa, pero lo conseguiré» (hipertiroidismo – lo creo – *véase* el capítulo anterior).

## TSH índice bajo

Se observa en las personas que siempre llegan tarde.

Es el rechazo a ir deprisa. «Hay que ralentizar el tiempo, la gente, la vida, los demás…».

El problema radica en la intención: «Tengo la intención de llegar, pero no lo conseguiré nunca». Es una forma de depresión.

## Actividades que manifiestan el conflicto del hipotiroidismo

Fotógrafo, vigilante de museo, coleccionista.

## Trastornos del comportamiento

Nostalgia, procrastinación, espera sistemática al último momento para hacer algo.

### Metáfora

«Soy como una cinta transportadora que avanza, quiero ralentizar el tiempo y regresar al pasado».

## Hipotiroidismo autoinmune (enfermedad de Hashimoto)

### DEPENDENCIA EN RELACIÓN A LA VELOCIDAD:

«Tuve un nacimiento que pasó demasiado rápido».

«Puedo vivir siempre y cuando el tiempo se ralentice».

«Hay que destruir el tiempo que pasa tan rápido».

«Estoy a salvo, soy querido, puedo vivir, soy reconocido, existo, etc., a condición de ralentizar el tiempo, de regresar al pasado».

Conflicto de impotencia.

## Tiroides radicular

Conflicto de no poder hacer nada. Hay que destruir rápido por uno mismo (enfermedad autoinmune).

## 2. Tiroides tonalidad social

**IMPOTENCIA PARA REACCIONAR RÁPIDAMENTE.**
CONFLICTO DE MIEDO IMPOTENTE. «HAY QUE HACER ALGO RÁPIDAMENTE Y NADIE HACE NADA».

«No puedo contar con nadie, pido auxilio y no me oyen».

Conflicto de no poder reaccionar suficientemente rápido, de estar atado de pies y manos, de no poder hacer nada, de no poder **evolucionar,** aunque es urgente.

Conflicto de **miedo frontal ante un peligro, un ataque,** con un componente de no poder dar la alerta o de «**enfrentarse**». «Quiero quedarme en mi territorio cuando sobreviene el peligro».

«Mis posibilidades físicas no me permiten salir del peligro, tendría que encontrar una óptima solución en términos de rapidez».

«Hay tanto por hacer y no consigo hacerlo».

**En las personas zurdas:**
«Mi cuerpo va a dejarme». Miedo a la enfermedad.

Esta forma de reacción es típicamente femenina: es un sentimiento de impotencia total. En la forma masculina, se pasa al ataque, al acto.

## 3. Otras patologías de la tiroides

### Nódulo eutiroideo o bocio eutiroideo

«Estoy en apuros, **estoy en una encrucijada**».

Memoria de estrangulación: nacimiento con el cordón umbilical alrededor del cuello, antepasado estrangulado...

«Tengo miedo a comprometerme en la vida».

«Hay que ir deprisa, pero estoy bloqueado».

### Linfoma de la tiroides

Es un conjunto de vivencias:

«Hay un peligro y hay que reaccionar, pero no puedo reaccionar, me siento impotente».

A esto se añade, según el doctor Robert Guinée: «Una culpabilidad en relación con una información relativa a los lazos de sangre en un ámbito específico».

### Ganglios de la tiroides

«Tengo miedo de que, en la urgencia, mi cuerpo me traicione».

### Metástasis pulmonar de un tumor tiroideo

«Me apresuro a vivir, porque mi muerte está cerca. Llegará rápido y repentinamente».

# GLÁNDULAS PARATIROIDES

## Hiperparatiroidismo

### «NO CONSIGO HACER LO QUE HACE FALTA PARA ATRAPAR EL PEDAZO».

Impotencia: «Quiero aumentar mi actividad muscular».

«Quiero reaccionar, pero no lo consigo. No consigo…».

Conflicto de no poder tragar el pedazo para escupirlo: «¡No puedo escupirle a la cara!».

«Voy deprisa, deprisa para arrancar el pedazo y escupirlo».

«Conflicto de no poder tragar el pedazo porque estoy sometido a la orden de un dictador».

Mis padres quieren someterme: «¡Me cuesta encontrar el equilibrio entre mis padres y yo!», encontrar el equilibrio fosfocálcico.

### Pistas para explorar prudentemente:

«Quiero construirme solo».

«Me está prohibido almacenar».

## Hipoparatiroidismo

Vivencia biológica conflictiva: *véase* «Tetania».

# PÁNCREAS

## Hiperglucemia – Diabetes con delgadez

Diabetes de tipo 1 o insulino-dependiente

**Etimológicamente**, diabetes viene del griego *dia-baïn*, «pasar a través». Efectivamente, los pacientes parecen orinar enseguida lo que acaban de beber, como si estuvieran atravesados por agua y no pudieran retenerla.

**Es una enfermedad autoinmune:** «Destruyo las células beta de mi páncreas que producen la insulina». Así pues, la insulina se produce en cantidades insuficientes.

La insulina es una **hormona que permite la penetración de la glucosa** en las células; es una llave. El azúcar se almacena en forma de grasa. Esto significa que el azúcar ya no está en la sangre: es la autonomía del yo. Si esto no es posible, aparece la diabetes insulino-resistente: las células periféricas no se abren a la penetración de la glucosa. De esta forma, la glucosa permanece en la sangre: hay hiperglucemia.

La tonalidad es *social*.

- **Conflicto de resistencia**

   «Me resisto a algo que me repugna».

   «Me preparo perennemente para la acción».

   «Tengo que contenerme en relación a mis deseos, en relación a mis pulsiones: no somos bestias».[29]

   Hay que buscar el problema que hace que los pacientes no actúen, no pasen a la acción. «¿Qué hace que resista, no media hora como un corredor de fondo, sino años?». Hay una experiencia en el origen que ha puesto en gran peligro al paciente.

   Una persona se siente empujada a hacer algo horrible (sexualidad, crimen, aborto, por ejemplo), tiene miedo y resiste a esa tendencia.

   Miedo y resistencia a la mirada de alguien o de algo. Por ejemplo: Ser hospitalizado sin o abortar contra su voluntad.

   Miedo de que suceda algo que querríamos poder evitar (violación, etc.).

- El amor es peligroso.

   «No quiero dejarlo entrar en mi interior».

   Dificultad para gestionar, vivir o conseguir dulzura en mi vida.

   El Amor le ha puesto en peligro. Pero lo que ha sido tomado por amor no es amor, ¡la persona tiene que darse cuenta!

   El incesto, por ejemplo, se toma como si fuera amor; así pues, es peligroso ser amado y hay que dejar el azúcar, la dulzura en el exterior. Es una

---

29. En esta frase, «no somos bestias» (*des* [dia] *bêtes*), el autor hace un juego fonético con las palabras «bestias» (*bêtes*) y «diabetes» (*diabète*). *(N. de la T.)*

experiencia estructurante. El diabético busca la dulzura en sus vínculos de sangre, en su familia y, a menudo, en todas las relaciones y, al mismo tiempo, tiene miedo de ello.

EL **FRÍO** (falta de amor o muerte, por ejemplo) **ES INSOPORTA- BLE,** me hace falta calor, carburante.

*Pistas para explorar prudentemente:*
- «**Quiero borrar, destruir la autoridad,** en los demás o en mí mismo».
  «Rechazo ser autoritario, querría ser dulce, amable, todo azúcar».
  «Rechazo la autoridad de los demás».
  «Me enfrento a la autoridad; resisto a la autoridad; quiero afecto».

- **Una etimología simbólica** de la palabra «diabetes» puede ser: día = dividir, *beith,* en hebreo: «la casa». La casa está partida en dos; «Me siento excluido afectivamente, separado de la casa (trabajo, familia, etc.). Es injusto. Estoy en el exterior y la dulzura está en el interior». (Descodificación de Jean-Jacques Lagardet)
  «Es vergonzoso lo que me hacen; los demás se han quedado en casa y yo estoy afuera».
  El día ya no entra en la casa.

Existe en el diabético un conflicto de cerrar con llave, sobre el que es necesario trabajar: su PARANOIA. «**Me engañaron en el seno de mi familia**». (**Jean-Jacques Lagardet**)

Nos la están jugando, espoliando de forma innoble: una paranoia se desarrolla hacia la propia familia. Será necesario apañárselas solo, aguantar, a la vez solo y dependiente (es el sentido de la insulino-dependencia). El diabético oscila muy fácilmente en el sentimiento de persecución, no tiene confianza en sí mismo. No suelta fácilmente las amarras, debe resistir. Se siente agredido, su defensa está en borrar; borrar los problemas hasta la ceguera: el diabético tiene, a menudo, problemas de vista. No quiere ver los problemas, está, a menudo, en la negación, la resistencia: «Me va bien. A veces, tengo un pequeño problema pero, en general, me va bien». Y el paciente, para curarse, debe antes de nada reconocer la realidad objetiva, técnica, médica de lo que vive (véase: los estados del cambio de Prochaska). Esta paranoia del diabético le pone en oposición y en resistencia, le vuelve también susceptible de cara a las reflexiones de su entorno.

- El conflicto de la hiperglucemia o de la diabetes es específicamente **masculino,** porque es el hemisferio derecho del córtex cerebral el que está afectado, al mando de las células beta del páncreas, responsables de la producción de insulina. A veces, los dos conflictos, el de la hipoglucemia y el de la hiperglucemia, coexisten (alfa y beta de los islotes del páncreas), pero el uno predomina sobre el otro.
El conflicto del **glucagón** está asociado, a menudo, al de la insulina, lo que provoca hipoglucemia e hiperglucemia en alternancia.

En **las personas diestras,** la vivencia es: miedo con 90 por 100 de resistencia y 10 por 100 de repugnancia.
En **las personas zurdas,** la vivencia es: miedo con 90 por 100 de repugnancia y 10 por 100 de resistencia.

## Síndrome de Bernardinelli

Es una diabetes con disminución de la masa ósea y de la masa grasa: el paciente se borra. Hay una especie de camuflaje. ¿Cuál es el peligro de estar en ese cuerpo?

### Los puntos-clave
— Conflicto de resistencia: «No quiero adaptarme a lo real».
— El amor es peligroso.
— «No soporto la autoridad».
— La casa está dividida en dos.
— «Me han engañado en el seno de mi familia».
— «No soporto el frío».

## Diabetes

Del niño: **Creerse el niño perdido de la familia.**
Del adulto: **«Soy culpable de haber perdido la relación con un niño».**
«Me agoto al sostener esta postura».

## Diabetes del tipo 2 o diabetes grasa

Los conflictos son los mismos que para la diabetes de pérdida de peso, con la diferencia de que el conflicto cerrado de paranoia tiene menos influencia.

## Hipoglucemia

### CONFLICTO DE MIEDO Y DE GRAN REPUGNANCIA.

Vivencia de 90 por 100 de repugnancia y de10 por 100 de resistencia.

Conflicto de repugnancia angustiada ante alguien o algo muy preciso.

«Rechazo absorber el azúcar, rechazo reaccionar porque se me impone una situación que me angustia y me repugna».

«Se me impone algo: situación, alimentación, afecto. Y resisto, me niego a absorber el azúcar».

Miedo de un peligro que vemos venir hacia uno mismo.

En **los hombres zurdos –y en las mujeres zurdas en equilibrio hormonal–**, la vivencia es: miedo + 90 por 100 de resistencia + 10 por 100 de repugnancia.

Tras un bio-shock único, puede existir un conflicto central, y entonces cohabitan dos patologías: hipoglucemia e hiperglucemia. Pero una de las dos predomina sobre la otra.

## Insulinoma

### «NO TENGO QUE RESISTIRME, SI NO, VOY A DESTRUIR A ALGUIEN. VOY A HACER DAÑO».

Es exactamente lo contrario de la diabetes, el diabético se resiste. Es miedo + resistencia. Aquí, hago la anti-diabetes. No desarrollo una falta de insulina. Es: «No tengo que resistir. Tengo que ceder». Esto no se vive en términos óseos, estructurales (fémur). Se vive en términos digestivos y hormonales, ya que estamos en la parte digestiva. «No tengo que resistirme, si no, voy a destruir a alguien: produzco más insulina».

# GLÁNDULAS SUPRARRENALES

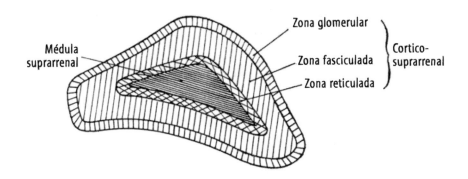

## GLUCOCORTICOIDES

El navegante sin brújula hace la travesía guiándose por la estrella polar, Venus.

La tonalidad central es *desvalorización*.

**«ME HE EQUIVOCADO DE CAMINO, (SIMBÓLICO O REAL) Y NO QUIERO TOMAR MÁS ESE CAMINO».**

Conflicto de dirección, conflicto relativamente frecuente, porque es vital, importante, encontrar la buena dirección, tomar la decisión correcta, pero cómo saber cuál es la decisión correcta si no es tras haber tenido todas las experiencias, tras haber tomado todos los caminos y haber conocido sus consecuencias y después comparar. ¡Comportamiento imposible!

«Corrí en la dirección errónea, fui demasiado lejos siguiendo una pista equivocada, sea real, imaginaria o simbólica».

«Me desvalorizo por no encontrar la buena dirección».

Error de dirección, de camino, de proyecto de vida («Me he equivocado de camino»).

«¿Qué estoy haciendo aquí?».

«Estoy en el buen camino?».

Desorientado.

Divagación.

Sin proyecto.

«Me siento en el camino equivocado», «A los tres años, en el patio del recreo, me sentía completamente perdida». Después de la muerte de su marido: «Estaba completamente perdida ante las responsabilidades».

Sentirse de más.

¡El patito feo!

Blancanieves cuando se duerme en el bosque, sola, perdida.

Conflicto de la Bella Durmiente en el bosque.

«Me puse aparte».

«Fui demasiado lejos en la dirección equivocada».

«Molesto a la gente».

«Soy un extraterrestre».

«Me equivoqué de familia».

«Estoy perdido, fuera del rebaño».

¿Qué dirección tomar? Sin trabajo ni futuro.

Tratamiento momentáneo: Encontrar un pequeño proyecto accesible, concreto, una motivación.

### Pistas para explorar prudentemente:

No tener suficiente determinación ni ser suficientemente agresivo y, al mismo tiempo, conflicto de dirección.

«El mundo exterior no me interesa».

«Tengo miedo de que la otra persona dependa de mí».

Cortisona = el «cuerpo teje».[30]

Cortisol = el «cuerpo te aísla».[31]

Falta de confianza en sí mismo, porque se busca un guía exterior olvidando que en el interior de uno mismo se encuentra el entendimiento, el juicio de lo que es bueno para uno mismo.

El conflicto de cerrar con llave las suprarrenales es el juicio. «He tomado la dirección equivocada». Pero, ¿quién puede decirlo? «¿Quién juzga? ¿Quién compara dentro de mi interior?».

Las personas que no juzgan nunca la situación, pero que se adaptan y utilizan todo lo que les pasa, no pueden tener conflicto de suprarrenales. En

---

30. El autor hace un juego de palabras entre *tisonne*, que significa «tejer», y *cortisone*.
   Metáfora sobre la cortisona que construye, que crea uniones. *(N. de la T.)*
31. Ídem entre cortisol y aislar *(isoler)*. *(N. de la T.)*

conclusión, el conflicto no está aquí: «Me he equivocado de camino» pero «he hecho un juicio incorrecto sobre el camino que tomé». No sé discernir cuál es el sentido útil de lo que me sucede para aprovecharlo o cambiarlo. ¿Todo conflicto es quizás un rechazo de lo real en cualquiera de sus aspectos? Aquí, es el rechazo de haber escogido este camino y de seguirlo.

## MINERALO-CORTICOESTEROIDES

Aumento de la producción de la aldosterona. Esto provoca una retención de sal, es decir, de agua, con edemas importantes, problemas de piel, hinchazones por el Síndrome de Conn: Es un adenoma suprarrenal o hiperplasia bilateral de las suprarrenales creando hipertensión arterial, hipocaliemia, poliuria, debilidad muscular, tetania.

**CONFLICTO RELACIONADO CON LA INTEGRIDAD, LA GLOBALIDAD, LA TOTALIDAD DE LAS COSAS.**

**«TENGO MIEDO DE EQUIVOCARME DE CAMINO, LO QUE CONLLEVARÍA LA PÉRDIDA DE MIS PUNTOS DE REFERENCIA».**

«Una parte de mí se ha equivocado de camino».

«Quiero conservar mi globalidad: todo debe estar satisfecho en todos los ámbitos de la vida. Así pues, si alguna cosa se me escapa, conservo todos los puntos de referencia, es decir, el agua en cada parte de mi cuerpo». (Pierre-Olivier Gély)

## GONADO-CORTICOESTEROIDES

**«ME HE EQUIVOCADO DE CAMINO SEXUALMENTE».**

«No he escogido la buena pareja».

Arrepentimiento sentimental.

«No soy reconocido en mi identidad sexual».

**Síntomas**

**Pelos, bigote.** Hirsutismo en la mujer. Ginecomastia en el hombre.

Estrés insoportablemente fuerte.
HAY QUE ESTAR SIEMPRE ALERTA.

## OVARIOS Y TESTÍCULOS: FUNCIÓN HORMONAL

La tonalidad es *desvalorización.*

El conflicto correspondiente es un conflicto de desvalorización en el poder de seducción, una vivencia de pérdida relacionada con la seducción.

Menos hormonas producidas, menor deseo sexual.

Testículo, ovario izquierdos:

«No debo estimular el deseo del otro».

«Me encuentro feo».

«Soy un mal partido».

«Mi compañero, mi compañera, ha encontrado algo mejor».

«Me siento denigrado, sermoneado, reprendido, desgarrado, por una persona del otro sexo».

Testículo, ovario derechos:

«Mi marido no quiere niños, la idea no le seduce».

# GINECOLOGÍA

## INTRODUCCIÓN

La ginecología es el estudio de los diferentes órganos propios de la mujer, encargados de la recepción, de la transmisión de la vida y de la maternidad: ovarios, trompas uterinas, útero, vagina y senos.

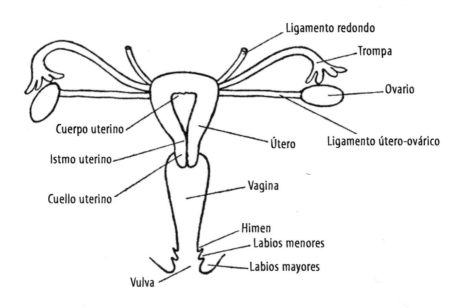

## CONFLICTOLOGÍA

Conflicto de *la gallina*.

# OVARIOS

## CÉLULAS GERMINATIVAS

La tonalidad central es ***arcaica.***
### GRAVE CONFLICTO DE PÉRDIDA.
Por ejemplo, fallecimiento de un ser humano, la muerte de animales.
CONFLICTO DE PÉRDIDA DE UN HIJO VIRTUAL O REAL.
MIEDO A PERDER POR ANTICIPACIÓN.
Ovario **izquierdo** = relación madre-hijo, maternal.
Ovario **derecho** = relación con el hombre, el compañero, el padre.

En las patologías ováricas, encontramos con bastante frecuencia una vivencia de **fusión con la propia madre.**

Este conflicto es más raro que el que se suele encontrar en la zona intersticial *(véase* más abajo): 10 por 100 de los tumores.

Los ovarios están relacionados con la **calidad,** mientras que los testículos lo están con la **cantidad.**

## Teratoma y quiste dermoide

«Hago a mi hijo como por partenogénesis, porque no tengo realmente una pareja».

**Punto pedagógico: Para determinar la emoción que está en el origen de una enfermedad**
Con el fin de comprender el fundamento de la descodificación biológica y las vivencias propuestas en esta obra, es necesario conocer el funcionamiento de un órgano, su función, sus particularidades propias, tema que se estudia a continuación. Para determinar qué emoción está en el origen de las enfermedades, siempre nos basamos en la función sana del órgano en cuestión.

**Sentido biológico:**

¿Por qué el conflicto de pérdida puede provocar un tumor en los ovarios (o en los testículos)?

Si a la gallina le roban sus huevos, pone huevos sin parar, lo que provoca estimular otros óvulos: los huevos. Si un macho mata a sus pequeños, la leona se pone de nuevo en celo para poder tener nuevos cachorros, para continuar la descendencia. El pez pone millares de huevos, porque sobrevivirán pocos. Cuando perdemos a nuestros hijos, la perpetuación de la especie se pone en peligro.

## Zona intersticial de los ovarios

Conflicto de «*Penélope*».
***Parte del órgano afectado:*** Zona intersticial, tejido conjuntivo del ovario.
Cuerpo amarillo. Folículo de De Graaf. Células tecales.
La tonalidad central es ***desvalorización.***
Este conflicto de pérdida es más frecuente y menos profundo que el conflicto de las gónadas estudiado anteriormente.
**CONFLICTO DE PÉRDIDA DE LA CAPACIDAD DE SEDUCIR.**
CONFLICTO SEMIGENITAL DESAGRADABLE, acompañado a menudo de un sentimiento de culpabilidad, al que frecuentemente se añade la noción de golpe bajo.
CONFLICTO DE SER DENIGRADO, REPRENDIDO, AMONESTADO, LASTIMADO POR UNA PERSONA DEL OTRO SEXO.
Por ejemplo: «He tenido una disputa muy desagradable con un hombre, me sentí desvalorizada en mi femineidad».
«Me siento **asustada**».

## Ovario poliquístico

«No consigo expulsar mi huevo, crecer, madurar».
Tendencia a querer seguir siendo un niño, a volverse masculina».

Dificultad para hacer una elección definitiva.

«¿Qué tipo de mujer soy?».


## Ovario derecho

Relación con el hombre, el marido, el amante.

Conflicto de desvalorización: «Carezco de seducción, no gusto».

La mujer está en *el tintero, el añadido, la adición, el excedente,* cuando se siente separada del hombre: hay que seducir a cualquier precio.

«Me arrepiento de este golpe bajo sexual».

«Esta ruptura dramática, ¡soy yo quien la ha provocado!».


## Quiste funcional del ovario izquierdo

«Me siento separada del proyecto de tener un hijo porque este proyecto, esta idea de tener un **hijo es incapaz de seducir a mi marido,** de gustarle».

Cuando se trata de **quistes funcionales,** es la versión motriz del tipo «Proyecto» con una tonalidad de acción impotente.

Ejemplo de quiste en el ovario derecho:

«Perdí a ese chico porque no me acuesto con él». No es una pérdida real. Es un sentimiento de pérdida con culpabilidad y desvalorización.

*Pistas para explorar prudentemente:*

«Siento algo extraño dentro de mí».

«¿Quién es ese extraño personaje que hay en mí?».

El amor ha asfixiado al huevo.


### Sentido biológico:

Durante la fase de conflicto activo, la madre que pierde a sus pequeños **deja de ser digna** de tener más; sus ovarios producen menos hormonas o ninguna, de modo que no hay ni ovulación ni procreación posibles. Es la esterilidad. Es la vertiente goma de borrar – agresión: «Soy agresiva para la otra persona, mala».

En caso de resolución del conflicto, o en el tipo tintero: «Estoy separada», el tejido se reconstruye o forma un quiste que, a veces, puede producir más hormonas sexuales (las células foliculares de los ovarios: estrógenos; la testosterona para los testículos). Esta sobreproducción de hormonas aumenta la seducción de la mujer (y la virilidad del hombre).

La sobreproducción de estrógenos rejuvenece a la mujer varios años. De este modo, el conflicto y, sobre todo, el motivo del conflicto, se pueden superar más fácilmente.

Por ejemplo, en lo que concierne a la pérdida de un compañero sentimental, la mujer estará más segura de seducir nuevamente. Es la metáfora de **Penélope:** perdió al que ama. A la espera de su vuelta y con vistas a seducirlo de nuevo, permanece joven por la producción aumentada de estrógenos.

### *Síntoma*
Necrosis del tejido intersticial.

Este conflicto de pérdida activa sobreañadido a un conflicto de separación activa (o de recidivas), a veces, conlleva **pérdidas de la memoria corta.**

## TROMPAS DE FALOPIO O UTERINAS

Conflicto de las «*Trompetas de la fama*» (simbólicamente se refiere a la representación del triunfo del amor y de la muerte).

La tonalidad central es *arcaica*.

CONFLICTO DE TIPO SEMISEXUAL, POCO LIMPIO, generalmente con una persona masculina (la vivencia es bastante próxima a la del útero).

**CONFLICTO RELACIONADO CON ALGO DEMASIADO «REPUGNANTE» QUE TIENE QUE VER CON UN CONFLICTO SEXUAL MALO, CRUEL, DESPRECIABLE, SUCIO.**

Ejemplo: Una mujer es cortejada por el marido de su mejor amiga. «Me **engaña**».[32]

---

32. En francés, *Il me trompe. (N. de la T.)*

ESTE CONFLICTO ESTÁ RELACIONADO CON LA IDENTI-
DAD, porque es ahí, al nivel de las trompas, donde tiene lugar la creación
de la vida.

## Clamidia en las trompas

Violencia y abusos sexuales, gran secreto.

«Antes que tener un hijo con cualquiera, me hago una ligadura de
trompas».

## Embarazo extrauterino

El huevo puede detenerse en la trompa porque el embarazo **se desea y se
teme** a la vez. Conscientemente, la persona quiere un hijo; inconscientemente, no lo quiere; o viceversa (conscientemente no lo quiere, pero
inconscientemente, sí).

«El niño no tendrá su sitio en nuestro hogar».

### ÚTERO

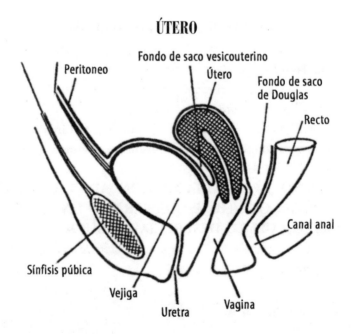

## Cuerpo del útero

### Órgano afectado

Endometrio, que es sinónimo de mucosa uterina.

En el hombre, en conflicto similar, el órgano afectado es la **próstata**.

La tonalidad central es *arcaica.*

«MI FAMILIA ESTÁ FUERA DE NORMAS».

La función biológica del útero va desde la concepción hasta el parto. En consecuencia, los conflictos van:

— desde el CONFLICTO SEXUAL (en el acto sexual), es decir: CONFLICTO SEXUAL QUE SE CONSIDERA FUERA DE LA NORMA, SUCIO;
— hasta el CONFLICTO FAMILIAR (nidificación imposible de la familia);
— pasando por el CONFLICTO DE PÉRDIDA (es decir, del hijo, del progenitor o de los nietos).

En el caso de la mujer joven, si el conflicto se vive solamente en términos sexuales, sufrirá una patología del cuello.

En el caso de la mujer madura, sufrirá una enfermedad del cuello uterino con mucho miedo por los niños pequeños o por las pulsiones sexuales «poco limpias».

CONFLICTO DE PÉRDIDA, SOBRE TODO EN LAS RELACIONES ABUELA/NIETOS (O SIMILARES).

En ocasiones, los abuelos sufren fuertes conflictos relativos a sus **nietos,** como si tuvieran que volver a retomar su función de padres, de procreadores.

CONFLICTO CON CONNOTACIÓN SEXUAL POCO LIMPIA, generalmente con una persona masculina.

CONNOTACIÓN SEXUAL RELATIVA A SITUACIONES DRAMÁTICAS CON LOS HIJOS (vida de pareja) y los **nietos** o similares (alumnos, etc.).

CONFLICTO SEXUAL EN SENTIDO AMPLIO, «ESO NO SE HACE».

Conflicto relacionado con la vida sexual de los demás; no se acepta la vida sexual de los hijos, de las personas cercanas.

Ejemplo: Padres contrariados por la vida de pareja de su hija (disputas frecuentes).

SENTIMIENTO DE DISCONFORMIDAD, DE SALIRSE DE LA NORMA (a menudo los hijos, su sexualidad).

Conflicto de la abuela que no soporta algo relativo a los «nietos» o similares.

Conflicto relativo a la vida en pareja de jóvenes similares a los «nietos» (hijos, ahijados, alumnos, vecinos jóvenes, etc.):

—considerados como poco adecuados;

—que se comportan mal con su pareja;

—que están en peligro moral o físico con connotación sexual.

En chino, el útero = el *palacio del niño* (no feo).[33]

Útero = hogar. En el hombre, el hogar está en relación con el corazón.

En las patologías del útero, a menudo, encontramos, además, una forma de desvalorización relacionada con la familia. «No soy normal; mi familia es anormal».

Jacques Martel, en su libro *Le Grand Dictionnaire* de ediciones Quintessence, propone:

«Me siento obligado a cumplir con mi deber conyugal».

«Sufro, no controlo nada en el ámbito sexual o familiar».

«Es duro exponerse,[34] no soporto mostrarme».

### Síntomas

Tumor compacto en la cavidad del útero.

Gran flujo mensual, hemorragia.

Micosis tomada a menudo por una micosis vaginal, siendo la vagina sólo un lugar de paso; pérdidas vaginales blancas, amarillas.

---

33. Juego fonético entre *palais* (palacio) y *pas laid* (no feo). *(N. de la T.)*
34. Juego fonético con la palabra «exponerse», en francés *s'exposer (sexe posé)*, literalmente, «sexo puesto». *(N. de la T.)*

## Predicados

Norma, podemos oír en la palabra «endometrio», el **metro,**[35] la norma, el maestro. Cuando el endometrio elimina, se llama: la **regla.**

## Ejemplos

Una abuela sufre un *shock* porque su nieta ha sido violada.

La señorita X no quiere tener relaciones sexuales antes del matrimonio. De todas maneras, las tiene porque se siente obligada por su novio; pasado algún tiempo, le diagnosticarán un tumor en el endometrio.

### Tumor en el cuello del útero

Una abuela desarrolla un tumor en el cuello del útero, en el endometrio, originado a raíz de saber que su nieto había abandonado a la chica con quien vivía. No podía aceptarlo, y todavía peor porque esa chica le gustaba mucho (conflicto de pérdida). Se produjo una recaída de ese *shock* cuando el nieto frecuentó a otra chica que a la abuela no le parecía tan simpática ni especialmente guapa (conflicto semisexual desagradable). La solución apareció cuando ambos jóvenes se van a vivir juntos. La abuela se dice: «Después de todo, es su vida». Pasado un tiempo, sufre pérdidas de sangre (fase de eliminación, fase de curación).

### Punto pedagógico: ¡Síntomas de curación!

Cuando un órgano ha sido agredido (por ácido, por ejemplo), va a necesitar algún tiempo antes de volver a su estado de salud, es decir, a recuperarse. Después de una insolación, necesitamos algunos días para que la piel se recupere de sus quemaduras. Después de una rotura, una fractura, lo mismo, el esqueleto necesita un tiempo para consolidarse antes de que podamos reutilizar el miembro que ha vuelto a la normalidad. Tras una indigestión, debemos descansar y esperar a que el estómago se recupere, luego podremos de nuevo solicitarle cuando haya cenas pantagruélicas. Este espacio de tiempo es normal, fisiológico; se acompaña de síntomas, de signos físicos específicos tales como

---

35. Juego de palabras entre *endomètre* (endometrio) y *mètre* (metro). *(N. de la T.)*

fatiga, a veces dolor, fiebre, infección, inflamación. Todo esto es muy comprensible.

Para cada aparato y cada órgano, vamos a encontrar signos de reparación, de convalecencia específicos. Se trata de signos físicos de la fase de reparación o fase de vagotonía, del nombre del nervio *(el nervio vago)* implicado muy a menudo en ese trabajo de vuelta a la normalidad.

### Pólipo en el útero

La señora X viene a la consulta y me explica: «Tengo un pólipo y sé por qué: es a partir de que mi compañero se fue en junio con otra mujer y me sorprendí diciéndome: tendrá el hijo que nosotros no hemos tenido juntos en 18 años de vida en común y mi pólipo es el hijo que él no me ha dado». Y desde el mes de agosto, tiene la menstruación abundante.

De hecho, el conflicto no está ahí: no está realmente emocionada explicándomelo: «Tener o no un hijo: ¡buf! Un deseo nimio, sin más». Por el contrario, desde principios de año, su amigo hace fotos a mujeres desnudas; es un *shock,* es el horror: «Es como si me engañara de una manera muy fea, ¡incluso peor!». Para ella: *ver = dar la vida.*

Es el primer y único hombre que la ha mirado (su padre la desdeñaba); «Él mira a otra, ya no me mira de manera exclusiva = *muero, ya no existo*».

La tonalidad central es *arcaica.*

**«TENGO MUCHAS GANAS DE QUEDARME EMBARAZADA, PERO NO PUEDO ACOGER ESTE EMBARAZO EN EL SITIO ADECUADO, POR LO TANTO, LO ACOJO EN OTRO LUGAR».**

«No puedo acoger en casa, por lo tanto en el hospital o en el trabajo, etc.».

«Mi casa es muy pequeña para acoger al niño».

«No quiero que crezca el niño allí dónde se espera que crezca».

«Quiero acoger el huevo, aumento mi superficie de útero».

## En la endometriosis externa del útero (adenomiosis)

«Quiero acoger un niño pero no en la norma, no normalmente» (en el exterior de casa, por ejemplo, o por una madre de alquiler, etc.).

224

## Endometriosis en el ovario

Deseo de embarazo y miedo de que el niño muera – Miedo al parto (el niño corre el riesgo de morir). Hay que acortar el tiempo entre la ovulación y la implantación del huevo.

### Pistas para explorar prudentemente:
«Quiero controlar el poder creador».

Se trata de mujeres que quieren ser como Dios, como el maestro y creador.

*No hay que poner todos los huevos en la misma cesta.*

«Busco apropiarme de todo, rechazo la frustración».

El hogar está en otro lugar; la familia está desestructurada.

«No es momento adecuado, el compañero correcto».

«He vivido esta relación sexual en la violencia».

«Estar embarazada dentro de la norma es fuente de conflictos».


## Patología de la regla

### Amenorrea de la adolescente
«Tengo miedo de crecer, de mostrar que ya no soy una niña pequeña».

«La sexualidad me asusta».

«Me opongo a mi madre».

A menudo, se trata de hijas dominadas por su madre, las niñas están inhibidas y no pueden tomar su lugar de mujeres.

*Shock* sexual. Ejemplo: Agresión, violación, vergüenza.

### Reglas dolorosas
**CONFLICTO CON LA AUTORIDAD, la REGLA, la coacción, con la norma o con la familia, los vínculos de sangre.**

«La regla es dura».

Este conflicto está en relación con la norma. ¿Por qué son dolorosas las reglas? Puede tratarse de lo que me imponen o me han impuesto en un momento dado: las órdenes, la regla, la ley: «No hay que hacer esto, no hay que hacer aquello; hay que hacerlo así; tengo derecho a existir a condición de hacer lo que me dicen». Lo mismo que **el dueño**[36] o la dueña que salían de la escuela **normal...** Se llama la mucosa uterina ¡el endo*metrio!*[37] De esta forma, el dueño, es la norma; el metro mide cien centímetros.

Se hablaba de Escuela Normal, estamos estandarizados (normalizados), todo el mundo debe tener el mismo programa, es así.

«ESTA FAMILIA NO ES NORMAL».

«UN ASPECTO DE MI FAMILIA ME HACE DAÑO».

**Regla dolorosa el primer día que la tiene:**

«Tengo vergüenza».

***Dolores* asociados al acné** que tienen diversas causas posibles, entre ellas, por ejemplo, la presencia de andrógenos, en cuyo caso: «He sido muy deseado como hijo», y controla mal las hormonas masculinas.

Este conflicto está, a menudo, relacionado con la identidad de mujer.

El descenso hormonal, al principio de la regla, parece favorecer la recidiva del sufrimiento perinatal. En efecto, inmediatamente antes del nacimiento, se produce un descenso hormonal, y el descenso hormonal al principio de la regla hace volver a la mujer al estado en el que se encontraba inmediatamente antes del nacimiento (con todas las vivencias de la madre, de la niña y sus consecuencias).

Los dolores, a veces, pueden deberse al **CONFLICTO DE CONTACTO impuesto:**

«No quiero estar en contacto con eso que simboliza la regla».

En algunos casos, la regla simboliza la feminidad: «*NO QUIERO ESTAR EN CONTACTO CON LA FEMINIDAD*: quiero ser un chico».

A menudo, los dolores desaparecen cuando se convierte en madre.

Los dolores son un síntoma «tintero»; es algo del presente: «Estoy separado de lo positivo».

El conflicto puede estar en relación con los lazos consanguíneos, los vínculos de sangre, la **familia fuera de las normas que me hace daño.**

La regla implica a la mucosa uterina; hay, pues, que explorar las pistas hacia una sexualidad o una familia fuera de la norma, no limpia.

---

36. Juego fonético entre las palabras dueño *(maître)* y metro –de medir– *(mètre). (N. de la T.)*

37. En francés, *endomètre. (N. de la T.)*

*Dolores puntuales:* A veces, son debidos a un estancamiento de la sangre (consultar a un médico).

### Reglas abundantes, metrorragias
«Quiero que alguien de mi familia se vaya». (Lazos consanguíneos)
«Quiero abandonar esta familia».
«Tengo miedo de dejarme vampirizar».
«Tengo miedo de que mi compañero me deje».

## MÚSCULOS LISOS DEL ÚTERO

La tonalidad central es *desvalorización*.
**DESVALORIZACIÓN POR NO PODER QUEDARSE EMBA-RAZADA, TENER UN HIJO, O POR NO TENER EL BEBÉ O LA FAMILIA DESEADOS.**
«¡Un niño que no tendré nunca!».
Resultado de una interrupción voluntaria del embarazo, de un aborto natural, de un hijo muerto, de un duelo no hecho; la vivencia es: «¡No **me siento capacitada para llevar un niño en mis entrañas!**».
Deseo de un embarazo ideal.
Desvalorización relacionada con la familia o con el embarazo.
**Fibroma:**
Este término es la simplificación, en el lenguaje común, de **fibro-mio-ma:** tumor benigno compuesto de tejido fibroso y de tejido muscular.
Conflicto relacionado con la imposibilidad de tener hijos, en caso de esterilidad o después de la menopausia.
Ejemplos:
«He hecho voto de castidad y una parte de mí se arrepiente».
«Lamento no haber tenido más hijos y haber tomado la decisión de abortar, etc.».
Es el deseo de concepción contrariado, que mantiene a la persona en conflicto permanente.
A veces, en la menopausia, el conflicto se detiene espontáneamente y el fibroma desaparece.
Memoria de un hijo muerto.

Problema de casa, de patrimonio.

No tener instinto maternal, sino el instinto del hombre.

Desvalorización en la firmeza.

Instinto maternal hipertrofiado.

El **mioma** del útero es un tumor benigno compuesto de fibras musculares: impotencia para tener una familia normal, dentro de las normas.

«Me siento impotente para proteger, tranquilizar, mimar a mi familia».


## Retroversión, anteversión uterinas

**«NO HE TENIDO EL HIJO CON EL HOMBRE QUE QUIERO», ¡LA META ES ESQUIVAR EL ESPERMA!**
**«PIENSO EN OTRO MIENTRAS HAGO EL AMOR».**

«No quiero ser penetrada».

Un útero en retroversión puede impedir la fecundación y provocar esterilidad. Es posible que el niño nacido de este modo vaya hacia personas que no pueden quererle.

En el hombre, esta vivencia puede provocar testículos en ascensor o la enfermedad de La Peyronie.


## Descenso del órgano: Prolapso

La tonalidad central es *desvalorización*.

**«ES DEMASIADO DURO PARA LLEVAR EN MI CONDICIÓN DE MUJER».**

**«TENGO QUE JUGAR EL PAPEL DEL HOMBRE».**

«Haga lo que haga, no lo conseguiré, no estaré a la altura».

Esto puede ser en la vida de familia, con los niños, o cualquier otra cosa.

«Estoy obligada a contar sólo conmigo y más me vale hacer de hombre».

«No me siento sostenida en mi feminidad, en cuanto mujer».

## CUELLO DEL ÚTERO

La tonalidad central es *social.*

El conflicto se encuentra, la mayoría de las veces, en las mujeres jóvenes.

**CONFLICTO DE FRUSTRACIÓN SEXUAL. La mujer tiene a un hombre pero está frustrada, no puede sacar provecho plenamente (conflicto diferente a aquél de la vagina, *véase* capítulo siguiente).**

**FRUSTRACIÓN AFECTIVA A CAUSA DEL ABANDONO, DE LA SEPARACIÓN del marido, por ejemplo. «No he sido escogida. Mi marido, mi novio o mi amiga prefieren a otra».**

**CONFLICTO DE «DEPENDENCIA NEGATIVA» RELATIVA A LA PAREJA (demasiado indiferente o demasiado previsora).**

**La mujer, cuando va envejeciendo, se convierte en dependiente de otra persona y, a menudo, lo vive mal.**

Matices de las vivencias (en una diestra):

—Vagina = conflicto sexual por no ser poseída, por no pertenecer a nadie, por no poder realizar la unión carnal.

—Cuello uterino y venas coronarias = conflicto sexual de frustración, asociado al conflicto de territorio con abandono, de modo que también las venas coronarias están afectadas (el conflicto que afecta al cuello uterino es menos afectivo que el que se refiere a las venas coronarias). El conflicto de **no pertenecer a nadie** es una catástrofe, un drama, para la hembra en la naturaleza hostil.

La cirugía de la pelvis es embolígena (género de los coágulos sanguíneos que migran hasta en el pulmón donde, a veces, taponan una arteria); a menudo un mismo drama, sexual, va al útero y a las venas coronarias.

—Venas coronarias solamente = «frustración afectiva».

—Cuello, vagina y vejiga = conflicto de frustración sexual que corresponde al impedimento de la organización de un futuro territorio, del nido.

—Unión entre el cuello y el cuerpo del útero: feminidad y función maternal menospreciadas. Si el conflicto es puramente de gestación familiar, se desarrolla una patología del cuerpo; si el conflicto es puramente de frustración sexual, se desarrolla una patología del cuello; y, si se busca desesperadamente un compañero para crear una familia, se desarrolla una patología de esa unión.

ZURDO(A): PÉRDIDA DE TERRITORIO.

**Punto pedagógico: La lateralidad, las personas zurdas**

Puedes observar que los órganos, a veces, son especificados como «diestros» o «zurdos». Efectivamente, la vivencia va a ser diferente según nuestra lateralidad. Por ejemplo, una diestra presenta, en primer lugar, el pecho izquierdo a su niño, mientras que una zurda, presenta el derecho. Del mismo modo, un hombre diestro, prioritariamente, llevará a su niño en su hombro izquierdo, mientras que un zurdo utilizará para el mismo gesto el hombro derecho. Este funcionamiento no es exclusivo de los hombros y de los pechos y se aplica igualmente a otros órganos como el cuello del útero, las venas coronarias, las arterias coronarias, el recto, las vías biliares, los bronquios, la laringe. En efecto, de manera bastante sorprendente, a igual vivencia, el paciente diestro y el paciente zurdo descodificarán según esta lateralidad un órgano diferente. Una diestra en conflicto con su marido tendrá dolores, una posible patología en el hombro derecho, mientras que una zurda tendrá los mismos síntomas en el hombro opuesto, es decir, el izquierdo. En el caso de vivencia «frustración afectiva», una diestra, como acabamos de estudiarlo, tendrá una patología que afectará a la base del cuello uterino (en ocasiones, además, con una patología en la zona de las venas coronarias). Si, por el contrario, la mujer es zurda, la misma vivencia se localizará en otro lugar: las arterias coronarias. Para los chinos, en energética, las personas zurdas se quedaron en el cielo anterior.

## VAGINA Y GLÁNDULA DE BARTHOLIN

La tonalidad central es *social, relacional.*

**CONFLICTO DE NO PODER REALIZAR EL ACTO DE UNIÓN CARNAL.**

**CONFLICTO DE FRUSTRACIÓN RELACIONADA CON EL ACTO SEXUAL.**

**CONFLICTO DE NO PODER TENER A UN HOMBRE PARA UNA MISMA.**

Por ejemplo: Una estudiante ve que todas sus amigas tienen novio, excepto ella. Eso le provoca una gran tristeza, una frustración profunda.

## Observación:

Se produce un círculo vicioso; las pérdidas vaginales impiden cualquier relación sexual, y eso provoca frustración. Ese conflicto activo, al bloquear el hemisferio izquierdo y, así, la fabricación de hormonas femeninas, puede conducir a la frigidez.

## Glándula de Bartholin y sequedad vaginal de las glándulas que impide la penetración

1. Se juzga el deseo sexual como algo malo.
   «No debo atraer al macho».
   El placer está prohibido aunque se trate de una necesidad biológica, vital.
   «Tengo miedo de que mi deseo y mi placer no lleguen a ser descubiertos».
   Ejemplo: «Me entiendo bien sexualmente con esta persona, pero no en otros ámbitos».
2. Rechazo a la penetración, porque, por ejemplo, se quiere castigar al hombre.

## Condiloma

«Tengo problemas para adaptarme sexualmente a esta persona (porque está enferma, envejeciendo, etc.)».

Cuanto más interna es, más podemos encontrar una tonalidad de arrepentimiento, de deseo de infidelidad y de asco.

## Colibacilos

«Soy incapaz de conservar mi sitio, mi territorio y es desagradable».
   «Podrido».

## Clamidia

Problemáticas sexuales inadaptadas (situación incestuosa; relaciones fusionales que persisten con un pariente; abuso sexual).

## Micosis

**Duelo imposible, difícil de terminar, de concluir.**
«Soy incapaz de hacer el duelo de mis ilusiones para vivir la vida tal cual es».

El adulto se pregunta si lo que vive corresponde a lo que esperaba.

«Me siento pillada».

Y también, más concretamente:

«Me siento separada (del hijo, del pene…) y no consigo hacer el duelo del hijo que pasó delante o del pene que estuvo ahí». (Descodificación de Pierre-Olivier Gély)

## Candida albicans

Gran sufrimiento sexual y rencor.

Dos descodificaciones de Jacques Martel:

«No quiero comprometerme sexualmente con esta pareja».

«He sido humillada, he sufrido abusos sexuales».

## Acidez vaginal, que conduce al vaginismo

La acidez es incompatible con los espermatozoides.

Rechazo a la pareja.

La mujer se vuelve «ácida», la amante (mantis) religiosa (devoradora, agresiva).

## Sequedad vaginal posmenopáusica

No tiene que resbalar (relación) hacia la vida (concepción).

# Dispareunia

Dolores durante las relaciones sexuales.

«No tengo los buenos compañeros de cama y para ellos soy una negada».

«Mi compañero, saliendo de mi vida, me ha hecho sufrir».

«Tengo miedo de estar atrapada por mi propio deseo».

«No quiero dejar entrar al hombre en mí, en mi vida».

Una memoria de violación puede desencadenar una **agenesia vaginal.**

## Bartholinitis de una pelirroja

La señora X sufre bartholinitis. Es pelirroja y la miran todos los hombres. Su vivencia del conflicto es: «Seducir es muy peligroso. No debo atraer al macho».

Conflicto **programado:** En sus primeras menstruaciones, su abuela le dijo: «¡No te acerques más a los chicos porque son peligrosos!». La abuela estaba hablando de sí misma y de su propia angustia del embarazo y de ser madre soltera, pero la nieta deduce que el peligro está en consumar el acto sexual.

## Punto pedagógico: El conflicto programado

Se trata de un instante muy concreto en el que, por primera vez, esto es posible. En este instante estoy programado para un nuevo incidente. Mis vecinos son personas simpáticas, de confianza y me entero de que el padre es pedófilo y va a la cárcel. Desde ese día, desconfío de todo el mundo, todo el mundo es sospechoso, especialmente las personas simpáticas. Mamá se olvida de recogerme a la salida del colegio, tengo la impresión de no existir más para ella. A partir de esta experiencia, ya no soporto la soledad. Voy a un restaurante nuevo y espero mi plato durante una hora y quince minutos. No iré nunca más, ¡ni a ese restaurante ni a ningún otro! Estoy programado para desconfiar de las personas simpáticas, para sentirme mal cuando estoy solo, para vomitar si me llevan a un restaurante. Durante toda mi vida, todos los acontecimientos sucesivos, que se parecerán a esas primeras experiencias, serán potencialmente *shocks* que pondrán en marcha la emoción de la primera vez, la magdalena de Proust, el anclaje, el alérgeno. Años más tarde, vuelvo a pasar delante del colegio de mi infancia y me siento angustiado sin comprender por qué. Me invitan a un restaurante y estoy nervioso, impaciente.

## LABIOS MAYORES – VULVA

La tonalidad central es *protección*.

**CONFLICTO DE PENETRACIÓN, DE RELACIÓN SEXUAL FORZADA.**

**Prurito vulvar:** «Me siento separada del placer recibido o dado».

«Estoy en la dualidad entre el deseo de realizar el acto sexual y la imposibilidad de hacerlo».

«Presencié una vivencia sucia y no tuve la capacidad de decirlo».

Secreto unido a la sexualidad.

«Para no separarme nunca, estoy dispuesta a humillarme».

## SENO

### Etimología

La palabra viene del latín *sinus,* «curvatura, sinuosidad, pliegue», que designaba particularmente un pliegue de la toga que recubre el pecho. Su empleo, en sentido figurado, designa la parte del cuerpo correspondiente.

### Función

Además de su función biológica inicial de **lactancia,** el pecho femenino juega un papel importante en la seducción, el erotismo y la sexualidad. Se trata de un carácter sexual secundario.

### En el plano interno

El pecho está esencialmente constituido de un tejido conjuntivo adiposo y de ligamentos de Cooper. El tejido glandular responsable de la producción exocrina de leche sólo representa una pequeña proporción del volumen mamario.

El pecho está profusamente vascularizado.

En la parte del sistema linfático, el pecho está dividido en cuatro cuadrantes, dos externos y dos internos.

Cinco tipos de conflictos pueden sobrevenir en los diferentes tipos de tejidos del pecho, que en ningún caso son conflictos de carácter sexual.

La **glándula:** «Quiero proteger, alimentar X»; **esto puede generar tumor y adenoma.**

Los **conductos** galactóforos: «Conflicto de separación» desembocando en una patología intrarradicular.

La **dermis:** «Conflicto de suciedad» provocando, por ejemplo, un melanoma.

Las terminaciones **nerviosas:** «Deseo de estar separado» produciendo un neurinoma.

El tejido de **apoyo:** «No me siento apoyada por X (mi marido o mi madre), para educar a Y (mis hijos, por ejemplo)». Fibroma, mastosis.

«Quiero seducir a un hombre».

Comúnmente, se describen **cuatro cuadrantes** en el pecho:

—Superior-externo

—Inferior-interno

—Superior-interno

—Inferior-externo

Mayormente, las patologías se sitúan en el cuadrante superior-externo y corresponde al tipo más habitual del conflicto.

Caso no habitual: una mujer, ensimismada con ella misma, desarrolla un tumor en el cuadrante interno; además, siempre ha sido desvalorizada en su familia, como hija, niña, inferior; lo que puede acarrear un tumor situado en el cuadrante inferior-interno.

Descodificación de las **diferentes localizaciones posibles** en el pecho:

— Si el conflicto es vivido en posición de dominante, de madre, es el sector superior.

— Si el conflicto es vivido en posición de inferioridad, de hija, de niña, es el sector inferior.

— Si el conflicto está orientado hacia ella misma, será el cuadrante interno.

— Si el conflicto está orientado hacia la familia, el exterior, será el cuadrante externo.

— Mitad inferior del pecho, cerca del pliegue del tórax: el drama debe quedar escondido, secreto.

**Otras vivencias posibles:**
«Mi instinto maternal está reprimido».
«No puedo alcanzar mi ideal de amor».
«¡No puedo concebir!».
«Quiero atraer al macho, seducir».
Drama inconcebible.
**Ganglio** cerca del seno izquierdo:
Ejemplo: «Mi hijo no tiene padre y soy yo, la madre, quien debe protegerlo».


## Tumor de seno (mama) hormonodependiente, canales del seno

La parte del canal del seno es hormonodependiente. La parte glandular del seno está sin receptores.
«Me siento afectada en mi feminidad».
Hay que suprimir a la mujer.
«Tengo un conflicto porque soy **dependiente** de mi feminidad para estar bien».


## Microcalcificaciones mamarias

(Descodificación de Laurent Daillie)
Hipótesis factible: «Quiero dar más estructura a mi hijo».


## Quistes grasos o fibrosos del pecho

«No quiero ese contacto».
«No consigo seducir al hombre y eso me desvaloriza».
Desvalorización estética: «¡Qué feo es mi pecho!».

# Adenoma

**«Quiero envenenar a alguien».** (Descodificación de Laurent Daillie)[38]
**Patología en el hombre: Papá-gallina.**
Para Jacques Martel, los conflictos son:
«Soy incapaz de expresar mi feminidad».
«Inconscientemente, deseo ser una mujer».

## SENO IZQUIERDO

Conflicto en la relación madre/hijo o conflicto del *nido*.

Cualquiera que sea el territorio, está afectando al nido, con la noción de: «**Todo aquello de lo que nos sentimos responsables en primer lugar,** en todo lo referente a lo que sentimos de que alguien nos necesita absolutamente», *en fin…, ¡eso es lo que creemos!*

Se trata, en primer lugar, de los hijos que, con toda naturalidad, consideramos como «en el nido». Nos sentimos en solidaridad con un hijo al que protegemos de alguien o de algo.

El impacto puede producirse:

— con un **niño** real, virtual o simbólico (alumno, sobrino, ahijado, etc.);

— con un **enfermo,** un accidentado o, incluso, una persona muy dependiente porque, por ejemplo, es muy mayor (esta persona es, entonces, considerada como un niño);

— en la relación madre/hijo, es decir: preocupación por sus propios hijos, pero también preocupación por su **propia madre;**

— en un sentido más amplio, con todo aquello y todos aquellos con los que nos sentimos obligados a «en primer lugar, **hacer de madre»,** «¡a acoger en su regazo!», es decir, a proteger;

— el conflicto puede estar también relacionado con **su apartamento,** su casa. Es el conflicto del nido, **ése es el primer sentido arcaico del** seno izquierdo. Porque, en la naturaleza, el ave, el pez, el mamífero, antes de nada, deben tener un nido. Mientras la hembra no lo

---

38. *Véase La logique du symptôme,* ediciones Bérangel.

tenga, no produce hormonas, pero en cuanto encuentra un nido, su nivel de hormonas (de estrógenos) aumenta. Después, puede tener lugar la seducción, el acoplamiento y el nacimiento de las crías, que ya tienen su nido a punto.

Los **bronquios, las arterias coronarias** están relacionados con las hormonas sexuales (testosterona), es decir, con el acoplamiento, el deseo de reproducción; es el equivalente a la mama izquierda para el macho: sin territorio no hay reproducción.

## Seno izquierdo

### CONFLICTO CON ALGUIEN A QUIEN SE LE HACE DE MADRE: la pareja, pero sin connotación sexual.

La primera pareja es el padre.

La segunda, el marido (alimentado y cuidado, protegido por su mujer que se ocupa de él), el amante.

La tercera, los hermanos y hermanas.

La cuarta, el vecino, el colega, el primo, el amigo.

En el caso de la mujer zurda, es a la inversa: el seno derecho está alterado por el conflicto del nido y el seno izquierdo por el conflicto de la pareja (véase «Seno derecho»).

## Glándula mamaria

**Ilustración verídica:** Una gata pare 12 gatitos; la madre gata de esta gata (es decir, la abuela) vive en el mismo lugar, vuelve a tener leche sin estar embarazada y los gatitos van a mamar de ella.

La tonalidad central es *protección*.

**«QUIERO PROTEGER, ALIMENTAR A X. ME NECESITA».**

«¡Es inconcebible!».

**La glándula mamaria** tiene el mismo origen que las glándulas venenosas de algunos animales; en consecuencia, el conflicto es: «Quiero matar al depredador» (descodificación de Laurent Daillie). Algunos animales, como las medusas, tienen glándulas urticantes que después, en los mamíferos, se transforman en glándulas sebáceas, sudoríparas, y después en **glándulas mamarias,** porque siempre existe la misma idea: «**Me protejo** del depredador».

## CONDUCTOS GALACTÓFOROS

### Órganos afectados

Las separaciones atacan al cerebro, al córtex somatosensitivo, que también rige la epidermis.

Embriológicamente, los conductos de la mama son del mismo tejido que la epidermis, son una invaginación de ésta.

*Órganos que pueden estar relacion*ados con los conductos cuando existe un conflicto madre/hijo:

Músculos flexores de todo el miembro superior, hasta la mano, la piel que la recubre, la piel del hemicuerpo izquierdo, al igual que la cara interna de la pierna izquierda.

La cara externa de los brazos y de las piernas puede significar una separación con defensa simultánea.

La tonalidad central es *social, relacional.*

**CONFLICTO DE SEPARACIÓN, NO SEXUAL, SINO CON CONNOTACIONES MATERNALES.**

Falta de comunicación con personas cercanas que queremos abrazar contra el pecho.

Separación, partida, arrancada del pecho.

Si el conflicto es largo, intenso, la piel también podrá verse afectada.

**Mama derecha** = conflicto de separación en las relaciones horizontales (por ejemplo, el marido se marcha).

**Mama izquierda** = conflicto de separación en las relaciones verticales (por ejemplo, madre, hijo).

Sentirse separada de su hijo, tanto en sentido literal como figurado (falta de comunicación, de comprensión).

Un drama humano asociado a una falta de comunicación puede conducir a una patología de la glándula (nódulo) y de los conductos.

**Sentido biológico:**

El sentido biológico de las ulceraciones de estos conductos es permitir el aumento del paso de la leche. El sentido es: en el caso de pérdida de contacto con el niño, la madre ya no podrá amamantar, la mama continúa fabricando leche y se congestiona y duele. Las ulceraciones permiten almacenar y después facilitar el fluir de la leche producida.

*Síntomas*
Según la intensidad y la duración del conflicto:
— Anestesia, picores, pequeños dolores, punzadas, sensación de quemazón.
— Insensibilidad o piel hipersensible.

Un conflicto en la mama asociado a la piel conlleva sensaciones de quemazón, y de grandes dolores que aumentan proporcionalmente al conflicto de separación activo; ejemplo frecuente: «Tengo miedo de dejar solos a mis hijos si me muero».

Entumecimiento de la mucosa que recubre el canal en el aire afectado por la o las úlceras. Inflamación más o menos importante detrás del pezón.

Tumor intrarradicular. Microcalcificaciones.

**Ejemplos**

«Esta mujer me ha quitado a mi marido»; la mama derecha está afectada.

**Tumor en la mama izquierda**
Su *shock* es debido a un problema profesional: vende viviendas prefabricadas («nidos») y es despedida, sin razón, a los 52 años. Ella adora su trabajo, trabaja muy bien y se implica mucho. Desarrolla su tumor en la glándula y en los conductos. Cuando tenía 26 años, la mitad de su edad en ese momento, su marido la engaña y ella se marcha con su hijo de seis años; se culpabiliza por separarlo de su padre: conflicto de separación por **identificación** con el hijo en su relación padre/hijo. Al mismo tiempo, dimite. En la mitad de la edad de esta separación (es decir, 13 años), ¡va a un internado...! Pierde su nido familiar.

### Punto pedagógico: Los ciclos biológicos memorizados

Marc Fréchet, psicólogo clínico parisiense, ha observado el siguiente fenómeno en numerosos casos: cuando un síntoma aparece en una fecha precisa, se produce muy a menudo una problemática secreta que se mantiene disimulada, rechazada, prohibida, exactamente en la mitad de esa edad.

Por ejemplo, a los 36 años, el señor X es despedido, a los 18 fue expulsado de su colegio. Marc Fréchet explica esto con la metáfora siguiente: cuando cogemos una cuerda y la colocamos entre dos palos, si golpeamos, emite un sonido. Si cortamos exactamente esta cuerda en dos, y la percutimos de nuevo, produce la misma nota una octava superior. De esta manera, podemos renovar la experiencia varias veces, cortarla todavía en dos y después todavía en dos. Así, podremos encontrar en este hombre, a la edad de 9 años, un instante durante el cual se sintió rechazado, dejado de lado por un grupo de camaradas; a los cuatro años y medio, dejado de lado por sus padres, con motivo de un nacimiento, por ejemplo.

Este descubrimiento, que se tiene que verificar cada vez, permite al terapeuta encontrar el primer acontecimiento, el más antiguo que, habiendo pasado en silencio, produce estragos en el psiquismo del paciente y se renueva de manera inconsciente, biológica, al doblar la edad, al cuadriplicarla, etc., hasta que ese individuo toma consciencia y se libera del primer trauma, del primer sufrimiento.

Efectivamente, nuestra vida es cíclica, el universo es cíclico –ya se trate de estaciones, del ciclo menstrual, del ciclo de la luna, del ciclo de la vida y de tantos ciclos más–, la vida se instala de manera inconsciente, automática y naturalmente. Por lo tanto, el ser humano no tiene que pensar ni actuar: las cosas se manifiestan de nuevo como para recordárselo.


## DERMIS DE LA MAMA

La tonalidad central es *protección*.
**CONFLICTO DE MANCHAS, ATAQUE A LA INTEGRIDAD – CONFLICTO DE ESTAR DESFIGURADA.**

Ejemplos:

Una cicatriz, un pecho estropeado, una amputación vivida como una mutilación. El pezón supura.

Cuando la mujer escucha: «Tienes un pecho feo», se resiente en el esternón.

### Síntomas

Mancha marrón, nevus, grano feo y costroso.

Granos de color violeta que van aumentando a medida que el conflicto continúa.

Nódulos de permeación (tumor en la cicatriz).

Vesículas que supuran en y alrededor del seno (amarillas, rojas...).

Cuando el pecho es operado y extirpado, a veces sucede un conflicto que se perpetúa como un «tumor fantasma». Es como una «progresión imaginaria» antes de ver aparecer los granos alrededor de la cicatriz.

Dicho de otro modo, existe un tiempo que corresponde a la temporalidad del proceso de regeneración de la dermis del pecho extirpado, que será recubierto por el melanoma y acabará en cicatriz.

Infección local.

Dolores.

## Vaina de los nervios de la mama

La tonalidad central es *social, relacional.*

**«NO QUIERO NADA DE ESE CONTACTO».**

Es lo contrario del conflicto de separación:

«El contacto me es impuesto; es desagradable, doloroso, no querido».

«No quiero ser tocada».

«Quiero estar separada».

### Sentido biológico:

Los síntomas aparecen allí donde no queremos que se nos toque: pecho, cara, etc.

Neurinoma – conflicto de la protuberancia: miedo a ser tocado(a), golpeado(a), pegado(a); el cerebro envía una cámara de protección. En la mama derecha, o en la mama afectada por el deseo del marido, aparece un neurinoma.

## Tejido de sostén de la mama

La tonalidad central es *desvalorización*.
**«NO ME SIENTO SOSTENIDA POR...** (MI MARIDO, MI MADRE...) PARA PODER AYUDAR, HACER DE MADRE, ALIMENTAR...».
«Tengo que ser fuerte (pecho fuerte) porque estoy sola. Sólo puedo contar conmigo misma».

### Desvalorización estética
Oímos: «¡Qué feo es tu pecho!».
«¡Deseo tanto seducir al hombre, al otro, dependo tanto de ello!».

## Patologías diversas

## Esterilidad

«Es imposible asumir la función de adulto».
**Nos quedamos en la etapa infantil:** «Un niño no hace de niño». «Quiero seguir siendo un niño».
También podemos buscar la noción de los padres que **prohíben a su hijo crecer.**
«Estoy **atrapada** en (una situación, una persona, un lugar...)».
«**TENGO MIEDO DE LA REALIDAD,** TENGO MIEDO DE ENCARNARME».
«Me desvalorizo por no ser capaz de seducir a la otra persona. Hay un **peligro en seducir**».
Pérdida de territorio. **EL NIDO NO ESTÁ LISTO.**
**Miedo a la muerte** relacionada con el embarazo o con el nacimiento.

«Tengo miedo a morir en cuanto sea padre».

«Moralmente, no tengo derecho de consumar el acto sexual».

Incesto simbólico con su marido.

ES PREFERIBLE NO TRANSMITIR LOS PROBLEMAS HEREDADOS, inconscientemente: «No quiero hacer revivir semejantes horrores a mis hijos». A partir del éxodo, la diáspora, el genocidio, la guerra, la violación.

**«Me niego a transmitir** este "almacén" familiar».

«Mejor ningún hijo que un hijo minusválido».

«Si tengo un hijo, muero».

Si, cuando la persona estaba *in utero,* sus padres estuvieron en un no-deseo de hijo (consciente o inconscientemente), puede haber programación de esterilidad en su hijo (lo que escuchará y pondrá en práctica es: «No quiero que el niño nazca»).

---

### Protocolo – Fantasías y embarazo

*Objetivo*

Trabajar las aprensiones de la mujer con respecto al embarazo.

*Indicaciones*

Angustia, esterilidad.

*Técnica*

Establecer un parámetro de tiempo con los siguientes elementos:

Concepción – Parto – Lactancia – Educación del niño.

Percepciones de temores que la mujer puede sentir inconscientemente en relación con sus fantasías sexuales, su historia.

1. **FANTASÍAS SEXUALES DE LA MUJER DURANTE EL EMBARAZO**

— Estética. «Ya no me reconozco a mí misma. Mi vientre va a aumentar, voy a tener formas, voy a ser deforme».

— Miedo en la relación de pareja, por las formas: «Como estoy cansada, soy menos deseable».

— Sexualidad diferente.

— Estatus de madre. No parecerse a su madre, no ser más una mujer. Hay un cambio hormonal.

— Miedo a que el niño sea anormal (miedo a encefalitis, angioma en la cabeza, por ejemplo).
— Sobrepeso.
— Miedo al parto.
— Miedo a perder el niño (niños hiperactivos o asmáticos).

Hace ruido permanentemente para mostrar que está vivo. Porque la madre vive mal la inmovilidad, que para ella quiere decir la muerte. En cuanto él se calla, ella está angustiada porque tiene miedo de que se haya muerto.

— Miedo a las náuseas.
— Ejemplo de una mujer estéril: «Si estoy embarazada, mi padre sabrá que he tenido una relación sexual»; ¡aunque está casada desde hace cinco años!
— Miedo a ser engañada porque: «Ya no seré deseada».
— Miedo a perder mi trabajo.
— Miedo a perder mi libertad.
— Miedo a morir.
— Miedo a no conseguirlo, a sufrir en el momento del parto.
— Miedo a la hemorragia, a perder mi sangre (Caillot).
— Ser mamá, si se es un niño es imposible.
— Mujeres que no se realizan en sus cuerpos.
— El embarazo acaba en el parto. La mujer puede tener miedo de no llegar hasta el final o concluir.

## 2. DESPUÉS DEL PARTO

— Deformación del pecho.
— ¿Podré hacerlo?
— ¿Tendré leche suficiente?
— La señora X sólo produce leche en la mama izquierda porque no quiere amamantar a su marido, la leche no saldrá de la mama derecha.
— Poner los elementos más llamativos en la línea del tiempo.

«Y he aquí, se entera de que está embarazada. ¿Qué pasa en su interior?». Hacer descubrir a la paciente sobre su conducta en el tiempo. «Avanza, ¿qué sucede ahí, a... meses de embarazo?».

Tratar de hacerla avanzar físicamente sobre su conducta en el tiempo y ponerla en contacto con lo que ocurre en su cuerpo.

Diferenciar deseo de embarazo y deseo de hijo.

«¿Qué representa para ti tener un hijo? ¿Ser madre?».

## Hiperprogesteronemia

«Bloqueo para impedir un embarazo».

### Cistitis

La orina da información sobre el ciclo menstrual a los machos.

«No quiero que él sepa que estoy en período de ovulación, de fertilidad».

### Menopausia

A menudo, la mujer confunde la pérdida de su capacidad de procrear con la pérdida de su capacidad de seducir, de ser mujer. Sufre, entonces, una pérdida de su imagen consciente de ser una mujer.

### Sofocos

No es una fatalidad, sino un conflicto.

La pregunta es:

«¿QUÉ O A QUIÉN TENGO QUE CALENTAR? ¿QUÉ MUERTO, QUÉ MUERTA, QUÉ TIEMPO MUERTO, QUÉ PROYECTO MUERTO…, QUÉ FALTA DE CALOR HAY A MI ALREDEDOR, QUÉ FRÍO?».

Frío = fallecimiento = duelo; «Hay que calentar la muerte, la casa vacía, etc.».

Frío = falta de amor, de sexo; «Ya no seduzco a mi marido».

Frío = ausencia; «Los hijos ya no están en casa».

### Vapores

«Esta forma de relación, de contacto, no me va».

«Estoy bajo presión».

# OBSTETRICIA

## GENERALIDADES

El embarazo es el único tumor natural, es como un tumor en el útero, con multiplicación de células, pero células de otro, ¡células extrañas!

Los niveles de estrógenos y de progesterona aumentan durante el embarazo. La modificación hormonal es igualmente debida a la secreción placentaria. El nuevo equilibrio hormonal no está regulado por la madre, sino por el bebé.

### Vivencia de la madre

- El cuerpo en estado de vagotonía: Así pues, el embarazo es un «tumor» natural que el cuerpo debe ser capaz de aceptar. El cuerpo dispone de dos meses después de la concepción para pasar obligatoriamente al estado de vagotonía.
- El embarazo es, a veces, la resolución de un conflicto: de no tener hijos, de sentirse inútil, sin sitio, sin valor o, incluso, de rechazar su feminidad (sus hormonas femeninas).
- **La perpetuación de la especie es más importante que el individuo:** Todos los conflictos anteriores a la concepción se dejan de lado y la madre debe, durante su embarazo, hacer caso omiso con el fin de permitir a la vida ir hasta el final. El hijo ocupa su centro de gravedad, ella se **descentra** en beneficio de su bebé; es un programa fetal de supervivencia inscrito en la madre. Los psicoanalistas hablan de «desapego» (véase más abajo protocolo: «Reencontrar su centro»).
- **Si la madre sufre el bio-shock durante el embarazo,** pasa al estado de simpaticotonía, lo que implica una vasoconstricción y una menor aportación de sangre al útero. De ahí resultan las contracciones uterinas, pudiendo provocar un aborto o un sufrimiento fetal (según la intensidad de las contracciones). Y, si hay sufrimiento fetal, el bebé

está privado de alimento y puede sentir una carencia, una ausencia de seguridad (más tarde, en su nacimiento, podría padecer nódulos en el hígado, ictericia, etc.).

- La mayoría de los síntomas durante el embarazo son **síntomas de vagotonía**. Si la mujer lo viviera en estado de simpaticotonía, no habría embarazo o, si lo hubiera, desembocaría en un aborto natural.

- Cuando la madre está en estado de simpaticotonía, desde las primeras contracciones uterinas, **el parto es una** *simpaticotonía:* La madre despierta en ese momento todos sus conflictos, los que son anteriores a la concepción y aquellos que fueron vividos durante el embarazo (salvo si se han solucionado durante el embarazo o a través del nacimiento). Puede estar, asimismo, en contacto emocional con lo vivido por las madres de su genealogía durante sus partos (miedo a morir, a tener un hijo anormal, a sufrir, a ser abandonada, a ser una mala madre...). Lo mismo ocurre en los abortos naturales y en las interrupciones voluntarias del embarazo: el cuerpo vuelve a estar en estado de simpaticotonía.

- **Depresiones posparto:** La madre reencuentra los conflictos que había dejado de lado durante el embarazo.

## Vivencia del hijo

- **Vivencia:** En cuanto hay vida biológica, hay función biológica, necesidad biológica, vivencia biológica.
  La madre debe pasar por el proceso de vagotonía, como hemos visto, y el hijo debe estar en simpaticotonía, siendo un gran trabajo de construcción.

- **Su vivencia es doble** desde su concepción a su nacimiento = tiene la vivencia de su madre más la suya. Tiene la vivencia de su madre porque está en fusión con ella; es un ser de pura emoción: va a estar en simbiosis con ella para no ser rechazado (si mamá tiene miedo, él tiene miedo; si ella está enfadada, él también lo siente). Algunos trabajos demuestran que el hijo tiene sueños al mismo tiempo que su madre, y, posiblemente, sueños idénticos. El hijo está en contacto con todas las emociones de la madre, con su inconsciente. Y, cuando nace, puede empezar a disociarse de la vivencia de su madre.

El feto también tiene su vivencia personal, de identificación: «mamá tiene miedo = es culpa mía»; «mamá está enfadada = tengo miedo», por ejemplo. Si la mamá deja de fumar al final del embarazo, puede sufrir el cese de esta adicción de forma brutal y sufrir por ello.

En el sexto mes del embarazo, oye cinco veces mejor que nosotros y todos los ruidos están amplificados (gritos, lloros…). El bebé resume en él sus emociones, las de su madre y también, quizás, las de su padre; a través de los acontecimientos, el bebé se desarrolla en el «permiso de construirse» con una consciencia en diferentes planos.

- **Vivencia multiplicada:** Un año parece largo cuando somos niños y parece más y más corto a medida que nos hacemos mayores; así pues, *in utero,* un año es infinito; el hijo tiene entonces su vivencia más la vivencia de su madre y todo eso durante un tiempo infinito.

«Durante nueve meses, el bebé tiene como único universo el seno materno».

*Ese tiempo, para él, estuvo* **próximo al infinito** *si creemos la demostración del doctor Philippe Coury-Payen, quien, basándose en el acortamiento del tiempo a medida de nuestro envejecimiento, llega, invirtiendo la ecuación de esta relatividad y aplicándola en el período prenatal, evaluando el tiempo de la gestación a trillones de años.*

*»En esta* **densidad temporal incomparable,** *el pequeño ser en ciernes no ha conocido otra presencia viva que el latido materno latiendo para él solo; acurrucado; el instinto maternal persigue el gesto:* **la madre abraza a su hijo en el regazo de su brazo izquierdo».**

- **Vivencia en el momento del nacimiento:** Cuando el hijo nace, sale también, en gran parte, de la fusión biológica con su madre; de esta forma, en ese instante, el bebé entra en vagotonía en algunos conflictos que pertenecen a la madre.

## Parto y nacimiento

A menudo es vivido por el hijo y la madre como una **separación acompañada de agresiones.** Parece que la mujer que pare se encuentra ella misma conectada de inmediato a **otro parto importante:** el suyo; y al de sus otros ascendientes, partos que, a veces, pueden ser conflictos programados cuando no fueron bien. Es la madurez de la glándula **suprarrenal** del hijo la que provoca el parto. El embarazo que empezó por la acción de las gónadas, que se sucede por la de los riñones (líquido amniótico), termina en la glándula suprarrenal, el proyecto de nacer.

---

### Protocolo – Recuperar el propio centro

Este tipo de problema puede bloquear o frenar la psicobioterapia.
- Nivel de dificultad: Fácil.
- Indicación preferente: Para todas las mujeres que han parido o que han abortado, que han tenido uno o varios hijos con los que han mantenido una relación de tipo fusional olvidándose de sus propias necesidades vitales. Este protocolo va a ser eficaz, ya se trate de parto, de aborto, de embarazo o de maternidad simbólicas, como de ocuparse de niños o de adultos en dificultad; en todos los casos, un tipo de experiencia donde la mujer –y, ¿por qué no, el hombre?– está descentrada, es decir, que ella no sabe ocuparse de ella, pero que lo hace ocupándose de otro.
- Contraindicación: Ninguna.
- Condiciones de realización: Siempre son dos.
- Tiempo necesario: 20 a 30 minutos.
- Material: Ninguno.

INTRODUCCIÓN DEL PROTOCOLO[39]
«Me gustaría preguntarle, por usted, ¿dónde se encuentra con precisión su centro?». Todos tenemos un eje de sustentación y un centro de gravedad que asimilamos muy a menudo al *hara* o *kikaï tendem* situado detrás del ombligo. ¿Qué pasa cuando una mujer está embarazada o cuando una hembra espera sus pequeños? ¿Qué le pasa a ese centro? Se convierte en otro, el todo fuera de sí. ¡Claro!
El centro de mí misma ya no soy yo. Es otro, un bebé.
Esto va a durar un período muy largo, alrededor de nueve meses; nueve meses de impregnación, de anclaje intenso.

---

39. Extraído de *Protocoles de retour à la santé* en ediciones Le Souffle d'Or.

¿Y la mamá? ¿Dónde se encuentra su centro a partir de ahora? O bien se descentra para dejar sitio al futuro, o bien se olvida y se convierte en otra persona.

«Mi centro eres tú, mi bebé, mi tesoro, mi dios, la niña de mis ojos, mi amor, mi vida, mi corazón, mi alma».

Planteo la siguiente pregunta: «¿Eso acaba al parir?». No siempre. ¿Por qué razón?

Porque la maternidad es una necesidad biológica fundamental.

Para la prole, que es frágil, vulnerable, débil, una presa fácil, es indispensable que la madre –ya se trate de una mujer, o de una mamá cocodrilo, o de una mamá oso– se ocupe de sus *retoños,* que la madre se descentre, que se sacrifique como la mamá pelícano de la leyenda que da su sangre para alimentar a sus bebés.

En el parto, la madre (si no ha sido capaz de hacer sitio para el otro y ha seguido siendo ella misma) pare de su centro que, de repente, ya no está en su interior, sino en el exterior. Ésta es, a menudo, la única actitud posible de la madre para que su hijo reciba todos los cuidados y toda la seguridad que van a permitirle sobrevivir.

¿Y qué sucede con la madre? La madre ya no tiene centro, ya no se ocupa de ella misma. Espera que lo hagan los demás, como ella lo hace por otro (véase la metáfora del pequeño guante en el CD de audio: «Histoires à déclics», ed. Le Souffle d'Or). Este estado, de hecho, dura algunos meses, hasta el final de la lactancia… o algunos años; luego, la madre recupera su feminidad, su ciclo menstrual, su identidad, sus deseos. A veces, esto dura mucho más, incluso, si no se tiene cuidado, en ciertos casos patológicos, toda una vida. De esta manera, para la madre que ya no es mujer, ocuparse de ella misma se convierte en ocuparse del otro, incluso de otros; incluso si su bebé tiene veinte, cuarenta o cincuenta años. Y todo el mundo, todos los que pasan a su órbita se convierten en sus hijos, de los que se encarga; una carga que es pesada de sobrellevar por… los que sufren a esta mujer, porque ya no es una mujer, sólo es un par de mamas, una cuidadora (curandera),[40] una sombra.

---

40. Juego de palabras entre *soignante* (cuidadora) y *soi-niante* (negación de uno mismo). *(N. de la T.)*

Y sus hijos que han crecido, ocupándose de ellos, se ocupan de su madre. Porque el centro de su madre está en ellos; tienen, de hecho, que ocuparse particularmente bien de ellos mismos para que su madre esté satisfecha. Esta responsabilidad se basa en una confusión, es fuente de estrés, de desgracia y de desprecio. Como dicen algunas madres: «Lo hago por tu bien. Sólo pienso en tu felicidad». Una madre dice a su hija: «Sólo vivo para darte satisfacción y cuando seas realmente feliz, sólo me quedará morir».

La hija, evidentemente, es depresiva, desgraciada, para permitir a su madre permanecer viva y no ser una asesina. Cuando la madre dice: «Sólo pienso en tu felicidad», ¿es realmente cierto? ¿Cómo comprobarlo? ¿Se puede verificar? ¿No será más sano para la hija tener una madre que sea mujer, que se ocupe de ella, que lo haga directamente sin pasar por el otro, siendo un modelo de felicidad que la hija podrá seguir luego? De esta forma, si cada uno toma conciencia de sí mismo, también podrá tomar conciencia del otro, de la diferencia en términos de deseo y de necesidad. Ejemplo de otras frases escuchadas: «Hijo mío, abrígate bien, porque tengo frío», «De nuevo, **me** has provocado fiebre».

He aquí el PROTOCOLO que te propongo para corregir este tipo de situación.

1) Darnos cuenta de este tipo de confusión en nuestra vida «yo = el otro». ¿Qué otro? ¿Vivido con quién? Encontrar la o las personas con las que estamos en confusión. La mayoría de las veces, se trata de un hijo, de una hija, de un aborto natural, de un hijo adoptado, de nuestra propia madre o de la equivalencia a un embarazo. Para identificar a nuestros *inquilinos,* podemos hacernos la pregunta: «¿Quién es tan o más importante que yo? ¿Por quién estoy dispuesto a morir, a sacrificarme, a sufrir, a olvidarme de mí misma?».

2) Tomar conciencia del límite en el desarrollo humano, ecológico y afectivo, que conlleva tanto para una misma como para los demás.

3) PUNTO ESENCIAL: Visualizar tu propio *centro,* la mayoría de las veces se encuentra en el vientre, bajo la forma de un objeto o de una forma simbólica, geométrica.

Voy a comparar esto con el molde de una obra de arte, de una escultura. Es la obra, pero hueca. La obra, a veces, ya no se encuentra en ese sitio. Sólo queda el hueco, la forma, el molde, el vacío. Describir esta forma lo más detalladamente posible.

4) En el caso de varias personas con las cuales tenemos una relación fusional-confusional, escoger la primera de esas personas. A veces, el primer embarazo. Para ello, visualizar en el espacio alrededor de uno mismo, el espacio que sentimos ocupado simbólicamente por esa persona. Por ejemplo: Pienso en mi primera hija, tengo la impresión de que está a tres metros a mi derecha, ligeramente en el aire.

Así pues, definir bien ese espacio.

5) FACULTATIVO: ¿En qué momento mi centro se expatrió de mí? En el parto o en otro momento, como por ejemplo en el momento de un accidente o de una tragedia que le ocurrió a esa persona, hijo, hija, etc.

6) PUNTO ESENCIAL:

a) Viajar en el cuerpo de esta persona –como mi hija que está a tres metros de mí–, a la búsqueda de mi centro o de un *pedazo* de mi centro como si tuviera un aparato radiológico que ve a través de la carne.

b) Recupero mi pedazo (con, por ejemplo, un amante particular que atrae irresistiblemente todos mis pedazos). Todo esto va del exterior de mí misma, es decir, del interior del otro, hacia el interior de mí misma. Reemplazo mi yo en mí misma, lo visualizo. Y, a cada inspiración, vuelvo a poner, a posicionar, a reinstalar ese centro en mí.

c) ¿Qué pasa en términos de sensación, de beneficio, de experiencia?

d) ¿Cómo reacciona el otro? ¿Cuáles son sus benefi*cios y ventajas?*

e) Visualizar las relaciones que todavía pueden estar ahí, de manera residual entre nosotros; como, por ejemplo, un cordón. Cortar ese cordón en varios pedazos y dejarlos caer sin ocuparse de ello.

f) Si es necesario, puedo revivir el parto dando a luz al otro, pero dejando mi centro en mí misma. ¿Cuál es la nueva relación que permite a la otra persona establecerlo ahora?

g) Y sobre todo, ¿cuál es el beneficio para el otro de ese nuevo tipo de relación?

7) En el marco de varias relaciones confusionales, hacer lo mismo que en el punto 6, con cada depositario de una parte de mi centro, reconstituyo íntegramente el puzle de mí misma.

8) Practicar el protocolo íntegro cada vez: Beneficio para el otro, beneficio para mí y nuevo tipo de relación.

## CONFLICTOLOGÍA

## Embarazo extrauterino

¿Qué historia nos revela este síntoma?

Mis proposiciones de trabajo, de descodificación, están abiertas, sólo son hipótesis, porque lo que propongo es crear la toma de conciencia. Nada más. Ninguna certeza absoluta ni totalitaria.

El embarazo extrauterino es, de alguna manera, como una arteriosclerosis de los pequeños músculos de la trompa de Falopio. Encontramos pequeños músculos y pequeñas vellosidades que hacen avanzar el huevo fecundado. El deseo de embarazo de la mujer va a permitir la concepción que transporta el huevo al útero, y esto gracias a pequeños músculos.

Aquí la mujer quiere, pero al mismo tiempo, no quiere: «Quiero un hijo y no lo quiero». Una parte de su cerebro está dando la orden a sus células ciliadas de transportar el huevo a la zona de acogida. Y, al mismo tiempo, otra parte de su cerebro, por otras razones, rechaza este embarazo, a causa de noches en vela, pañales, preocupaciones financieras, problemas de custodia, de trabajo, de pareja… De esta manera, las frases que pueden «hablarle» a la mujer son:

**Embarazo deseado y temido a la vez.**
CONSCIENTEMENTE, SE QUIERE UN HIJO E INCONSCIENTEMENTE NO SE QUIERE; O A LA INVERSA.
«No es el momento apropiado».
«No es la pareja apropiada».
Relación sexual vivida en el seno de la violencia.
«¿Quién es el padre? ¿Mi marido? ¿Mi amante?».

«Estar embarazada en la norma es fuente de conflictos».

«Mi embarazo está fuera de las normas, de los usos y costumbres».

«No quiero acoger o que crezca el hijo ahí donde se supone que debe crecer» (en la familia, en esta casa).

«Mi vivienda es demasiado pequeña; mi habitación es el útero, si no tengo habitación, mi hijo va a alojarse en las trompas».

«La casa es demasiado pequeña para albergar un hijo».

«Mi hijo no tendrá su sitio, ningún hogar en el futuro».

El niño se va a agarrar dónde pueda, en un lugar que no está previsto.

## Contracciones uterinas durante el embarazo

Si la mujer vive un drama, un bio-shock, cualquiera que sea la vivencia, se vuelve a poner en simpaticotonía. Esto puede comportar un sufrimiento fetal. El útero se contrae entonces como si quisiera expulsar ese niño.

El bebé, a veces, siente dolores y una falta de espacio, entonces la solución biológica es la de dar a luz antes de las contracciones.

Igualmente, podemos preguntarnos: «¿Qué ha vivido la madre en tal mes de embarazo en el útero de su propia madre?».

«Quiero echar a alguien de mi casa, de mi familia o irme yo mismo».

## Mola

Es una FORMA PARTICULAR DE CONFLICTO DE PÉRDIDA:
   **DESEAR UN DESEO DE TENER UN BEBÉ, ESTAR EMBARA- ZADA DE UN DESEO DE TENER UN BEBÉ.**

Huevos claros:

La madre tiene un gran deseo de tener un hijo y el padre un gran deseo de no tener un hijo.

Puede haber una ambigüedad en el deseo de tener un hijo.

Exceso de acogida.

Sin personalidad, sin proyecto.

«Es difícil de concretar».

Toxemia gravídica, eclampsia.

**Toxemia:**
«Tengo miedo de la muerte, miedo a morir en el momento del parto».

**Eclampsia:**
«Quiero matar a alguien (mi marido, mi padre, el hombre que me ha violado…)».


## Parto de nalgas

«Muestro quien soy».
   «Esperaban un chico».
   «El exterior es negro, negativo, voy hacia atrás».
   «Tengo miedo de ir hacia adelante».


## Retraso en el parto

**Por parte del hijo:**
   «No quiero salir».
   «Freno».

**Por parte de la madre:**
   «Todavía quiero quedarme con mi hijo».
   «No me siento preparada».


## Gemelos

**Hipótesis de Sentido biológico:**
El sentido está quizás relacionado con la pérdida y con el hipertiroidismo de la familia. «Hay que tener hijos rápido y, para ganar tiempo, hacemos dos embarazos en uno». Como la coneja que tiene dos úteros e inicia un segundo embarazo cuando el primero ya está en curso. Los conejitos son la nevera de los zorros, y **hay que producir muchos para que sobrevivan unos pocos.**

En el caso de los aguiluchos, la cría que nace primero se come a la segunda. Así, esa segunda cría nace para servir a la anterior de **primera comida.**

En el caso de los loros azules, la cría que nace en segundo lugar es más pequeña y sólo sobrevive en caso de que la primera muera. Es **la cría de reserva,** por si acaso (véase el síndrome de la «rueda de repuesto» descrito por Salomon Sellam en *Le syndrome du gisant* en ediciones Bérangel).

De esta manera, la gemelaridad responde, quizás, a un **conflicto de pérdida o de miedo a perder a un hijo;** concebimos un **hijo de repuesto.** De alguna manera, hay uno que existe y otro que no, que está como sustituto, a la sombra, por si se diera el caso de que el primero muriera (simbólicamente, por supuesto).

Ejemplo de dos hermanos: El primero se llama *Côme*, el segundo *Pacôme*.


## Aborto natural

«Es demasiado pesado de llevar. No podría criarlos sola hasta el final».


## Edemas

Fase de resolución de un conflicto anterior a la concepción.
«Pierdo todos mis puntos de referencia».


## Hemorragias

«Quiero eliminar a alguien de mi familia: el padre, el hijo…».
Si se trata de un **coágulo** de sangre:
«Quiero eliminar la unión entre dos personas».
«Su unión me agrede».

## Coágulo de sangre que obstruye la arteria uterina

Cuando tuvo el primer parto, la señora X sufrió una hemorragia. Poco antes del segundo parto, su cuerpo produce un coágulo para impedir una posible hemorragia, vinculada en su cabeza al parto.

## Anemia

«No quiero molestar a la otra persona, quitarle su vida, su oxígeno».
«Tengo miedo a molestar».
«No tengo derecho a la pelea en el marco familiar. Para sobrevivir, no hay que responder».

## Hemorroides

«¿Quién soy?».
«Ya no tengo sitio en esta familia».
«Hago sitio a esta nueva identidad: el bebé o el estado de mamá».
«Dreno las porquerías que hacen más pesada a esta familia».

## Hiperproducción de leche

«He tenido miedo por mi bebé durante el embarazo».
Ejemplo: «He sufrido muchas amniocentesis y tengo miedo que esto le haya hecho daño».

## Descalcificación

«¿Para qué sirvo?».
«Me siento inútil».

## Patología del cuello del fémur

La señora X está embarazada y todo el mundo le dice que aborte: «Eres demasiado vieja…». Ella resiste, aguanta y, después del nacimiento, tiene dolores en el fémur.

## Incompatibilidad de Rh

«No quiero saber nada de esta familia tóxica, mortífera; quiero proteger a mi hijo de ella; querría que no existiera esta familia, esta memoria, estas historias tóxicas».

## Atresia esofágica

Ausencia de esófago.
«Mi niño sólo me necesita a mí. Voy a darle todo a través de mi sangre».

## Hipertensión arterial

«Resisto para defenderme, para pelearme, para protegerme de la familia».

## Cordón umbilical alrededor del cuello

Hay que sacrificar al hijo para que la pareja viva.

## PLACENTA

Etimología: *pastel, galleta.*
Para algunos, la placenta es como un gemelo que habría dado la vida.
En algunas culturas, se entierra la placenta y luego se planta un árbol para que el niño encuentre su lugar.

La placenta permite la comunicación con la madre. Si la madre está en conflicto, la placenta está ahí para proteger al hijo.

## Placenta previa

«Protejo al niño de la violación, del padre o de cualquier agresión».

«Tengo previsto todo menos lo imprevisible». (Descodificación de Jean-Jacques Lagardet)

«Mi hijo puede ser agredido».

## Desprendimiento prematuro de la placenta

«Tengo miedo de ser tóxica, de hacer daño a mi bebé».

«El mundo exterior es peligroso».

## Trofoblastoma

1. Si una persona nace después de uno o dos niños nacidos muertos, su PLACENTA DEBE SER MÁS IMPORTANTE.
2. «NO ESTOY SEGURA DE LLEVAR EL EMBARAZO A CABO». Así pues, hace falta más alimento, más placenta para que haya más intercambios nutritivos entre la madre y el bebé».
3. «YO ACOJO, PERO LA CASA ESTÁ VACÍA, YO ACOJO, PERO NO HAY DESEO DE TENER UN NIÑO POR PARTE DE MI MARIDO» (esto, a veces, provoca igualmente embarazos nerviosos).

## SEXUALIDAD

### Fisiología

He aquí algunas reflexiones *(en cursivas)* del señor **Francesco Basile**.

Y, para profundizar, también puedes adquirir el libro de Philippe Lévy en ediciones Le Souffle d'Or: Décodez votre sexualité.

*En el mundo animal, la relación sexual es una forma de selección natural: sólo **el dominante** (aquel que es el más fuerte, garante de un ADN de cali-*

dad, es decir, preparado para cualquier prueba de supervivencia) tiene derecho a la sexualidad. Por esta razón, una mujer desea sexualmente al hombre si, en su representación, él es dominante (en su rol social; ejemplo: empresario, actor de cine, as de deporte…).

Si, en su representación, el hombre desciende del pedestal y la decepciona, puede que la mujer ya no sienta deseo sexual, sino solamente una ternura de tipo amistoso. Encontramos numerosos ejemplos de mujeres que ya no sienten deseo por su pareja, pero que, en cuanto esa pareja se interesa por «otra hembra» (lo que para el cerebro está descodificado como comportamiento dominante), su deseo vuelve con más fuerza. Si una hembra se convierte en dominante, tendrá el comportamiento de un macho seductor y se dirigirá con iniciativa hacia los machos dominados, pero entonces su prole puede estar en peligro, ya que en la naturaleza el dominante puede eliminar a los pequeños.

## Vaginismo

### «ME SIENTO INVADIDA POR EL OTRO».

«Al principio del acto, cuando me besa, me acaricia, me siento muy a gusto, bien lubrificada, pero, *basta que comience a tratar de penetrarme para que me bloquee. Sin embargo, es muy dulce conmigo*», explica una paciente desesperada, porque no consigue comprender la reacción de su cuerpo. *La **representación de un cuerpo extraño en ella** estaba relacionada con una vivencia de miedo profundo. «Mi madre era violenta, me pegaba mucho (madre esquizofrénica). Mi madre me forzaba a comer, controlaba todo; mis padres entraban en mi habitación sin preguntarme…».* El terapeuta, Francesco Basile, le pidió que se reapropiase de su vagina: ella, en estado de relajación, debe introducir su dedo en la vagina para determinar las zonas dolorosas y descomprimirlas apoyando, para sentir adecuadamente las sensaciones y liberar las emociones asociadas a la agresividad.

Ya no le hace daño y, por fin, a los 28 años, ha tenido su primera relación sexual agradable. También ha aprendido a escuchar su cuerpo, a familiarizarse con él, a aprender a quererlo, a quererse, con mucho cuidado.

# Ausencia de deseo de hacer el amor

**CONFLICTO DE ASCO.**
*Ejemplos*
**La imagen de mi cuerpo**
La señora X se sincera: «Desde hace unos meses, no tengo más ganas de sexo. Ni siquiera se trata de mi compañero, es realmente el sexo. A veces, cuando pienso en eso me da asco, me parece innecesario». Descubre que, desde que ha engordado diez kilos, ya no soporta la imagen de su cuerpo y, entonces, entregarse le resulta insoportable.

**Culpabilidad**
La señorita X, de repente, ha dejado de tener ganas de sexo. No tiene ganas de tener un hijo (es el deseo de su compañero). Todo esto está relacionado con su aborto a los 22 años, se siente sucia y llena de culpabilidad.

**Mujer**
Para otras mujeres, la representación de una mujer, tanto si es **madre, como si es puta,** produce a menudo un bloqueo sexual.

# Frigidez

**Agresión sexual.**
Padre que no da seguridad. El hijo no está en la realidad, de ahí una angustia frente a cualquier toma de posición.

Delante de una elección no resuelta, el cerebro no puede hacer la síntesis. La solución es parar.

Estado de catalepsia.

Falta de comunicación.

«Mi padre no cumplió su papel».

«Me siento invadida por el otro».

El deseo, la intención están asociados al sistema endocrino, como el proyecto está asociado al neurológico.

Los dos sistemas, neurológico y endocrino, interactúan el uno sobre el otro (una muestra de ello es su acción sobre el hipotálamo, él mismo sensible a nuestras emociones).

# HEMATOLOGÍA

## GENERALIDADES

### SANGRE

**Anatomía**

La sangre es un órgano en sí mismo. Es un tejido conjuntivo líquido constituido por dos partes:
- una líquida: el **plasma,**
- otra sólida: los **elementos representados** (45 por 100 del volumen sanguíneo total de un adulto):
- glóbulos rojos,
- glóbulos blancos,
- plaquetas.

Estos elementos representados son células o partes de células en suspensión en ese líquido complejo y forman una población celular heterogénea en perpetuo reajuste.

*El cuerpo está compuesto del 58 al 70 por 100 de agua.*
- 60 por 100 está en las células: alrededor de 25 litros (según el peso y la talla de la persona),
- 40 por 100 se encuentra fuera de las células,
- 3 litros de plasma,
- 14 litros de líquido intersticial (ciertamente, todas las células del cuerpo se bañan en líquido),
- 10 litros constituidos por la linfa, el líquido en los ojos, el peritoneo, la pleura, el pericardio, el líquido sinovial y el líquido cefalorraquídeo.

## Fisiología

- La sangre transporta el oxígeno, el dióxido de carbono, los nutrientes, los residuos, las hormonas, las enzimas.
- Regula el pH, la temperatura, la hidratación celular.
- Lucha contra las hemorragias gracias a las plaquetas.
- Reacciona contra las toxinas y los microbios.

### CÉLULAS MADRE SANGUÍNEAS

Una célula madre crea las tres líneas que están en el origen de los glóbulos blancos, los glóbulos rojos y las plaquetas. Esta célula madre, según su entorno, va a transformarse en tal o cual célula. Efectivamente, las células madre, si están en el interior de la sangre, crean glóbulos blancos, pero si se encuentran en el interior del hueso, se convierten en osteoclastos.

Observamos, pues, la importancia del entorno. Si metemos una neurona en la sangre de una rata, se transforma en glóbulo blanco.

### IMPORTANCIA DEL ENTORNO

Es el entorno el que va a inducir a tal o cual función. Es verdad para todo ser humano, que está determinado por el entorno en sus sensaciones, su función, su actitud y sus comportamientos.

En terapia, el terapeuta va a crear otros contextos, como lo hacía el brillante terapeuta Milton Erickson. Él modificaba el entorno o la percepción por el paciente de ese entorno. Lo modificaba en cascada: creencia, emoción y luego comportamiento.

### GLÓBULOS ROJOS

Son los **portadores de vida.** Transportan el oxígeno.

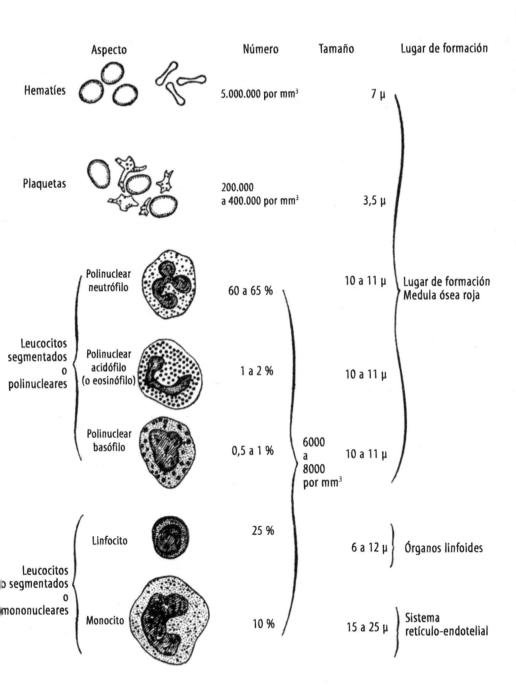

|  | Aspecto | Número | Tamaño | Lugar de formación |
|---|---|---|---|---|
| Hematíes | | 5.000.000 por mm³ | 7 µ | |
| Plaquetas | | 200.000 a 400.000 por mm³ | 3,5 µ | |
| Leucocitos segmentados o polinucleares | Polinuclear neutrófilo | 60 a 65 % | 10 a 11 µ | Lugar de formación Medula ósea roja |
| | Polinuclear acidófilo (o eosinófilo) | 1 a 2 % | 10 a 11 µ | |
| | Polinuclear basófilo | 0,5 a 1 % | 6000 a 8000 por mm³ | 10 a 11 µ | |
| Leucocitos no segmentados o mononucleares | Linfocito | 25 % | 6 a 12 µ | Órganos linfoides |
| | Monocito | 10 % | 15 a 25 µ | Sistema retículo-endotelial |

## Glóbulos blancos

Los glóbulos blancos permiten la **defensa del interior contra el exterior. Distinguen el yo del no-yo,** de lo extraño. Circulan sin cesar por nuestro cuerpo, al acecho del intruso.

Forman parte del sistema inmunitario. Defienden la identidad. Cada célula de nuestro cuerpo tiene un carnet de identidad, es única con su marca individual (molécula HLA). Es como un pasaporte, y los glóbulos blancos controlan continuamente cada célula para verificar que tiene «sus papeles», de lo contrario, es una célula considerada extraña que será atacada y eliminada.

Los glóbulos blancos son capaces de moverse solos gracias a sus pseudópodos. Algunos viven algunos días, a veces algunas horas y otros algunos meses. Su número varía de 5000/9000 por milímetro cúbico de sangre.

### Tres clases de glóbulos blancos:

#### • LOS GRANULOCITOS:
Poseen un solo núcleo que presenta varios lóbulos. Se distribuyen en tres categorías:

#### Los neutrófilos:
— De 50 a 70 por 100 de todos los glóbulos blancos.
— Núcleo de tres a cinco lóbulos. Vida útil: 24 horas.
— Misión: Destruir y eliminar los agentes patógenos que vienen del exterior, así como las células que se han vuelto anormales. Se desplazan, rodean a la presa, la matan, la descomponen. Son activos cuando hay infecciones; moderan la actividad de las bacterias.

#### Los eosinófilos:
— De 1 a 3 por 100.
— Núcleo con dos lóbulos.
— Vida útil: De cuatro a cinco horas en la sangre, de ocho a once días en la piel, los pulmones, el tubo digestivo (lo que está en contacto con el exterior).

— Misión: Bactericidas (alcance de 02 y H2O2), fagocitosis. Tienen esencialmente un papel en los fenómenos relacionados con **la inmunidad y la alergia.**

**Los basófilos:**
— De 0 a 1 por 100.
— Núcleo irregular en forma de herradura.
— Vida útil: De tres a cuatro días.
— Misión: Contienen una substancia, que está activa en los vasos sanguíneos, y que aumenta la inflamación.

• **LOS LINFOCITOS:**
— De 25 a 40 por 100. Encontramos dos clases:
Los «**T**», que maduran en el timo; los «**B**», que maduran en la médula ósea y luego **se transforman en plasmocitos** (etapa final). Son responsables de la inmunidad humoral: **sintetizan las inmunoglobulinas** Ig G, Ig A, Ig M.
— Participan en nuestra inmunidad.
— Los linfocitos están armados, es decir, activos, en el momento de su paso por los ganglios. Se encuentran en nuestro tejido linfoide: médula ósea, bazo, ganglios, timo y pared intestinal.
— El tejido linfoide almacena, produce y arma los linfocitos.

• **LOS MONOCITOS MACRÓFAGOS**
— De 2 a 10 por 100.
— Un núcleo reniforme.
— El monocito está formado en la médula ósea.
— **Cuando pasa a los tejidos, se convierte en macrófago,** y adquiere un poder de fagocitosis (un pseudópodo rodea la célula diana), una movilidad y una capacidad secretora (interleucinas, proteasas, etc.).
— Las funciones de los macrófagos son la defensa del organismo y la **limpieza no específica.** Las funciones de los monocitos están aumentadas por diferentes citocinas, como el interferón gamma producido por los linfocitos «T».
— La **mononucleosis** es una variedad de leucocitosis: es un aumento de la cantidad de monocitos.

## PLAQUETAS

Permiten la coagulación, la aglutinación. Reúnen.

Las plaquetas siempre están en la sangre; en cuanto hay una brecha, vienen a taponarla. Es el sello plaquetario. Las plaquetas permiten la coagulación e impiden la hemorragia. Mantienen la unidad de la sangre. Son las plaquetas las que hacen la unión. Su función es la cohesión y luego la agregación. Su papel es el de formar el coágulo sanguíneo.

## BAZO

Está constituido por la pulpa blanca y la pulpa roja.
— La **pulpa blanca** produce los linfocitos B que cambian de nombre y se convierten en plasmocitos, que producen los anticuerpos.
Destruye las bacterias, los glóbulos rojos envejecidos, las plaquetas.
— La **pulpa roja** almacena la sangre y luego la libera. Está relacionada con el sistema simpático.

## CONFLICTOLOGÍA

Para el cerebro, la sangre no es un líquido, sino un órgano. Por esta razón, la sangre es tratada por el bazo y no por el riñón.

### La sangre y la familia

La célula madre sanguínea tiene un estatus simbólico muy importante. Representa la vida de la familia, la manera en la que hemos vivido en nuestra familia, y eso va a preparar la mayoría de nuestros conflictos futuros. La sangre es, a la vez, la vida de la familia y la comunicación, ya que realiza el vínculo entre todos los órganos. Puede ser la familia real, simbólica, virtual, imaginaria. Pero, de hecho, cuando hablamos de familia, es de la familia real. La familia simbólica —en el trabajo, en una asociación, etc.– es sólo un eco de nuestra familia real. Los vasos son una autopista por donde circulan las informaciones químicas.

**Tres cosas son necesarias para que exista una familia:**

**1.º) Transmitir la vida.** El oxígeno: glóbulos rojos.

**2.º) Crear un muro en relación al no-yo**, frente al extraño: glóbulos blancos.

Tener una identidad familiar distinta a los demás.

Ejemplo: «No nos vamos a dejar enredar por todas esas personas que no tienen el mismo color de piel que nosotros y que nos roban nuestro trabajo. Que se queden en su país». «Eres un parche en la familia».

**3.º) Permanecer juntos.**

Los niños han de quedarse en casa, que el fin de semana todo el mundo esté aquí…: plaquetas.

Ejemplo: Nos ocupamos de la abuela, no la metemos en una residencia. Existe la familia porque hay transmisión de la vida de generación en generación, identidad, unidad, cohesión familiar.

### Desvalorizaciones profundas

¿Cuál es la desvalorización más profunda?

¿A qué afectará? ¿Los huesos?

¿Qué hay en el interior del hueso? La médula ósea.

¿Para qué sirve la médula ósea? Para producir sangre, para fabricar todo lo que llamamos los elementos celulares de la sangre: glóbulos rojos, glóbulos blancos, plaquetas.

Se dice: «mojado hasta la médula».

¿Qué hay en el corazón del individuo, en el corazón del corazón? Hay sangre.

¿Cuáles son las desvalorizaciones más profundas? Las que van a afectar a los glóbulos rojos, los glóbulos blancos, las plaquetas? Son los lazos de sangre. Las relaciones familiares. En el clan, la tribu, la familia, la genealogía. Se encuentra en lo más profundo de uno mismo.

## GLÓBULOS ROJOS

La gran función del glóbulo rojo es la de transportar el oxígeno y, accesoriamente, el dióxido de carbono.

# Anemia

«Desvalorizo mi existencia, mi vida».

**«CUANDO VIVO, ABSORBO EL OXÍGENO DE OTRA PERSONA. ATRAPO LA VIDA DE OTRA PERSONA».**

**«TENGO MIEDO DE HACER DAÑO, DE MATAR».**

*«La otra persona es más importante, yo no valgo nada».*

Vamos a constatar, a menudo, la anemia en la mujer embarazada que se borra, que *desaparece* porque el hijo es más importante que ella y ella tiene la impresión de molestarle.

«Me siento una inútil y peligrosa para este hijo».

Que se trate de déficit en **hierro o en glóbulos rojos,** la vivencia biológica conflictiva que voy a buscar a través del discurso espontáneo del paciente, sus experiencias de vida, su manera de ser es: *«No me quiero, entonces mejor desaparecer».*

Nos borramos porque molestamos, importunamos en el seno de nuestra propia familia. Es una forma de depresión y de suicidio.

«No quiero molestar, entonces me suicido».

«Tomo menos oxígeno para dejarle a la otra persona, para dejarle vivir».

Sin proyecto, sin futuro, nos volvemos hacia el pasado.

El glóbulo rojo permite la respiración en el interior del cuerpo realmente y, simbólicamente, en el interior de la familia, del clan.

«En esta familia, en este clan, ¿puedo vivir o no?».

«¿Cómo puedo tomar, transportar la vida?».

Se trata de una desvalorización pero con esta especificidad: «No confío en mí mismo, tengo una mirada negativa sobre mí, sobre el hecho de vivir, de tomar el oxígeno de los demás».

En efecto, biológicamente, los glóbulos rojos tienen como función esencial (ayudados por el hierro) transportar el oxígeno indispensable para la vida de las células.

«Para no **molestar: me mato».**[41]

---

41. El autor hace un juego fonético entre las palabras *occis* (matarse) y *gêne* (molestia) = *oxigene* (oxígeno). *(N. de la T.)*

«Desvalorización porque vivo».
«Me avergüenza vivir».

### Problema de vida o muerte.

«Si yo vivo, alguien va a morir. Voy a hacer daño a alguien. Voy a asesinar a alguien. Voy a tomar el oxígeno de alguien. Y no quiero hacer daño».

Esto puede ser una madre que repite a su hijo: «Me estás matando. He dejado de trabajar por tu culpa. He desarrollado una enfermedad porque me causas preocupaciones. Quieres mi muerte». Por todo ello, no quiero vivir porque voy a hacer desgraciado a alguien, o voy a matar a alguien. Me voy a tragar el oxígeno de alguien. Entonces, produzco menos glóbulos rojos, para dejar más oxígeno y vida a la otra persona. La anemia puede ser una manera simbólica de matar a alguien, como un conflicto por identificación, «**Mato algo dentro de mí y dentro de este linaje de sangre**», o incluso: «Tengo miedo de matar a alguien en mi linaje, tengo miedo de ahogarle».

**Desvalorización porque «vivo».** Es una de las desvalorizaciones más profundas, más importantes.

«**No quiero tomar el oxígeno de alguien.** Gran desvalorización porque vivo».

### Drama en el linaje.

«No he podido salvar al heredero».

«Nada pasa por mí, nunca me piden mi opinión; sin opinión, sin vida, no hay necesidad de existir, no soy deseado».

«Todo pasa por la otra persona, ya no necesitamos glóbulos rojos».

Podemos utilizar los **juegos de palabras:**

«El imán[42] atrae el hierro, si no soy imán, no atraigo el hierro».

**Anagrama:** anemia – no querido.[43]

---

42. Juego de palabras entre *aimant* (imán) y *amant* (amante). *(N. de la T.)*
43. *Ídem.* En francés: *anémie – ne aime. (N. de la T.)*

## Anemia ferropénica

La hemoglobina (*hemo* = sangre y *globina* = proteína) presente en el glóbulo rojo fija el oxígeno en la sangre y el hierro transporta el oxígeno y, si no tengo hierro, no transporto oxígeno.

«Me desvalorizo porque estoy separado de la vida que quiero transmitir».

**«Me impido vivir** mientras alguna persona de mi familia esté viva».

Alguien ha querido matar a otra persona.

«Quiero matar a un miembro de mi clan».

«Dando la vida, doy la muerte».

Es un conflicto de carencia que puede estar relacionado con el hígado: existen sensores en el hígado para regular la concentración de hierro en el cuerpo.

El hierro disminuye la actividad de las bacterias.

## Hipersideremia

«Quiero salvar a alguien de mi familia».

Un duelo que no está hecho.

«Tengo carencia de… (lo que representa el hierro para mí)».

## Talasemia

Profunda desvalorización.

«Estoy sin apoyo».

«Vivo el día a día».

«No me quiero».

Injurias familiares en los vínculos de sangre.

## Poliglobulia

Volvemos a añadir glóbulos rojos: hace falta vida, más vida.

«Me siento o estoy separado del oxígeno, separado de la vida; tengo miedo a ser separado de la vida».

«La vida se va de mí».

«Tengo miedo a morir por falta de oxígeno, o incluso en el seno de mi linaje, de mi familia».

Por ejemplo, la abuela murió de una hemorragia.

«Tengo miedo del ahogo en los vínculos de sangre».

## Microcitosis

«¡Me siento cantidad de despreciable!».

«Para mí lo que, sobre todo, es importante, es **no almacenar** y vivir el momento presente».

No hay futuro.

## Glóbulos rojos grandes y transmisión genealógica

En la genealogía, podemos encontrar un submarinista que se ha ahogado, alguien que ha sido asfixiado o a quien le ha faltado el aire. Si hubiera habido más glóbulos rojos, habría almacenado más oxígeno y estaría vivo actualmente.

**«TENGO EL SÍNTOMA, SOY LA SOLUCIÓN», PERO FUERA DE TIEMPO – ES EL PRINCIPIO DEL CONFLICTO TRANSGE-NERACIONAL.**

¿Quién puede justificar en la biología **la elección entre el número y el tamaño** excesivo de los glóbulos rojos?

Cuando la necesidad de oxígeno es **inmediata, el número aumenta.**

Si el estrés es en un **futuro, son más grandes,** para almacenar más oxígeno.

## Citomegalia o macrocitosis

«Tengo que desarrollar el sentido de la familia, el sentido del clan».

## Acantocitosis

«No puedo acercarme a mi clan sin que me pinchen y me agredan».

## Enfermedad de Vaquez

«Vengo a dar sangre a mi familia».

## GLÓBULOS BLANCOS

Los glóbulos blancos constituyen un sistema de puntos de referencia del peligro que viene, normalmente, del mundo exterior.

**Conflicto de desvalorización frente al ataque del extranjero.**
Los glóbulos blancos pueden ser:

1. **Bajos en número, inmunodeficiencia, linfopenia:**
   «He sido demasiado fuerte, demasiado agresivo, demasiado violento, no debo defenderme más».
   **Disminución del número de linfocitos:**
   «Me desvalorizo sintiendo que no sabré luchar, que más tarde tendré que pelear y que voy a perder». Entonces, ¿para qué fabricar armas?

2. **Elevados (leucemia...).**
   Aumento del número de linfocitos:
   «Habrá que luchar y debo vencer, así pues, fabrico más armas».

3. **Inmóviles y en cantidad normal:**
   «¿Me siento en peligro en mi familia y me niego a defenderme?» *(véase* el capítulo sobre el aparato inmunitario).

4. **Patologías en su funcionamiento, como las enfermedades autoinmunes** *(véase* **el capítulo sobre el aparato inmunitario).**

## Leucemias

Existen diversas formas de leucemias:
   —de leucoblastos,

— aleucémicas,

— linfoides crónicas,

— agudas.


## Los blastos

La mayoría de las veces, son los blastos, es decir, los glóbulos blancos jóvenes, inmaduros, los que se encuentran en exceso en la sangre. La persona está invadida por ellos.

Con los blastos, ya sean los mieloblastos o linfoblastos, existe un peligro mortal si me convierto en adulto, muero si crezco en mi familia.

«Que me haga adulto molesta a alguien de mi familia», el niño síntoma.

«No soy reconocido, **sólo tengo valor si permanezco niño, si me comporto como un niño**».

«Me defiendo con una inmunidad infantil».

«Estoy en gran peligro».

Al igual que para cualquiera que tenga cuarenta, cincuenta años o más, y que no sienta que tiene el derecho a crecer y madurar.

Esta relación con los demás toca directamente al ego. Ni siquiera puedo vigilar, rodear, protegerme a mí mismo: «¿Quién soy yo, **antes de nada?**».

«Me dejo invadir por mi familia que me es hostil, sin protegerme de ella».

Si está en la médula, **mieloblasto:** «Tengo que quedarme cerca de mis orígenes».


## Leucemia con exceso de leucoblastos

Los glóbulos blancos son inmaduros, la sangre es invadida por los glóbulos blancos jóvenes.

«Sólo tengo valor si permanezco niño».

Prohibido o peligro de crecer, de superar a los padres.

### Leucemia con linfoblastos

Los linfoblastos que invaden son glóbulos blancos inmaduros. Son *inmortales.*

«Quiero ser **eternamente** joven».

### Leucemia de linfocitos

Los linfocitos son glóbulos blancos que anticipan, **prevén el peligro en el futuro,** por si acaso estuviéramos de nuevo en contacto con el peligro.

En consecuencia: Vivencia de peligro en el futuro.

Los linfocitos son adultos. Así pues, la leucemia con linfocitos: «**Tengo que convertirme en adulto rápidamente**».

### Leucemia linfoide crónica

Multiplicación de linfocitos (IGM) normales pero no funcionales. A menudo, ganglios grandes y bazo de gran volumen.

Ineficacia.

### Leucemias linfoides

Desvalorizaciones de uno mismo con pérdida de protección a causa de una información ajena, exterior, hiriente.

### Leucemias de promielocitos

Desvalorizaciones de uno mismo por la imposibilidad de realizar un proyecto, condicionado al éxito de otro proyecto.

### Leucemias de mielocitos

Desvalorizaciones por imposibilidad de realizar un **proyecto.**

## Leucemia mieloide

La más frecuente. Hepatoesplenomegalia (asociación de un aumento del volumen del hígado –hepatomegalia– y del bazo –esplenomegalia–). Hiperleucocitosis considerable (de 100 a 300.000), anemia moderada, cantidad anormal de polinucleares.

**Conflicto de desvalorización por ausencia de protección.**

## Leucemias de monocitos

Desvalorización de uno mismo en un contexto de separación, de pérdida de su unidad, de su integridad.

«La integridad está amenazada y me siento solo».

## Exceso de glóbulos blancos

«*Hiperprotejo*, ya sea a mí mismo, o a mi hijo, en los vínculos de sangre».

## Mieloma y la enfermedad de Kahler

Multiplicación de linfocitos B; hipercalcemia; descalcificación. El plasmocito tiene el núcleo alejado del centro. Plasmocitoma.

## Gammaglobulinas

Sometido a la moral.

## Plaquetas o trombocitos

**ESTRÉS EN LA SANGRE.**
**ESTRÉS EN LOS VÍNCULOS DE SANGRE, FAMILIARES.**

## Hiperplaquetosis, trombocitosis

El cuerpo produce más plaquetas.

**Sentido biológico:**

Cuando un animal está herido, ve sangre. Entonces, va a producir más plaquetas para coagular. Es su adaptación perfecta de supervivencia. «Fabrico más plaquetas para retener la sangre dentro de mí».

«La herida **sigue abierta**», real, imaginaria, o simbólica. **CONFLICTO RELACIONADO CON LA SANGRE,** MIEDO INTENSO A PERDER SU SANGRE, O MIEDO INTENSO A UNA TRANSFUSIÓN.

Las transfusiones de sangre o el diagnóstico «cáncer de sangre» pueden provocar un *shock,* ya que una transfusión de sangre se asocia a una hemorragia. En nuestro cerebro, no podemos distinguir entre transfusiones y hemorragias. Aparece el riesgo del círculo vicioso: la hemorragia crea un *shock* por miedo relacionado con la sangre; ese estrés hace que se desplomen las plaquetas, lo que provoca una hemorragia…

**CONFLICTO EN RELACIÓN CON LA UNIDAD EN LA FAMILIA.**
Para que haya familia, hace falta una unidad, vínculos y una sustancia que una como una argamasa.

Problema en los vínculos de sangre: las plaquetas intervienen.

**«Se debe defender el honor familiar».**

**Hay que estar en cohesión con la familia.**

**Conflicto de desvalorización específica en un contexto de agregación o de desagregación del clan.**

«No he podido conservar la unión en el clan».

Conflicto de falta de cohesión en el clan.

«Hay que reunir a papá y a mamá, evitar que uno u otro deje el hogar».

Si hay un agente antiagregante plaquetario, habrá que encontrar quién, en la familia, cumpla ese papel, quién impide la cohesión del grupo.

**Conflicto de no ser de la misma sangre, de no ser agregado por la misma sangre.**

## Hipoplaquetosis o trombopenia

CONFLICTO DE **DESVALORIZACIÓN, DE SENTIRSE INEPTO PARA LA LUCHA,** MIEDO A RECIBIR UN GOLPE.
**«DIMITO FRENTE AL COMBATE».**
Entonces no necesito plaquetas, trombopenia.
El individuo no va a fabricar algo en vano. Eso no tiene valor.

**«LA FAMILIA ESTÁ DEMASIADO ENLAZADA,** DEMASIADO CERCA DE MÍ, ESO ME AGREDE».
La persona querría que hubiera menos vínculos, menos contacto con la familia vivida como **intrusiva.**
«Tengo ganas de que la familia me deje en paz».
«Hay demasiado enganche, demasiados vínculos familiares; quiero disminuirlos».

## Púrpura

Enfermedad del linaje de sangre: **no hay filiación.** Sin familia.
«Soy incapaz de **realizar la cohesión en mi familia».**
«Me preparo para no defenderme».

## Trombosis ilíaca

«Tengo miedo a la hemorragia».

## BAZO

**Los conflictos que conciernen a las PLAQUETAS sanguíneas también pueden provocar patología del bazo.**

**DESVALORIZACIÓN DE UNO MISMO EN LOS VÍNCULOS DE SANGRE.**

**PÉRDIDA DE SANGRE** VIVIDA COMO GRAVE.

**INCAPACIDAD** PARA EL COMBATE A CAUSA DE UNA HE-RIDA SANGRANTE.

«Me siento herido».

Hemorragia vivida en la impotencia.

Una herida muy abierta.

Pérdida de sangre (ejemplo: reglas abundantes) o recibir sangre en un estrés.

Diagnóstico de cáncer de sangre.

«Tengo miedo a morir en un baño de sangre».

«Soy un **perdedor**».

«Lo he perdido todo».

## PATOLOGÍAS DIVERSAS

### Hemorragias

1. **Por fragilidad vascular:**
   «Quiero poner a la familia, o a alguien de la familia, incluso a mí mismo, **afuera**». Normalmente, la familia está en un continente vascular –arterias, venas, capilares; y, en el caso de las hemorragias, queremos ponerla en el exterior de donde está. Esto produce las hemorragias espontáneas con los hematomas, las petequias, las púrpuras...
   **Hematoma:** «No quiero volver hacia el hogar».

2. **Por patología de las plaquetas:**
   *Véase* el capítulo «Plaquetas».

### Microhematuria, hematuria microscópica

«Pongo fuera una parte de mi familia que está demasiado cerca de mí».

# Hematuria

«Me siento excluido de mi familia, o quiero eliminar a alguien de mi familia, alejarlo del clan».

«La fidelidad al clan me ha costado la vida».

«La amistad del clan es peligrosa, perjudicial».

Concierne solamente a los hombres. ¿Qué hacen los hombres que no hacen las mujeres? La guerra.

Ejemplo: Un antepasado murió a causa de la coagulación (coágulos), de la fidelidad al clan.

La cohesión fue un error.

Familia demasiado enlazada en lo transgeneracional.

La fragilidad del hemofílico le obliga a «vivir protegido», con las mujeres, como las mujeres. La fragilidad permanente del hemofílico le convierte en un bebé al que hay que amar.

# Exsanguíneo-transfusión

En ciertas enfermedades, se cambia toda la sangre (incompatibilidad de Rh…).

«Quiero cambiar de familia, quiero cambiar toda esta referencia».

La expresión: «**Me hago mala sangre**» subraya un problema en el linaje. Cambiar la sangre es la solución.

# Toxemia gravídica

Necesidad de hacer sangre nueva, de cortar con esa familia envenenada.

# Enfermedad de Raynaud

«Si estoy en contacto con la sangre, con la familia, en intercambio familiar, estoy en contacto con la muerte».

## Hemocromatosis

Desarmado.

Me falta hierro, metal, la dureza para combatir.

Rabia impotente.

### RESUMEN DE LOS TRES ELEMENTOS DE LA SANGRE

**1.º) Desvalorización: Glóbulos rojos**

Oxígeno en mi vida.

Desvalorización en lo más profundo que existe: **mi vida.**

Perpetuación familiar, la supervivencia de cada uno, del grupo.

Desvalorización específica en el linaje de sangre dentro de un contexto de vida y de muerte.

**2.º) Desvalorización: Glóbulos blancos**

Puede haber una desvalorización muy profunda en los vínculos de sangre, en los vínculos familiares, en relación al extraño, en relación a lo que no soy yo.

Me dejo invadir. No existo.

No sé quién soy. Es la otra persona la que está aquí, es el extraño quien viene.

No sé pelearme. No sé defenderme contra la negación del yo, contra el extraño.

El conflicto de los glóbulos blancos es: desvalorización + angustia del extraño, del exterior.

**Glóbulos blancos = desvalorización + angustia.**

Seguridad, el vínculo y la defensa del territorio contra el extranjero.

Desvalorización específica en un clima de ataque y de defensa.

**3.º) Desvalorización: Plaquetas**

Hemorragia familiar, ya no hay vínculos familiares.

Hay divorcios, conflictos, etc.

La unidad familiar.

Desvalorización específica en la agregación o la desagregación (desunión) del clan.

# INMUNOLOGÍA

## GENERALIDADES

### ÓRGANOS LINFOIDES

— Las **amígdalas y las vegetaciones** destruyen los agentes patógenos que llegan por el aire o la alimentación. Es el anillo de Waldeyer.
— Al final del **intestino delgado,** así como en las amígdalas, las células destruyen los antígenos presentes en el bolo alimenticio antes de su paso a la sangre. El apéndice, las placas de Peyer.
— Los **ganglios** linfáticos. En las axilas, en la ingle, por ejemplo, forman barreras de protección.
— El tejido linfático difuso.
— El **timo.**
— La pulpa blanca **del bazo.**
La **linfa** es un líquido intersticial rico en proteínas y en linfocitos.


### Fisiología

La función del sistema inmunitario es:
    — reconocer a los intrusos,
    — combatirlos (macrófagos),
    — memorizarlos.
Encontramos tejido linfoide en casi todo el cuerpo.
Los glóbulos blancos se pasean siempre *al acecho*. Los **macrófagos son grandes comedores no específicos:** gérmenes, restos del organismo que envejecen, alterados. Naturalmente concentrados en las mucosas, destruyen todo lo que es extraño. Fagocitando, producen substancias que matan los virus, atraen otros glóbulos blancos y destruyen los tejidos, lo que crea una **inflamación.** Los macrófagos están en la **primera línea de combate.**

En caso de fracaso, llega la **segunda línea: los linfocitos,** que son más selectivos o inmunoespecíficos. Los linfocitos son, a la vez, **vigilantes y una memoria.**

En los ganglios, los linfocitos y los macrófagos pueden reconocer hasta $10^9$ **agentes patógenos.**

## SISTEMA INMUNITARIO

### Identidad y sistema inmunitario

Artículo de Alain Moenaert, formador.

*El sistema inmunitario es, a nivel biológico, el equivalente o el guardián de nuestra identidad. Es él quien define lo que está «en mí mismo» y lo que no está «en mí mismo».*

*Está directamente relacionado con la gestión de nuestras fronteras.*

*Podemos clasificar los problemas inmunitarios en tres grandes clases:*

1. *La inmunodepresión: la falta de reacción del sistema inmunitario que se deja invadir por los agresores exteriores.*
2. *Por el contrario, encontramos sobrerreacciones permanentes que desarrollan alergias, intolerancias variadas, inflamaciones permanentes.*

   *Todo, incluso lo anodino, provoca la furia del sistema inmunitario.*
3. *Una combinación de las dos precedentes produce enfermedades autoinmunes, el sistema inmunitario, confundiéndose, ataca las partes del individuo que toma como «lo extraño».*

*En paralelo, podemos identificar tres posiciones existenciales inconscientes de vida:*

1. *Por miedo al abandono, al rechazo, a la falta de amor, renuncio a lo que es importante para mí.*

   *Me dejo definir por el exterior:*

   *Los pensamientos, las opiniones, las emociones de los demás pasan por delante de los míos o toman el lugar de los míos.*

   *Mis fronteras están borrosas, mal definidas.*

   *Me abandono para sobrevivir.*

*Soy como una nación sin ejército, regularmente invadida.*
Me disocio de mi territorio, de mis emociones y mis aspiraciones, como un país ocupado por un ejército extranjero.

2. *Frente a la presión del mundo externo, reacciono al miedo de la invasión con la rabia.*
El mundo está equivocado, es malo, es injusto.
Los demás son peligrosos.
Sólo puedo contar conmigo.
Hay que desconfiar, conservar el poder y el control.
Estoy hipermilitarizado, siempre preparado para provocar una guerra, represalias, etc.
*Me disocio del mundo exterior para conservar una coherencia interna.*

3.  *Mucha rabia pero la guardo en mi interior por miedo a la reacción del mundo exterior.*
*Me reprocho mi propia rabia y la controlo.*
*Ésta, no pudiendo salir, se vuelve contra mí.*
*Estoy en un país en el que el ejército mata a tiros a su propia población.*
*La élite se disocia de su población, la persona ya no está relacionada con su cuerpo.*
*Siempre que la persona o su sistema inmunitario reaccione por la pasividad, la agresividad o la autoagresión, encontramos una disociación de base.*
*Bajo el impacto de un miedo intenso, la persona se disocia de partes de sí misma que ya no están relacionadas con el conjunto del «individuo».*
*Algunas partes ya no son reconocidas como partes del conjunto; permanecen paralizadas en el tiempo, como alguien que permanece quieto en el andén de una estación mientras el resto del tren continúa avanzando.*
*Estas partes paralizadas ya no participan, desde entonces, en el desarrollo global integrado; el componente psíquico se disocia del componente físico, el intelecto se desarrolla a su vez en una disociación del cuerpo emocional.*
*Cuando el cuerpo ya no tiene acceso a las palabras, a la resolución simbólica, se expresa por dolores, como los chavales del extrarradio, que se expresan rompiendo coches.*

# «SISTEMA INMUNITARIO, SISTEMA HUMANOTIERRA»[44]

Este sistema es, de alguna manera, «un órgano de los sentidos», pero dirigido hacia el no-yo.

*El medio interior es un lugar de paso del mundo exterior.*

En el exterior se encuentran los **ANTÍGENOS,** lo que nos es extraño, diferente, potencialmente o fantasmáticamente hostil. Luego, está la barrera de la piel. Y en el interior de los límites de la piel se encuentra el cuerpo, el yo.

El sistema inmunitario es un sistema de defensa interior, a la vez para una protección y para un ataque inmediato, y para una memorización del peligro.

En cada membrana de cada célula de nuestro cuerpo, exceptuando los glóbulos rojos, existe la **proteína de uno mismo.** Se llama **HLA** y se encuentra en el brazo del cromosoma 6; está constituida por 30 genes. Es la molécula del mayor complejo de histocompatibilidad. Es nuestro **pasaporte,** nuestra bandera de identidad.

## CIRCUITO LINFÁTICO

Ese circuito:
— recoge las grasas en los intestinos,
— alimenta,
— produce,
— defiende, contiene linfocitos, protege, está implicado en la respuesta inmunitaria,
— drena los residuos (limpieza: capta y transporta los residuos, elimina las toxinas),
— conduce los linfocitos hacia la circulación sanguínea.

---

44. Juego fonético entre los términos «humanitario» *(humanitaire)* y «humano + tierra» *(humain + terre)*. (N. de la T.)

## Resumen

Nuestras defensas luchan contra miles de millones de parásitos.

Un ejército microscópico de células destruye los intrusos y repara los daños.

— Primera defensa: La piel.

— Segunda defensa: En la sangre.

1. Los **mastocitos** segregan histamina, que dilata los vasos alrededor de la herida para dejar pasar las otras células; reparan los daños y favorecen (gracias a la histamina), en las mucosas, una buena irrigación, favoreciendo las secreciones de la nariz y del ojo, por ejemplo.

2. Los **glóbulos blancos** circulan en el sistema linfático, buscan los intrusos, dan la información a los ganglios que pelean directamente, en combate cuerpo a cuerpo y, en segundo lugar, combatiendo químicamente con anticuerpos.

3. Las **plaquetas y la fibrina** paran el derrame de sangre.

4. Los **macrófagos** destruyen en los tejidos los cuerpos extraños, lo que constituye el pus.

5. Los **monocitos** destruyen en la sangre los cuerpos extraños.

## CONFLICTOLOGÍA

### Alteración del sistema inmunitario

El sistema inmunitario se ocupa del no-yo.

La función de los linfocitos es la de memorizar una agresión. En el siguiente contacto con el agresor, el glóbulo blanco lo reconocerá, recibirá una advertencia.

«Cuando esté en una situación conocida, reaccionaré».

**«TENGO MIEDO DE TODO AQUELLO QUE ES EXTRAÑO PORQUE NO SÉ QUIÉN SOY»**; la persona no está identificada en su yo.

«Estoy privado de mi **unidad**».

## Descenso de glóbulos blancos, inmunodeficiencia

Si el peligro está en el exterior, es normal, me defiendo, ése es el papel de los glóbulos blancos.

Pero si está en el interior, en la familia, o si soy yo mismo quien es peligroso, y me niego a pelear, puede llegar el déficit inmunitario.

**Glóbulos blancos inmóviles:**

«Hay pelea, pero no voy; no paso a la acción».

En algunas enfermedades, se anticipa el problema (por ejemplo, en el momento de un diagnóstico de seropositividad). «Más tarde habrá peligro, pero no sabré o no podré pelear: entonces, ¿para qué fabricar glóbulos blancos?».

Es una forma de **depresión.**

Depresión hematopoyética.

Los glóbulos blancos son los primeros informados de la entrada de un extraño, de un agresor, en el cuerpo, y «me prohíben reaccionar **ante el peligro y, además, me prohíbo detectar el peligro o al extraño**».

«Me siento en peligro en mi familia y me niego a defenderme».

## Enfermedades autoinmunes

Los anticuerpos son la memoria de lo que había alrededor de uno mismo (perfumes, ruidos, etc.) en el momento del *shock.* Para ellos, estos raíles están inscritos en nosotros.

Son mensajeros internos producidos por nosotros mismos, transportadores de memoria.

La conexión entre el anticuerpo y el órgano significa solamente que los dos funcionan en el mismo raíl.

Cada raíl es como un antígeno, y cada vez que nos encontramos en contacto con ese raíl, los anticuerpos se reactivan para prevenirnos: «¡Cuidado, peligro, estás en el entorno donde sufriste tu *shock!*».

En las enfermedades autoinmunes, los glóbulos blancos producen anticuerpos contra un órgano específico (tiroides, páncreas, cartílago…).

Se trataría de gente que vive en el **condicional:** «Sólo tengo derecho a vivir a condición:

— de ser lento: destrucción de la tiroides, enfermedad de Hashimoto;

— de bloquear mis movimientos: destrucción del cartílago, poliartritis reumatoide evolutiva;

— de resistir: destrucción de una parte del páncreas, diabetes,

— etc.».

## Ejemplo: Problema de anticuerpos antitiroideos

«Me siento obligado a hacer lo que los demás no hacen y querría abstenerme de ello; una parte de mí pone en peligro otra parte de mí por su hiperactividad».

Para el clan, no hace falta que este niño exista, que sea reconocido.
«No soy reconocido».
«Dejo destruir mi identidad» (proyecto-sentido).
«¿Qué hago con mi identidad?».
«No soy reconocido en cuanto yo mismo».

«No sé dónde están los límites entre yo y el otro».
«No sé quién soy, porque no sé lo que se quiere que sea».

## «DEBO SER DESTRUIDO PARA EXISTIR, SER RECONOCIDO».
«Vale más destruir que no ser reconocido».
«Debo destruir mi identidad».
«Me dejo destruir».
«Tengo la impresión de que todo se desencadena a partir de nada».

«Me adapto a una familia patológica».
«Quiero ser reconocido por una familia que no reconozco».

El exterior es más importante que el interior (referencia externa).

Predicado: «Si quieres».

## Recaídas

Incluso en ausencia de situación conflictiva, el raíl me lleva allí (todo son estímulos: perfume de pino, rumor de las abejas en los bosques, ruidos…), y es como si el conflicto continuase. El cerebro pone en marcha el programa de adaptación que nos provoca unos síntomas.

## GANGLIOS

**Miedo por el órgano que los ganglios drenan:** aparecen de este modo cuando se diagnostica cáncer.

**Ejemplo:** Miedo a la enfermedad en mi seno, trastorno que quiero eliminar después de que me anuncian el diagnóstico.

Miedo impotente después de recibir una información, cuando además no consigo protegerme ni deshacerme de esta información.

Miedos anticipativos.

«Tengo miedo de no poder eliminar, drenar».

«¿Para qué pelearse?».

«Me siento desconcertado».

«Hay un peligro, y no me siento Yo mismo».

«Para **defenderme** tengo que ponerme **en un rincón**».

Peligro, amenazas, impotencia, desvalorización frente a la acción.

«No puedo reaccionar, regreso a lo pasivo, a lo femenino».

A veces, esto es debido a una falta de protección del padre. La información de defensa no ha sido dada por el padre.

**Ganglios en la ingle:**

«Me **aterroriza** no tener hijos, no me siento capaz de criarlos».

«Estoy desvalorizado sexualmente y eso me angustia».

**Ganglios paraaórticos:**

Miedo y desvalorización, hay que reconquistar el territorio.

**Ganglios paravertebrales:**
Desvalorización de uno mismo en tanto que pilar de familia. Estructuro y sostengo todo.

## VASOS LINFÁTICOS

La linfa es una **barrera de seguridad.**
«Hay que limpiar la toxicidad».
«Tengo que adaptarme a nuevas condiciones vividas como tóxicas, difíciles de aceptar y de asimilar».
Desvalorización impotente, incapacidad de eliminar.
«No logro desembarazarme de…» y esto en una vivencia de agresión, sin protección, incapaz de defenderme, o de proteger a alguien.

## Linfoedema

Se trata de un conjunto de tres conflictos:
— conflicto de los vasos linfáticos,
— conflicto de los colectores del riñón *(véase* el capítulo «Urología»),
— conflicto de los líquidos *(véase* «Urología»).

## Linfangitis carcinomatosa pulmonar

«Miedo enfermizo a la muerte, que siento como imposible de eliminar».

## Enfermedad de Hodgkin

Se trata de un conjunto de síntomas:
— tumor del tejido linfoide,
— destrucción de los ganglios,
— presencia de **células de Reed-Sternberg** (¡CRS!) de origen desconocido,

— y reacción alrededor del tumor.

«Carezco de protección».

«Tengo miedo de aquello que podría poner en evidencia mi debilidad».

Gente estructurada en el miedo de tener que afrontar su inconsciente.

«Debo protegerme de un gran peligro que puede venir de mi cuerpo, como una enfermedad».

Hacer practicar deportes de combate a los hijos.


## GANGLIOS NOBLES

### Localización

Los ganglios nobles parten de las orejas, siguen a lo largo del cuello, el esófago, la tráquea arterial, van hacia el mediastino y el estómago. Este circuito linfático une el cuerpo con la cabeza.

¿Nobles?

Los llamo «ganglios nobles» porque drenan los órganos nobles, o sea, el cerebro, el corazón y los pulmones, órganos irrigados y protegidos prioritariamente en caso de estrés poniendo la vida del sujeto en peligro.


### Sentido biológico:

Si tengo una enfermedad que considero grave (por ejemplo, un cáncer) y este cuerpo que debe mantenerme en vida puede darme la muerte, entonces busco protegerme no del exterior, sino del interior, es decir, de mi cuerpo.

Por ejemplo, una persona ha sido mordida por un perro; los ganglios de su brazo están ahí para protegerle de la mordedura y de los microbios; pero en el caso de los ganglios nobles, ¡se desconfía del propio cuerpo! «Me aíslo de mi propio cuerpo». «Desconfío de él». Vamos a aumentar los **ganglios del cuello para filtrar las informaciones que vienen del cuerpo,** ya que es el papel de los ganglios del sistema linfático.

«No puedo contar con mi cuerpo».

Cuando los ganglios están cerca de un órgano entonces la descodificación propuesta será:

«No puedo contar con este órgano».

«Tengo un miedo enorme a la enfermedad».

**«NO PUEDO CONFIAR EN MI CUERPO, FÍSICO, MENTAL, EMOCIONAL, PSÍQUICO, MÉDICO, FAMILIAR, NI EN LA OTRA PERSONA, CUANDO LA NECESITO».**

«Tengo miedo de la enfermedad, miedo del cáncer, miedo de la medicina, de los médicos, de los hospitales, de los tratamientos, de la quimioterapia…».

Son imágenes de: «No puedo contar con mi cuerpo, puede fallarme en cualquier momento».

«Tengo miedo de un malestar inminente».

Miedo inesperado, noción de peligro inminente.

«Quiero hacer un montón de cosas y mi cuerpo me falla, estoy harto. No puedo contar con él, me falla todo el tiempo».

La persona cuenta luego con su cabeza y no con su cuerpo, los ganglios están en el límite de los dos.

«Mi cabeza desconfía de mi cuerpo».

**Versión sombra** (fase 1 de la enfermedad) – «Tengo miedo de que, en la urgencia, mi cuerpo me traicione».

**Versión luz** (fase 3 de la enfermedad) – «Siento que, en la urgencia, puedo hacerle frente, con mi integridad y mi fuerza interior».

Sistema linfático drenando el aparato **digestivo:**

«No acepto la enfermedad, no puedo digerirla, me preocupa».

«Querría que la otra persona acepte apoyarse en mí».

Sistema linfático drenando el aparato **respiratorio:**

«La enfermedad limita mi libertad».

Este conflicto es muy importante, muy frecuente.

Muy a menudo, se acompaña de un sentimiento **de impotencia y de urgencia.**

Esta situación puede suceder igualmente por una **desvalorización estética.** Los ganglios sirven, pues, para disponer el cuerpo a distancia, a aislarse de sí mismo.

***Síntomas***

La **TOS** tiene múltiples orígenes que sólo un médico podrá diagnosticar:

¿La tos es de origen laríngeo, bronquial, digestivo (reflujo), nasal (flujo)?

O incluso, como aquí, ¿viene del sistema ganglionario que se apoya sobre la región faríngea y provoca un reflejo de tos?

La tos será diferente cada vez.

La tos que tiene por origen lo que yo llamo los ganglios nobles y que será tratada por un médico, tiene las siguientes características:

— al principio es una tos seca y, a menudo, de la parte alta,

— más adelante, se vuelve espesa y grasa y produce mucosidad que se escupe, de color blanco y espumoso,

— a veces, por la mañana, provoca una sensación de náusea, con salida de flemas que parecen provenir del estómago,

— esto preocupa fácilmente al enfermo,

— a menudo, la tos rasca el fondo de la garganta.


**Enfermo hipocondríaco.**

Pueden aparecer pérdidas de conocimiento, **ictus.**

# GÉRMENES E INFECCIONES

## GENERALIDADES

### ¡Microbio! ¿Quién eres, qué quieres de mí? ¿Un proceso para evaluar?

A través de la escucha biológica del síntoma, desarrollamos la hipótesis de que todas las enfermedades tienen un sentido. ¿Qué pasa pues con las enfermedades infeccionas, cuya presunta causa es un agente material **exterior**? ¿Cuál es la lógica que preside las infecciones microbianas?

Nos damos cuenta de que los contagios son estadísticas y no siempre muy lógicas. Desde hace mucho tiempo, se ha observado, por ejemplo, que los cuidadores no se contagian fácilmente por los microbios; ¿seleccionan los microbios su diana, con el propósito de discriminar a aquellos que tienen una cierta función?

Asimismo, es fácil darse cuenta de que cuando hay una epidemia de gripe en una clase, no hay un 100 por 100 de niños enfermos. Y entre los niños enfermos, los síntomas varían de un niño a otro, por ejemplo, sinusitis, bronquitis, fiebre o no, dolores articulares o no. Entonces, ¿cómo comprender esta variedad de síntomas, de reacciones, a partir del mismo organismo simple, es decir, el microbio?

### Antes de nada, vamos a observar los datos:

Las bacterias son los ancestros de la vida. Son la primera huella de vida presente en el fondo de los océanos. Se trata, a la vez, de nuestros ancestros y de nuestros primos.

Las bacterias con responsables del 90 por 100 de las reacciones químicas.

En un apretón de manos, 34 millones de microbios pasan de una persona a otra.

Estamos permanentemente infestados de miles de millones de microbios sin estar enfermos. Los microbios están presentes en el aire, en el agua, en nuestros alimentos, en la leche, en todas partes.

En cada axila, en 6,5 cm², se encuentran 16 millones de gérmenes. Los encontramos, por ejemplo, en las glándulas sebáceas, sudoríparas, bajo las células muertas de la piel, en el cuello, en todos los pliegues, etc. Tendríamos permanentemente un **kilogramo en el intestino, o sea, miles de millones.**

Los **virus** no viven nunca fuera de las células vivas. Millares de ácaros se nutren de las células muertas, y sus evacuaciones pueden inducir alergias.

El cuerpo está constituido de 1013 células.
El cuerpo está constituido de 1014 gérmenes.

A principios del siglo pasado, los investigadores absorbían gérmenes del cólera sin contraer el cólera. Uno de ellos, Claude Bernard, afirmó: «Pasteur se ha equivocado. El microbio no es nada. El terreno es todo».

En el animal estresado, la mortalidad debida a diferentes infecciones virales y bacterianas es más elevada que en el animal sereno.

Se ha observado que ciertos virus entran en las células para estimular la división celular de esa célula.

Ejemplo de simbiosis con los gérmenes: el *Escherichia coli* que vive en nuestro colon.

En las lágrimas existe un antiséptico poderoso, al igual que en el líquido prostático.

Hay portadores sanos para todos los microbios que existen: meningococo, estafilococo, estreptococo, HIV, BK, etc. Los microbios nunca son espontáneamente patógenos. Sin razón aparente, de inofensivos se convierten en agresivos.

¿Por qué?

## Hipótesis

Pues bien, la hipótesis de la descodificación es la siguiente:

Sería el cuerpo por sí solo, a través del sistema inmunitario, el que daría el permiso a los gérmenes para ser o no activos, y en tal lugar y no en tal otro. Efectivamente, cuando tenemos gérmenes en los bronquios, los órganos contiguos no siempre están afectados. Cuando sufrimos un absceso, un ántrax, un forúnculo en la piel, la infección está circunscrita. Siempre. Como si el cuerpo dijera: ¡stop! No más lejos.

Además, en ciertos momentos de nuestra vida, estamos enfermos, y en otros momentos somos portadores sanos del mismo microbio.

El germen viene como a aportar una información que proviene del inconsciente colectivo con la finalidad de permitir que nuestro cuerpo **evolucione.** Acepta o rechaza este escalón.

De todos modos, la humanidad no tiene más remedio que evolucionar, transformarse, cambiar. Mira tus libros de historia y comprenderás de lo que estoy hablando: ¡Ya no vivimos en las cavernas!

Los gérmenes ayudarían a la curación del organismo, sea eliminando, sea regenerando el tejido perdido. Reaccionarían como auxiliares. Esto no quiere decir, en ningún caso, que no hay que hacer nada: ¡la consulta a un médico es indispensable!

**«NECESITO UNA AYUDA EXTERIOR PARA TRANSFORMARME EN EL INTERIOR, ELIMINAR, LIMPIAR, EVOLUCIONAR, CURAR».**

La función de ciertos glóbulos blancos es limpiar, eliminar las células muertas del cuerpo, así como los microbios inactivos.

Cuando llegamos en medio de un incendio y vemos que están presentes los bomberos, ¿piensas por ello que el fuego ha sido provocado por ellos? Claro que no, de la misma manera, cuando encontráis alguien enfermo y portador de microbios, ¿son los microbios los que han provocado la enfermedad o están ahí para ayudarnos a eliminarla? Ésta es una pregunta.

## Las micosis

Voy a tomar como ejemplo las micosis. La biología de los hongos es muy simple: viven a expensas de la materia muerta. Ya se trate del mildiu en la superficie de las células muertas que recubren la viña, o se trate de hongos sobre la base de los troncos de árboles muertos, todos los hongos están ahí para transformar la materia muerta.

Cuando recibo en la consulta a la señora X, que se queja de una micosis en el antebrazo izquierdo, le pregunto si ha llevado algo muerto en ese antebrazo antes de los primeros síntomas. Efectivamente, me explica sollozando: «Mi gatito ha muerto. Mi marido y yo no tenemos hijos. Y todavía me acuerdo de ese momento en que cavó un hoyo en el jardín para enterrar a Mimine, mientras sigo, por última vez, acariciándole en mi hombro izquierdo…».

La señora X tiene una infección **vaginal** con hongos desde que decidió abortar; la muerte ha pasado por ahí y no consigue hacer el duelo, la muerte siempre está ahí y ella quiere eliminarla sin conseguirlo. Está bloqueada en una etapa de duelo.

Otra mujer con el mismo síntoma no ha aceptado el fin de la relación con su novio, la relación está muerta.

Vemos a través de estos ejemplos que las infecciones producidas por hongos traducen la presencia de un conflicto activo y no en resolución, como afirman algunos.

En el momento en que escuché, en un documental, que los hongos se alimentan únicamente de materia muerta, pregunté inmediatamente a mis pacientes sobre el tema del duelo. Y las respuestas aportaron luz.

En consecuencia, para mí, la descodificación biológica de micosis (pitiriasis, cándidas, candidiasis bucal, etc.) es la siguiente:

*«No consigo concluir el duelo real o simbólico de…».*

## Un germen, un conflicto

El germen tiene el proyecto de ayudar al cuerpo a superar un conflicto específico.

He aquí algunos ejemplos, por supuesto, a verificar en cada caso:
La escarlatina: El paso edípico.
La rubeola: Dificultades para dejar la fase oral.
Micoplasma: Miedo a morir en el embarazo.
Bronquiolitis: Tengo miedo en lo más profundo de mí mismo, porque la persona que se supone que me ha de proteger está angustiada.

Tos ferina: Tengo miedo de que los que viven cerca de mí me maten.
Herpes: Conflicto de separación.


## Investigación y verificación

Esta investigación no ha hecho más que empezar y es necesario estar verificando continuamente en un marco profesional, al mismo tiempo que se recibe ayuda médica. La descodificación biológica no excluye el encuentro del paciente con un médico atento. Toda persona que piense lo contrario es peligrosa y sospechosa, sospechosa en la falta de atención o en el hecho de sentirse todopoderosa.

Habiendo dicho esto y poniéndolo a la luz, la investigación se convierte en una aventura apasionante y tranquilizadora. Se trata de un compromiso, de un lugar de encuentro, de un espacio fértil entre el pasado y el futuro, entre los vigilantes del museo y los exploradores temerarios, itinerantes y sin miedo… hasta ese día en el que por fin podremos exclamar:

*«Estaba delante de nuestros ojos y no lo veíamos,*
*estaba en nuestro oído y no lo escuchábamos».*


## CONFLICTOLOGÍA

*«Para desarrollar una enfermedad microbiana, hay que ser dos:*
*El microbio y el terreno. Sólo el microbio no es suficiente».*
Profesor Lorich

Nuestras defensas se pelean contra miles de millones de parásitos; un ejército microscópico de células destruye los intrusos y repara los daños.

Para algunos científicos, «el estrés puede provocar una activación de *diferentes virus sin, por ello, causar signos clínicos. Existe una correlación entre los acontecimientos estresantes de la vida y diversas infecciones bacterianas. El estrés aumenta el riesgo de infección viral de las vías respiratorias superiores y de otras infecciones víricas agudas. Los episodios de reactivación de la infección latente del herpes, virus genital o bucal estaban precedidos, en una proporción de casos significativa, por una angustia emocional».*

Los microbios:

— *¿Prueba de evolución?*

— *¿Pruebas que vienen para probar nuestras capacidades?*

— *Confrontación de su patrimonio cromosómico al nuestro, de cara a hacerlo evolucionar?*

— *¿El objetivo?: integrar de nuevo comportamientos más adaptados.*

## Estafilococos

Cuando una astilla se clava en un dedo, el hombre primitivo no tiene pinzas para sacarla. Los estafilococos están en todos los sitios presentes en la superficie de nuestra piel. En consecuencia, estas bacterias entran con el cuerpo extraño en los tejidos y se convierten en la ayuda necesaria para expulsar todo cuerpo extraño. Se produce un absceso y más tarde se desarrolla el pus, que expulsa estafilococos y astillas hacia el exterior.

«Quiero expulsar al intruso».

Ejemplo: El fórceps, la epidural.

Ejemplo de septicemias con estafilococos: «Los catéteres, necesarios para la reanimación, han sido percibidos como una agresión penetrante».

## Ejemplo

Una paciente dice: «Vengo para operarme y tengo estafilococos dorados. Pero no tengo ganas de tomar antibióticos. ¿Qué opina?».

Le propongo confiar en su médico y volver a vernos la semana siguiente y, de aquí a entonces, que reflexione sobre la noción de ser penetrada por metal, que para mí es la descodificación del estafilococo dorado.

Se opera de las mamas. Le pregunto cómo fue la operación. Me dice que muy desagradable. Le pregunto cuál fue el momento más chocante, el más desagradable. Me responde que no fue para nada el bisturí. Sino que fue cuando el cirujano llegó la víspera de la operación con un bolígrafo azul y dibujó sobre el pecho lo que iba a quitar. Eso la estremeció. Tuvo la impresión de ser golpeada por una espada. Le pido más detalles sobre esta sensación de un «corte de sable». Es metálico.

Ahí tenemos el hilo de Ariadna. Me dice: «Hace siete años sufrí una operación ginecológica, querían quitarme los ovarios». Y para ella era realmente insoportable la idea de que hubiera un bisturí, un pedazo de metal en su vientre. La dejo hablar únicamente sobre esta idea: «como un corte de sable» que, de hecho, no era más que un lápiz en las mamas, pero que ha sido vivido como un *shock*. Fue un verdadero corte de sable para ella, aunque no haya habido penetración. Pero esto sugiere que va a haber un corte de bisturí en ese lugar, precisamente. Ella me cuenta: «Era una joven casada y un día mi marido llega a casa muy contento de mostrarme lo que había encontrado en el granero de su padre» e intenta describirme de qué se trataba porque le costaba encontrar el nombre. «Era una carabina con un chisme al final». Era una bayoneta. Para ella fue terrible. Y le pregunté qué había de terrible en eso. Hay otros maridos que han podido llevar a casa ese tipo de objetos y sus mujeres no han tenido esa vivencia, se puede imaginar que otra mujer lo vive de otra manera. Ella se quedó helada y le pidió que guardara el arma. Por lo que seguimos trabajando en transgeneracional hasta el programa. Fue en las trincheras de 1914-1918: un antepasado materno debe ir al frente, pero no quiere. Quiere desertar. En 1914, cuando se desertaba, los compañeros iban detrás de ti y te mataban. Si no se iba al frente, era el lugarteniente quien los mataba. Estaban, pues, obligados a ir a morir, matados por los franceses o por los alemanes. O sea, de un lado, estaban las bayonetas francesas y, enfrente, estaban las bayonetas alemanas. Ella se revive acorralada entre dos bayonetas. Es realmente insoportable. Hasta que su marido le trae un arma similar. Y todo aquello que estaba en relación con la operación, el bisturí, tenía que ver con esto. Tenía problemas para curarse de este estafilococo dorado. Estaba realmente en conflicto activo. Un día, va a la revisión, a ver al cirujano y le dicen que no puede recibirla. Pregunta si está enfermo y le contestan que acaba de suicidarse con arma blanca. Un trozo de metal en el cuerpo. El estafilococo es: *penetración* y dorado es oro, *el metal*. Es penetración con metal.

## Enfermedades nosocomiales

Una mujer se ha operado y ha tenido consecuencias posoperatorias, pero su vecina no tuvo. Y cuando vemos las enfermedades nosocomiales, constatamos que las consecuencias son variables: hay personas que se operan y todo va bien. No tienen efectos secundarios, ningún microbio. ¿Qué es lo que hace la diferencia? Es la historia personal, la relación con el cuerpo médico, con el bisturí, aquello que puede representarse de manera fantasmal: una operación, una hospitalización, una intervención, una penetración. Para algunos, la idea de… ¿qué se siente? Hay gente que puede tener miedo a no despertarse porque no pueden dominar su destino.

Jacques Salomé cuenta que le tenían que operar para ponerle una prótesis de cadera. Le pidió al cirujano que le entregase una prótesis de cadera –la misma que él iba a recibir–. No sé si iba con ella al cine o al restaurante, o si le ofrecía una silla, pero tenía el objeto y estaba en relación con él. No era una fantasía, no era una idea. Eso se convertiría en una parte de él, en su interior. Era muy importante.

## Colibacilo

Conflicto de deshonra en el interior de los límites del territorio.

## Microbacterias, hongos

Los **hongos** están presentes y activos en la materia muerta: vieja capa de humus en el bosque, células muertas en la superficie de las semillas de la uva, etc.

Cuando algo está muerto, mientras que no consigo hacer el duelo de…, los hongos llegan para digerir, transformar la materia muerta.

Si la infección (micosis, *Candida albicans,* candidiasis bucal…), causada por hongos, dura mucho tiempo, hay que preguntarse cuál es el duelo real o simbólico que no consigo concluir, llegar hasta el final, finalizar.

«La situación está podrida».

«¿Soy capaz de hacer el duelo de mis ilusiones para vivir la vida tal cual es?».

«Lo que estoy viviendo no se corresponde a lo que esperaba».

## Tuberculosis

El bacilo de Koch destruye el tejido pulmonar; inflamación; el tejido es reemplazado por tejido conjuntivo, fibroso, rígido, espeso. El sol mata los bacilos de Koch. La destrucción por el microbio del parénquima pulmonar crea cavidades llamadas «cavernas».

No tengo aire.

«Esperaba del mundo civilizado la protección y me ha aportado la muerte material».

«Soy incapaz de ajustarme frente a un cambio fundamental de estructura de sociedad (véanse las consecuencias del éxodo rural...)».

«Carezco de estructuras materiales».

Renal: «Tengo miedo de morir ahogado», por ejemplo.

Digestivo: «Tengo miedo de morir de hambre».

Pulmonar: «Tengo miedo a la muerte, a que me falte el aire».

Peste: Ídem, aporta la idea de la muerte.

## Tétanos

«Estoy paralizado delante de...».

Ausencia de soplo de vida.

La ausencia de vida me paraliza.

## Sarampión

«Tengo miedo de las sorpresas del cambio».

«He atravesado una etapa: ahora percibo el mundo a través de mi propia vivencia, de mis creencias y no de las de mis padres. Tengo que reformatear mis receptores sensoriales».

## Rubeola

Separación + peste.

«He recibido una bofetada simbólica y me avergüenzo».

## Mononucleosis infecciosa

«Me siento solo frente a mi incapacidad de tomar una decisión de adulto sexuado (comprometerse en pareja, tener hijos...)».
«Me siento sola en esta familia».

## Clamidia

«No consigo adaptarme sexualmente a esta nueva situación».

## Herpes

«No logro aceptar el riesgo de separación inherente a toda relación».

## Síndrome de la clase turista

«No consigo vaciarme de mis antiguas creencias para dejar sitio a una nueva cultura».

## Paludismo

«No logro integrarme en un grupo, en el sentido tribal del término».
Conflictos de separación en fase activa que crean microulceraciones.

## Toxoplasmosis

«No puedo afrontar totalmente mi identidad sexual: masculina o femenina, y mi sexualidad. En una «*mujer un poco andrógina*», el embarazo es la prueba de que es una mujer.
Femenino no aceptado.
«He recibido flechas envenenadas durante el embarazo *(toxo* = el arco, las flechas, el veneno).

Estoy separado(a) de la madre.

Conflicto de separación por alejamiento.

Contexto de alejamiento.

Amenaza de alejamiento del hogar.

Ejemplo: Una mujer embarazada es alejada de su lugar de origen, el hijo tiene una toxoplasmosis congénita.

## Gonococos

Temor a la esterilidad o deseo de ser estéril. (Dr. Vial)

## Varicela

«Me siento separada de mi madre porque cambia, ya no la reconozco».

## Paperas

«No puedo asimilar algo para integrarlo en mí. Estoy separado de ello».

Edipo difícil de sobrellevar.

## Estreptococos

Ceder ante alguien.

«Esto se me atraviesa en la garganta»: anginas, amigdalitis, faringitis.

«Necesito ayuda para explayarme».

«Me inclino, bajo la cabeza ante tal persona».

«No consigo explayarme».

«Cargo todo sobre mis hombros: me hundo bajo el peso de las responsabilidades».

## Neumococo

Tristeza y desesperación. No queremos respirar.

## Meningococo

Enorme desgracia.

## Salmonelosis

Tentativa de eliminar lo sucio y lo impuro.

## Parásito tricomonas y bacilo piociánico

«¡Me han mentido!».

«¡Me han prometido la curación, la felicidad y todo es peor que antes!».

El precio del engaño.

## Enfermedad de Lyme

«Tengo que ser un apoyo para mi familia».

«Me desvalorizo en un viaje».

## Fiebre

«Quiero atrapar el pedazo de calor».

Muerte = duelo = frío; hay que calentar la muerte, la casa vacía, etc.

«Necesito calor en el hogar».

# NEUROLOGÍA – EL CEREBRO

## GENERALIDADES

### EL CEREBRO

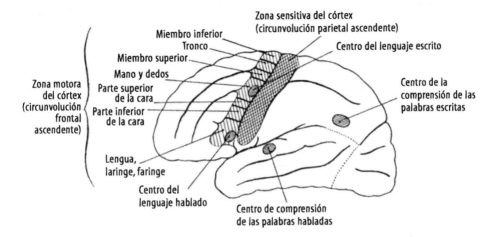

**Punto pedagógico: Hay tres maneras de vivir y de sentir un conflicto biológico**

1. De manera encarnada.
2. De manera disociada.
3. De manera desencarnada, fuera de su cuerpo.

Por ejemplo, la señora X se siente separada de su hija, pierde el contacto físico cuando la deja por primera vez en la guardería.

1. Si está encarnada, es decir, en su cuerpo, puede desencadenar un problema de piel, de epidermis, de eczema, entre otras afecciones posibles.
2. Si está disociada, necesita pensar, controlar, ser más bien intelectual y, en consecuencia, puede padecer problemas cerebrales, por ejemplo, migrañas.

3. Si no está realmente en su cuerpo, si imagina continuamente fantasías, está, de alguna manera, «desencarnada», se va de la guardería totalmente perturbada. No tiene problemas físicos (cuerpo, cerebro), sino un malestar psicológico, del comportamiento.

Cuando no hay somatización en el cuerpo de conflictos biológicos, esto es debido a la manera de vivir el conflicto. He observado que las mujeres y los hombres, sujetos a patologías cerebrales, presentan las características siguientes:

— son misteriosos, al margen, «que viven en la luna», ausentes, **secretos**;

— **no están en la realidad:** el sueño, a veces, lo toman como realidad;

— son personas habituales de la **negación,** borran los problemas, pues es su mecanismo de defensa y de protección;

— tienen **la necesidad de controlarlo todo,** de dominar todo y viven de forma angustiosa *soltar amarras,* perder el control, ser uno mismo. ¿Por qué? Por miedo a descubrir en el fondo de ellos mismos, por ejemplo, su violencia, su locura, su identidad recóndita, su error (aunque ese error sea una ilusión);

— viven **numerosos conflictos, breves y recurrentes,** como pequeños tropezones. Por lo tanto, el cerebro reacciona cada vez más rápido; estas personas desencadenan un edema de curación que se interrumpe en cuanto regresan a la actividad conflictiva (*véase*: «Las fases de la enfermedad»). Efectivamente, el cuerpo se cura más rápido cuando son pequeños tropezones. De esta forma, el bioshock, al mismo tiempo que pega sobre la triada, proporciona más signos cerebrales.

Desde el nacimiento, las neuronas ya no se multiplican o muy poco. Un tumor cerebral es una multiplicación no de las neuronas, sino, la mayoría de las veces, de las células gliales (o glía, neuroglía). Estudiar las patologías del cerebro te lleva, a menudo, a estudiar las células gliales. Éstas tienen un gran poder de división. Se regeneran sin cesar, trabajan permanentemente, son codificadas por el cerebro continuamente. De esta forma, los tumores en el cerebro, glioma, astrocitoma, oligodendrocitoma, gliobastoma, algunas migrañas, algunas cefaleas, ciertos quistes cerebrales, focos hipotensos o hipertensos son manifestaciones (diagnosticadas por un médico) de una actividad inhabitual de las células gliales.

Las células gliales se encuentran en el cerebro y en las vainas de Schwann (que rodean las fibras nerviosas de los nervios); pueden formar una proliferación en simpaticotonía (ejemplo: el neurofibroma, neurinoma) y en vagotonía.

## Sentido biológico:

En la lógica de la bio-descodificación, que se apoya en la función biológica de un órgano para entender el sentido biológico, es decir, la utilidad de las enfermedades, tenemos que preguntarnos cuál puede ser el sentido biológico de una multiplicación de las células gliales.

### *Recordatorio*

El cerebro está compuesto de:
— 10 por 100 de neuronas,
— 90 por 100 de glía, se trata de un tejido conjuntivo.
La glía está constituida por:
— microglías,
— macroglías divididas en:
  • **astrocitos,** que ayudan a la cicatrización del cerebro.
  • **oligodendrocitos,** que rodean y aíslan la neurona.

Si no se encuentra con sus neuronas una solución al problema dramático, la solución biológica es:
— Llevar más sangre a esta parte del cerebro (patologías vasculares).
— Hacer funcionar más las gliales (migrañas).
— Fabricar más células gliales (tumores). Éstas van a aportar a las neuronas más glucosa (que es el carburante principal de las células) y oxígeno, para que, de esta forma, puedan trabajar aún más, superarse, ir más allá de sus capacidades habituales.

**Punto pedagógico: Las fases de la enfermedad y los síntomas de curación**

Nuestra vida atraviesa dos fases muy distintas:

— La fase de despertar, de actividad, de estrés útil y necesario. Para la mayoría de nosotros, esta fase se desarrolla durante el día, nos permite alcanzar nuestros objetivos, sobrevivir.

— La fase de reposo, de recuperación, de relajación, de sueño que, la mayoría de las veces, tiene lugar por la noche.

Estas fases son más o menos intensas según la necesidad, y la necesidad más importante es la adaptación. Cuando se produce un suceso particular que llamamos el bio-shock (*véase* la introducción de este libro) el cuerpo, el cerebro y la consciencia pasan a primera fase. Esta fase está gobernada por un sistema neurológico particular: el sistema ortosimpático, SOS, fase llamada simpaticotonía. La fase de recuperación está gestionada por el sistema parasimpático o sistema vago. Esta fase toma el nombre de fase de parasimpaticotonía o vagotonía. Estas dos fases dan síntomas muy diferentes. La primera tiene como objetivo movilizar toda nuestra energía, todos nuestros recursos y nuestra atención; mientras que el objetivo de la segunda es la vuelta a la normalidad o normotonía.

**Las fases de la enfermedad**
**En normotonía**

El cerebro asegura sus funciones por el órgano que está bajo su mando (músculos, órganos, etc.).

**En simpaticotonía**

Desde el instante del bio-shock, el cerebro empieza un trabajo de excepción, lo que crea el síntoma orgánico, la úlcera, la avería: es la fase **funcional** de hiperactividad cerebral.

El cerebro está localmente en estado de simpaticotonía. Las células cerebrales no mueren enseguida, pero esta situación tampoco las deja sin trabajar. Es como un circuito eléctrico de muy baja intensidad para una corriente de intensidad, de un voltaje, muy «elevado»; el cable se calienta, los circuitos de comunicación de las células cerebrales se deterioran y, en vagotonía, mediremos los daños.

### En vagotonía

El cerebro da luz verde a las reparaciones; es su fase orgánica: edema en el cerebro. El organismo procede a la renovación de los aislantes, de las líneas de conexión entre las neuronas. Las sinapsis se alargan, se dilatan, transmitiendo, a veces con dificultad, el influjo. El edema aparece, asimismo, después de las operaciones en el cerebro, en el momento de la cicatrización natural. **Hay que hacer supervisar las eventuales complicaciones del edema cerebral por un médico.** A veces es grave, según su localización, su volumen, su rapidez de aparición. En cuanto hay curación, hay un pequeño o gran edema o una inflamación. Si es exageradamente voluminoso, hay que buscar el conflicto en el riñón.

En caso de recidiva del conflicto, el edema que sigue a la resolución del conflicto será más importante. El precio que hay que pagar es el aumento de la rigidez de la zona cerebral afectada, la pérdida de elasticidad. En el momento de una alteración ulterior de esta zona, en caso de numerosas recidivas, esto puede acabar en una destrucción tisular. Algunas patologías funcionales se deben a la **compresión del edema cerebral** en vagotonía.

Un edema tiene lugar durante la fase de curación, es intra y perifocal, y es peligroso solamente por su localización y su importancia. Puede ser **perceptible con la mano** a través de la piel del cráneo (calor).

### ¡Síntomas de curación!

Cuando un órgano ha sido agredido (por el ácido, por ejemplo), va a necesitar algún tiempo antes de reencontrar su estado de salud, recuperarse. Después de una insolación, hacen falta varios días para que la piel se reponga de sus quemaduras. Después de una rotura, una fractura, también el esqueleto tiene un plazo de consolidación, antes de que podamos reutilizar el miembro que vuelve a su estado normal. Tras una indigestión, debemos reposar y esperar a que el estómago se recupere, después podremos nuevamente solicitarlo para comidas pantagruélicas. Este plazo es normal, fisiológico; se acompaña de síntomas, de signos físicos específicos tales como la fatiga, a veces dolor, fiebre, infección, inflamación. Todo esto es muy comprensible.

Para cada aparato y para cada órgano, vamos a encontrar los signos de reparación, de convalecencia específicos.

Se trata de signos físicos de la fase de reparación o fase de vagotonía, del nombre del nervio *(el nervio vago)* implicado muy a menudo en el trabajo de vuelta a la normalidad.

## Tumores del cerebro

Conflicto del *informático*.
**«¡TENGO QUE ENCONTRAR EN MI CABEZA UNA SOLUCIÓN MÁS ALLÁ DE MIS POSIBILIDADES INTELECTUALES HABITUALES!».**

Nexo común a todos los fenómenos cerebrales: se trata de **superarse,** de ir más allá de uno mismo. Porque son las células gliales las que van a ocuparse de las neuronas: «Quiero encontrar una solución más allá de lo que es posible», «Quiero poner dos litros de agua en una botella de un litro», «Quiero superarme».

### MINIMIZAR Y ESTAR EN LA NEGACIÓN

La persona no está en la realidad y, para ella, el sueño **es** la realidad. Se trata de una actitud extremadamente defensiva. Los pacientes están como en un caparazón y «hacen como si no pasara nada».

Muy a menudo, minimizan. Ejemplo de un paciente: «Me han dicho que tenía un cáncer en el cerebro, me ha molestado un poco, tengo un poco de miedo». Le pido que puntúe su miedo del 0 al 10 y me responde: «Por lo menos 8». De esta manera, tenemos una idea del problema y le reenvío esta información. Esta acción de borrar es una forma de protección, pero también quiere decir que la persona vive regularmente en vagotonía, dado que minimiza, desarrolla su edema en el cerebro, después vuelve a ponerse en estrés. Hace esto permanentemente y, con el tiempo, puede crear un tumor en el cerebro. Minimizar es una manera de tomar distancia, pero no es realmente eficaz mucho tiempo. En terapia, buscamos el porqué de la negación en los pacientes, ¿y la negación a qué?

### EL APOYO

La glía es tejido de apoyo. Tumor para apoyar, para compensar con el intelecto un hándicap, un límite.

«Necesito apoyo para encontrar una solución intelectual que **funcio-ne, pues hasta ahora he fallado**».

## COLECTORES DE LOS RIÑONES

**Es fundamental buscar siempre un conflicto activo de los colectores del riñón,** que explique el exceso de edema en el cerebro. Porque a menudo encontramos, además, en el momento de un tumor cerebral, **el conflicto de los colectores.** El individuo soluciona su conflicto de tonalidad cerebral y, en lugar de eliminar el agua, de orinar, guarda el agua. ¿Dónde la guarda? En el cerebro.[45]

Ejemplo de vivencias relacionadas con los colectores de los riñones:
— Conflicto del refugiado.
— Se siente dejado de lado, abandonado, es la depresión.
— Problema de sequía. El cerebro se convierte en un cactus, almacena el agua. El problema y su gravedad están relacionados con la rapidez de la instalación del edema, de la vagotonía.

Por otra parte, a menudo existe, además, el siguiente conflicto:

Es un conflicto **que encierra** porque hay inversión del bien y del mal, del sueño y de la realidad, del éxito y del fracaso. «No hay que encontrar soluciones, sino estoy en peligro», de esta forma, nos ponemos en una situación imposible para curar, porque la solución es perdedora, peligrosa.

Ejemplos:

Durante la guerra, uno de los bisabuelos **encontró una solución que después se reveló llena de sufrimientos.** Todo el mundo tenía dificultades para encontrar comida, entonces se dedicó al mercado negro, pero lo denunciaron. Por esta razón, una parte de su familia fue asesinada. En los hijos supervivientes, se establece la creencia: «Si encuentro una solución a mi problema, habrá un muerto, habrá un castigo; en consecuencia, no hay que encontrar una solución para no ser un asesino».

Alguien es pobre y va a buscar trabajo a un país vecino. Se va pero, allí, encuentra otra mujer y abandona a su familia. Desde el punto de vista de la familia, cuando se encuentra una solución, ésta trae la desgracia.

---

45. El autor juega con la palabra «cerebro», que en francés se traduce como *cerveau*, o sea, *cerv-eau* (*eau* = agua). *(N. de la T.)*

### Pista para explorar prudentemente

«Soluciono en el lugar equivocado».

«La solución es una artimaña en la cual me esfuerzo por creer».

«Miedo de tener miedo».

## En resumen

— «Tengo que superarme, buscar una solución más allá de lo posible».

— Las personas minimizan sus problemas «¡No hay problema, todo va bien!».

— Están en la negación de sus necesidades vitales y de ellos mismos.

— Conflicto de los colectores de riñón.

— «No hay que encontrar una solución» (es un conflicto que encierra).

— Conflicto que ha durado mucho tiempo.

— Conflicto en balanza, con altos y bajos. Esto provoca que el agua se quede en el mismo lugar y que no se elimine correctamente.

### Punto pedagógico: Varios conflictos para un único síntoma

Algunas patologías están en la base de numerosos conflictos. Es el caso, entre otras, de la fibromialgia, de la diabetes, del lupus eritematoso, de la enfermedad de Charcot. De cuatro a cinco conflictos son necesarios para que el cuerpo *exprese* esos síntomas. Asimismo, en los tumores cerebrales, varias subtonalidades están muy a menudo presentes, pero todas no se imponen de la misma manera.

El terapeuta necesitará paciencia y prudencia para descubrir cuál es la subtonalidad, o las dos o tres subtonalidades más activas, es decir, las más conmovedoras. Con este objetivo, la lista de vivencias biológicas conflictivas es tan amplia como posible, con el fin de crear una apertura en la encuesta emocional que realiza el terapeuta. Esta lista es una lista que no está cerrada, todo lo contrario.

## Glioma

O tumor del tejido de apoyo cerebral (glía = tejido; oma = tumor).

El astrocito alimenta, realiza el vínculo entre las neuronas.

Un **astrocitoma** tiene la función de conseguir que el ordenador rinda más.

Conflicto: ser el más inteligente, el más fuerte, el primero.

Un **oligodendrocitoma** se encuentra a menudo en las personas que desean ocuparse de los demás, que querrían **atender** y proteger a todo el mundo.

## Localización

El síntoma siempre es debido a **CONFLICTO DE CONJUNCIÓN** con, por un lado, esa tonalidad de tener que superarse intelectualmente y, por el otro, con un ámbito particular en el que aparece esa necesidad.

Por ejemplo, si alguien experimenta esa necesidad en el ámbito del «territorio» (trabajo, casa), esto tocará a la zona de relevo, a la localización cerebral implicada en las cuestiones de territorio, es decir, el córtex temporal, periinsular derecho. Si hay que superarse para ayudar a alguien que tiene problemas de salud, la multiplicación de las células gliales se producirá en el lóbulo frontal derecho. Tendrá lugar en el cerebelo si esa necesidad conlleva la protección relativa ante una deshonra, etc.

## Una masa ovoide

El **tumor** se localiza en el cerebro sobre las zonas de la o las uniones en correlación con la vivencia, o con las vivencias, si hay varias; en este último caso, esto produce, en fase de curación, varios edemas en el cerebro que, creciendo, y si están situados en la misma zona cerebral, forman un solo tumor, es el signo de una reparación simultánea de esas vivencias. Este fenómeno procede:

— o bien de un mismo suceso, de un mismo *shock* vivido de diferentes maneras;

— o bien de varios conflictos que se han producido al mismo tiempo y se han solucionado en el mismo momento.

De esta forma, varios bio-shocks, o un mismo bio-shock con matices muy próximos en la vivencia, van a crear varias imágenes en el cerebro. Cuando la vivencia es próxima, las imágenes están geográficamente próximas y, en vagotonía, fusionan y forman una sola masa ovoide.

Sean cuales fueren las interpretaciones, evidentemente, esto no excluye, de ninguna manera, un tratamiento prescrito por un médico y con cobertura médica.

Una paciente tiene un tumor cerebral en el lóbulo temporal izquierdo, esta protuberancia prolifera y aumenta, lo que provoca una parálisis de la pierna y del pie derechos, con trastornos del habla; mi pregunta es: «está en fase de reparación o en fase activa?».

## ¿Cómo saberlo?

Una sola manera de responder: hagámonos las preguntas:
— «¿Cuál es el *shock*?».
Y luego:
— «¿Está solucionado y realmente solucionado?, porque ha durado durante años y años».
— «¿Hay un conflicto activo en el riñón, líquidos o colectores?».

## Dolores de cabeza, cefaleas y migrañas

Como en todos los fenómenos cerebrales, encontraremos los elementos siguientes:

1. **Los enfermos son más «cerebrales», intelectuales, mentales;** no obstante, también tienen emociones (sin lo que la enfermedad no aparecería). Son personas que no están completamente encarnadas, sino que son cerebrales, intelectuales, un poco «allá arriba».
2. La vivencia de las patologías cerebrales es: «Tengo que encontrar una solución con mi**s pensamientos**».
3. La persona no quiere perder el **control,** debe controlar, conseguir la **perfección.** Está separada de un ideal, de un absoluto y siempre quiere **superarse,** hacer más. Ni hablar de ser débil, frágil y sin solución. Es, de alguna manera, el control imposible.
4. **La negación:** no hay problema, el problema no existe. Este tipo de personalidades tiene tendencia a evadirse soñando. Son personas que

borran las cosas, que no quieren enfrentarse a la realidad, que actúan como si no pasara nada, como si el problema no existiera. Estas personas tienen unas defensas muy fuertes. Viven dramas, como todo el mundo, pero su mecanismo de defensa es la negación: «Después de todo, tampoco es tan grave, no vale la pena preocuparse...». Dejan los problemas a un lado. Pasan rápidamente a la fase de reparación, pero reparación en balanza, encontrándose regularmente enfrentadas al mismo problema. En ese momento aparecen migrañas o cefaleas, localizadas en la zona del cerebro correspondiente al contenido conflictivo del problema (supervivencia: tronco cerebral; miedo, aprensión: córtex occipital; impotencia: córtex motor, etc.). Esta negación es una supervivencia emocional para **no estar en contacto con una emoción insoportable,** invivible, insalvable. Esta estrategia en una buena estrategia durante años y, en la mayoría de las situaciones, las personas son agradables, siempre contentas y son buena compañía, sólo les duele la cabeza... hasta el día en que esto «ya no funciona», su solución ya no es eficaz, tienen un problema y deben admitirlo para poder resolverlo. Porque, para ellas, **el problema es tener un problema,** su solución errónea es hacer como si no tuvieran ningún problema.

Todos los problemas están presentes pero negados. Las personas minimizan, analizan, intelectualizan.

5. Cada vez que la persona está en una **situación sin solución,** está exactamente en el estrés del momento del bio-shock: en consecuencia, para no estarlo, debe encontrar una solución en su cabeza.

— ¿Qué hace cuando no hay solución a un problema?

— ¡Esto no le pasa nunca!

Las migrañas, cefaleas y dolores de cabeza aparecen asimismo en las personas **apasionadas** que no saben cuándo parar. **Nunca tienen bastante.** Estas personas, entusiastas, hacen muchas cosas y es una manera de no estar en contacto con lo que les crea la angustia y la ansiedad. Pueden tener la angustia del vacío, del aburrimiento u otra. «No quiero estar en contacto con ese vacío, o sea, me apasiono, me lleno, me lleno». Pero esta pasión no tiene fin y conduce a un gran estrés.

La migraña va a parar a la persona que, de repente, ya no puede correr a derecha e izquierda. Estos pacientes esconden un estrés de vida tal como: la angustia, el miedo a morir, **la angustia de correr hacia todas partes, el miedo al vacío,** etc. Hay que ir a buscar la angustia primitiva. Curándola, la persona ya no necesita llenar y la migraña desaparece. Es la diferencia entre un epicúreo y un alcohólico, el alcohólico no puede dejar de beber, el epicúreo bebe libremente, escoge.

En resumen, esto afecta a menudo a las personas apasionadas, las migrañas les protegen de algo que temen. Se quiere que el período favorable dure y se rechaza contactar con las angustias.

«Quiero que lo que vivo continúe».

«Quiero tanto como sea posible».

«Según mi experiencia, las migrañas y las crisis de epilepsia pueden servir de mecanismo de socorro con urgencia en el momento de un estrés demasiado fuerte, la epilepsia en un sujeto temeroso es presa de una emoción fuerte y la migraña en un sujeto apasionado que no sabe cuándo parar». Dr. Thomas-Lamotte

### He aquí algunas vivencias asimismo posibles, propuestas por otros investigadores de descodificación:

«Encuentro, no encuentro la solución para tener dinero en metálico».

«No quiero capitular».

Desvalorización intelectual.

Saturación intelectual, mental.

«Me pongo el listón alto».

«Soluciono problemas virtuales».

«Tengo que encontrar una solución para un miembro de mi familia, pero esta solución sólo está en mi cabeza».

«Y yo no soy de ninguna ayuda porque no puedo pasar a la acción».

«Tengo que sobrealimentar mis neuronas para sacar a mi clan del problema».

«Debes descansar». Es el sentido biológico. «Debes descansar y no has decidido descansar, por lo tanto provocas la migraña. Busca en relación a qué problema no has descansado».

Terco.

«No acepto lo inaceptable de la realidad»: esas migrañas, a menudo, están asociadas a vómitos.

«Me desvalorizo por no encontrar la solución con mis neuronas».

«Es peligroso reconocer mi sufrimiento». (Jean-Guillaume Salles)

Con frecuencia, las migrañas se localizan en el córtex frontal, por encima de los ojos. El **córtex frontal** es el último que aparece en la evolución del ser vivo. Es el que permite las reflexiones más elaboradas, la toma de decisiones y el paso a la acción. Para la bio-descodificación, es el que está implicado en las vivencias de impotencia, de verse desarmado ante un problema o un peligro. Nos encontramos en presencia del mismo tipo de vivencias que en el caso de las células gliales: ante un problema, hay que ser más eficaz, hay que aumentar las capacidades intelectuales propias, encontrar una solución. Eso puede ir hasta un rechazo de la impotencia, la negación de sus límites.

¿Por qué esta vivencia de impotencia no descodifica los músculos? Porque la persona está en el pensamiento. «Impotente para encontrar una solución. Lanzo la orden, pero no funciona».

### Pistas para explorar prudentemente

Orgasmo cefálico, por ausencia de grandes realizaciones sexuales.

A veces se acompaña de una bajada de progesterona.

Para Alejandro Jodorowski: el padre quiere que el hijo sea una cabeza. Padre adúltero que mancha su cerebro. Arrebatos contra mi madre que se comporta como un hombre, que es demasiado fuerte y que hace huir al hombre.

### Migraña = mitad del cráneo.

«Estoy seguro de **la mitad de la semilla**[46] y busco constantemente quién ha puesto la otra mitad; busco constantemente quién es mi padre… ¿Quién ha puesto la semilla?». Dudas sobre el papá. Rencor hacia el padre. Nos han aceptado a la mitad. Desvalorización y rencor porque mamá ha derribado al padre.

---

46. Juego fonético entre *migraine* (migraña) y *mi-graine* (la mitad de la semilla). *(N. de la T.)*

Permitirse (ser esperma).[47]

Programada para el sufrimiento natal: el exceso de $CO_2$ y la falta de oxígeno durante el parto predispondrán a la migraña.

**Migra-odio:**[48] la migración le ha vuelto odioso. No había que desplazarlo.

### Los dos tipos de dolores de CABEZA

1- En fase de estrés, encontramos **CEFALEAS OPRESIVAS** (cefaleas tensionales).

Las neuronas y las células gliales están excesivamente solicitadas. Se trata de dolores opresivos, como si la cabeza estuviera comprimida. Estas cefaleas son difíciles de aliviar, incluso con los antiinflamatorios habituales (aspirina, etc.). Se ha de buscar cuál es el conflicto que la persona no consigue solucionar. En general, el paciente tiene un terreno ansioso importante.

Las migrañas extremadamente violentas, muy dolorosas, en las que **las personas ya no pueden soportar la luz o el ruido,** son migrañas de conflicto activo. Conciernen a las personas que no quiere afrontar la realidad, la verdad, que simboliza la luz. Hay algo que no soportan ver, o escuchar, porque no tienen respuesta, solución. A veces, también se constata el miedo a ser visto.

Ejemplos: Ansiedad reactivada, miedo a la muerte, a la separación. En caso de relajación, de distracción, la cefalea desaparece.

**Los DOLORES CEREBRALES QUE SE SIENTEN COMO UN CASCO EN LA CABEZA:** la mayoría de las veces, son debidos a las tensiones de los músculos, a la circulación sanguínea intracerebral. Se agravan por la presión de los dedos en el lugar doloroso. Firman un conflicto activo.

2. En fase de solución del conflicto, son **DOLORES QUE VAN HACIA EL EXTERIOR, DOLORES PUNZANTES.**

---

47. Ídem, entre *se permettre* (permitirse) y *sperme être* (ser esperma). *(N. de la T.)*
48. Ídem, entre *migraine* (migraña) y *migre-haine* (migra-odio). *(N. de la T.)*

Estas migrañas se pueden aliviar más fácilmente con antiinflamatorios (bajo prescripción médica), aspirina o incluso, en casos leves, colocando hielo o agua fría en la cabeza. Estas migrañas de curación se deben al edema; el cerebro está encerrado en la caja craneal, y cuando hay un edema, se produce una hinchazón, una presión que provoca dolores. Se recomienda tener la cabeza en alto, no exponerla al calor y enfriar el edema. En terapia, como complemento de las decisiones del médico, el psico-bio-terapeuta buscará cuál es el problema que la persona soluciona, es decir, lo que ha ocurrido de positivo antes del mal de cabeza (resolución del conflicto).

**LAS CEFALEAS DE NOCHE** son, a menudo, cefaleas en vagotonía, cuando la persona pasa a la fase de reparación.

Será importante consultar al médico, seguir su consejo, ya que determinados dolores son debidos a la compresión provocada por un edema cerebral (en algunos casos, eso puede resultar dramático). En ocasiones, una intervención médica o quirúrgica es indispensable.

### Punto pedagógico: El traumatismo craneal

Cuando una persona sufre un traumatismo craneal o se golpea accidentalmente, como, por ejemplo, chocando frontalmente con la cabeza en una puerta de cristal, golpeándose contra un árbol, esto puede tener el siguiente significado: «¡BAJA A LA TIERRA! ESTÁS EN LAS NUBES. NO ESTÁS EN TU CUERPO. VUELVE A TU CUERPO, A TUS SENSACIONES, A TU CARNE». Asimismo, la parte traumatizada puede descodificarse de manera prudente. Si nos lastimamos el hombro derecho, se trata de ir a ver la descodificación del hombro derecho, si se trata de la rodilla, ídem.

## CRISIS «ÉPICA»

### *Generalidades*

El edema es demasiada agua, lo que es peligroso para el cerebro porque está encerrado en una caja incompresible. Por ello, el cráneo ha *inventado* una manera de eliminar ese líquido. Cuando la curación es peligrosa, vuelve a ponerse en estrés: es la crisis épica.

La crisis épica es una prueba psicobiológica de la verdad, **es un test que coloca a la biología**, a nivel psíquico, cerebral y orgánico. Esta prueba puede entrañar síntomas psíquicos y orgánicos, pero son los síntomas cerebrales los que más llaman nuestra atención y los que pueden presentar un peligro.

**Esta prueba corresponde al paso preciso de la segunda a la tercera fase de las enfermedades,** es decir, de «Ya no estoy enfermo» a «Estoy curado». Es el momento de retomar el estrés, estar en ortosimpaticotonía durante la fase de reparación o parasimpaticotonía. Como ya hemos visto (véase *El cuerpo como herramienta de curación*, Ediciones Obelisco), cuando una persona ha solucionado su conflicto, entra en un período de reparación de su cerebro, de su cuerpo, de su psique. Esta reparación se lleva a cabo, entre otros, mediante procesos inflamatorios y edemas. Puede ocurrir que el edema cerebral se vuelva peligroso, a causa de las compresiones que provoca. Por ese motivo, la naturaleza ha «inventado» esta prueba, que es una crisis, hasta cierto punto, comparable a una mano que estruja una esponja para sacarle el agua que contiene. Para eliminar esa agua del cerebro, la solución consiste en desarrollar una ortosimpaticotonía, una nueva fase de estrés. El estrés se vivirá a todos los niveles de lo que hemos denominado *la tripolaridad biológica*.

El programa de fondo de la biología es el de la supervivencia. La reparación puede lesionar las neuronas, o incluso el cuerpo, **si el conflicto activo ha durado demasiado tiempo.** Es una cuestión de tiempo. Al permitir esta crisis, la biología ha previsto un perfeccionamiento de su programa de supervivencia. Esta reacción del cerebro que inicia la expulsión del edema vuelve a poner el cuerpo en tensión, reactiva la vida. En ese momento es cuando se emplea el máximo de fuerza, en el punto álgido del edema cerebral, en lo más profundo de la relajación; esta prueba suele sobrevenir por la noche (que es una fase de vagotonía cotidiana), cuando las personas se encuentran en el punto álgido de la relajación y de la reparación. Se puede ver esa crisis como una prueba de verdad, una verificación: ¿se ha resuelto realmente bien el conflicto? **Esta prueba es el punto de inflexión hacia la recuperación de la normalidad** (normotonía).

*Así pues, la fase de reparación puede ser peligrosa*, sobre todo para los órganos procedentes del cuarto estrato de la biología, y en caso de conflicto repetitivo. Entonces, el propio organismo detiene el edema cerebral que amenaza con asfixiar una parte del cerebro y con paralizar su funcionamiento. Ésa es la reacción del cerebro para curarse. Ésa es la crisis épica.

La crisis puede durar desde algunos segundos a algunos días (ejemplo: **cólico nefrítico);** de hecho, dura mientras esté presente el peligro, puesto que su meta es alejar ese peligro debido al edema y al desgarro del tejido cerebral. Va a durar el tiempo necesario para eliminar esa agua, tiempo necesario para reencontrar el confort, para salir del peligro, desconectar de un estrés biológico peligroso.

«¿Tu solución es una buena solución?», parece preguntarnos nuestra biología. Si la respuesta es sí, el cuerpo acaba de repararse (paso a la fase de reparación completa, vagotonía). Si no, pueden seguirse varias crisis épicas. Durante la primera parte de la vagotonía, la urgencia es de curar el cerebro, en la segunda es de curar el cuerpo.

**Esta prueba de la verdad puede aparecer justo después de la fase de reparación,** pero también mucho tiempo después de ésta. Si es la primera vez que la persona soluciona su conflicto, la crisis aparecerá varias semanas después de esta resolución. En cambio, si una persona cae muy a menudo en el mismo conflicto (conflicto recidivante o conflicto en balanza), esta prueba estará cada vez más cerca del paso a la curación,[49] hasta tal punto de que puede acabar por sobrevenir al cabo de unas horas o incluso unos minutos después de ese episodio de curación.

*En el momento de la crisis épica, reaparecen signos de estrés:* **manos frías, fatiga que puede llegar a ser extrema, sudores, insomnio, dificultades para respirar, náuseas, convulsiones, trastornos de visión, dolores de cabeza opresivos, palidez, transpiración fría, modificación de la glicemia, etc.**

En todas las patologías, se encuentra este test de la verdad, que tomará una forma diferente según el relevo cerebral, es decir, según la vivencia. Los síntomas serán diferentes según la localización del edema cerebral. Si el edema se encuentra en el córtex motor, el paciente tendrá calambres, contracciones musculares, crisis de epilepsia; si la persona tiene una

---

49. La CLE (véase *L'Instant de guérison*, Ch. Flèche – J. J. Lagardet, ediciones Le Souffle d'Or).

vivencia vinculada a una «pérdida de territorio», en la curación, podrá sufrir un infarto en su crisis épica. Tendrá síntomas generales, dolores en el brazo izquierdo, una sensación de muerte inminente, etc. De esta manera, esta crisis épica existirá en todas las enfermedades, pero según las zonas del cerebro va a ser más o menos como un cataclismo, ruidoso.

He aquí otros ejemplos de crisis épica:

— **Estómago:** espasmos dolorosos.

— **Epidermis, recto:** ausencias.

— **Vías biliares:** coma hepático.

— **Páncreas:** trastorno de la glicemia.

— **Venas coronarias:** embolias pulmonares.

— **Vesícula:** enuresis.

— **Riñón:** cólico nefrítico.

— El orgasmo es una forma de crisis épica.

Otro ejemplo más es el **sueño o sueño REM.** Durante esta fase, el cerebro repasa activamente y revive el estrés del día de forma simbólica y con imágenes con la finalidad de solucionar, de metabolizar y de convertirlas en resolución. De alguna manera, el sueño es una crisis épica de noche de los conflictos acaecidos el día anterior.

Durante la crisis épica, existe frecuentemente el riesgo de **hipoglucemia**, con pérdida de conocimiento, ya que la glucosa, el alimento principal del cerebro, se consume entonces en grandes cantidades.

Al final de esta crisis, que puede durar varios minutos o varias horas, la persona elimina el agua que estaba en el cerebro, **va a orinar mucho.**

**La importancia de la crisis varía en función de:**

— la duración,

— la intensidad del conflicto,

— la localización cerebral (zona central y cortical).

Así pues, este test es un regreso de simpaticotonía a vagotonía. Pero **las crisis épicas pueden igualmente producirse en la fase de conflicto activo.** La crisis épica puede, a veces, estar acompañando al *shock.*

**En resumen, la crisis épica es un apogeo de una evolución que ha empezado por un bio-shock (angustia de muerte...). Es un sobresalto del**

cuerpo para lograr salir del peligro del cerebro, peligro debido al conflicto activo extremo –crisis de nervios, por ejemplo– o debido al edema cerebral en fase de reparación, edema que comprime el cerebro. A menudo pone a la persona en distorsión, en relación con la realidad.

## Epilepsia (gran mal)

Cohabitan dos contenidos en el mismo conflicto:
- **CONFLICTO DE MOTRICIDAD** (*véase* detalle en «Parálisis»): «ESTOY OBLIGADO O IMPEDIDO **PARA REALIZAR UN MOVIMIENTO, PARA REACCIONAR, PARA CORRER, PARA HABLAR, ETC.».**
- **MIEDO,** un miedo terrible, por ejemplo (acceso al área cerebral que rige los músculos de la laringe).
  He aquí otros ejemplos de miedo:
  Miedo a la muerte, al cáncer, a un peligro que viene de atrás, un conflicto central de miedo absoluto, de no poder hacer algo enseguida.
  La crisis de epilepsia puede ser la consecuencia de una **crisis de pánico muy aguda,** y manifestarse en el córtex y el tronco cerebral. Aparece sobre todo con un conflicto central.
  **Ejemplo:** Un niño se despierta por la noche con un dolor de dientes terrible; está solo, sus padres se han ido al cine sin prevenirle, siente una angustia mortal. Quiere encontrarlos, ¿pero dónde? Tiene crisis de epilepsia.

### *Pistas para explorar prudentemente*
«Estoy bajo la influencia de alguien. Quiero liberarme de una autoridad».
«Juego un papel para no mostrar quién soy».

### Sentido biológico:

Encontramos dos tipos de crisis:
- **Cuando hay un exceso de edema:**
  En el momento de una vagotonía demasiado brutal, a veces, existe un peligro cerebral y cardiorrespiratorio. La crisis vuelve a provocar estrés

y evita esos peligros. Efectivamente, cuando sobreviene la solución o el **síndrome de agotamiento** (plazo de seis meses) de esos dos conflictos (miedo y motor), se crea en el cerebro un aumento de edema (agua) en ambas zonas cerebrales. Entonces, el cerebro ordena una reacción simpaticotónica para «expulsar» el edema; se trata de la crisis de epilepsia que, si se vive mal, puede provocar un nuevo estrés (conflicto autoprogramado).

A la fase activa le sigue la curación y le sigue una crisis. En caso de recaída, la crisis llega inmediatamente después de la curación.

- **Cuando hay un estrés excesivo, peligroso:**

La crisis evita la muerte o los daños a causa de un exceso de simpaticotonía. Se trata de un mecanismo de defensa, de socorro de urgencia cuando el estrés es demasiado fuerte en una persona temerosa, víctima de una intensa emoción. Esta crisis aparece el día del estrés (crisis de nervios, «nos volvemos locos»).

Durante la crisis, se revive el conflicto para comprobar si la solución es buena. Es la hora de la verdad. Los síntomas son los de la fase de estrés. De hecho, ¡la hora de la verdad viene justo después de la crisis de epilepsia! Los signos frecuentes de la crisis de epilepsia, que será diagnosticada por un médico, son: palidez, malestar, sensación de muerte aparente. La crisis de epilepsia es peligrosa, el cerebro desconecta, es la pérdida de conocimiento. Después, el cerebro se vuelve a conectar en la fase de reparación. En el momento de la crisis, los riñones, a veces, funcionan menos.

## Pequeño mal, pseudoausencia

Existen dos contenidos en el mismo conflicto:
- **CONFLICTO DE SEPARACIÓN** (córtex somato-sensitivo).
- **CONFLICTO DE MIEDO.**

La mayoría de las veces, se trata de una amenaza de perder el propio territorio (córtex derecho), pero todo miedo más una separación es susceptible de poner en marcha un pequeño dolor.

Ejemplo:

«Tengo miedo de estar solo».

«Estoy solo, por lo tanto, tengo miedo».

Se produce a menudo en el niño, o en el adulto, que no tiene derecho a crecer.

Síncope, pérdida de conocimiento: «**TENGO GANAS DE ESTAR EN OTRO LUGAR**».

## DIVERSOS

### Enfermedad de Alzheimer

El enfermo conoce, toda su vida, una alternancia de numerosos conflictos y soluciones, sobre todo **CONFLICTOS DE SEPARACIÓN** y otros conflictos del 4.º estrato de la biología. Algunas veces, le sigue una muerte celular cerebral.

Una descodificación posible de la enfermedad de Alzheimer es la siguiente: esos enfermos tienen conflictos de separación, necesitan contacto, les gustaría estar protegidos, ser ayudados y, al mismo tiempo, la autonomía es muy importante. Para ellos, es vital tener su burbuja, su universo, un poco como el adolescente que come en casa de mamá pero que toca música en casa de los amigos. Tiene su burbuja en la que pinta, donde escribe sus poemas, pero al mismo tiempo, le encanta que mamá le prepare la comida y lo tome a su cargo.

Sobreviene esta doble contradicción: «**NECESITO EL CONTACTO CON LOS DEMÁS, NECESITO TENER DISTANCIA CON LOS DEMÁS**».

Cuando la persona entra en la enfermedad, satisface esas necesidades y ya no existe la doble contradicción, puesto que está permanentemente en contacto y protegida, ya no se puede cuidar por sí misma y, al mismo tiempo, se queda en su burbuja.

«Quiero desestructurar y luego reestructurar el mundo».

En la metáfora de la cigarra y la hormiga, estos pacientes son «cigarras» y los parkinsonianos «hormigas».

## Meninges

### «TENGO MIEDO POR MI CABEZA, POR LO QUE SE ENCUENTRA EN SU INTERIOR».

Ejemplos: «Tengo miedo:
— de un cáncer cerebral,
— de parir y que la cabeza del bebé se quede atascada,
— de volverme loco,
— de tener pensamientos negativos y que se conviertan en realidad,
— de una enfermedad neurológica o psiquiátrica,
— de un problema raquídeo,
— de una punción lumbar,
— por mi padre, por mi patrón».

Tres vivencias son siempre posibles:
— **Real:** «Mi cerebro está amenazado por una agresión, un traumatismo craneal; protejo mi cabeza de un bastonazo».
— **Trasladada:** «Tengo miedo a la locura».
— **Simbólica:** «Protejo al cabeza de familia, la cabeza de la casa».

**Otras vivencias posibles:**
Conflicto de desvalorización y de territorio vinculado a la coloración de la zona cortical adyacente.

Debo hurgar en las meninges.

La central principal es atacada.

Si hay una retracción a la izquierda, «se trata de protegerme sobre mi izquierda de...».

Para la derecha, «sobre mi derecha de...».

## Enfermedad de Parkinson

### «NO QUIERO LLEGAR AL FONDO DE LAS COSAS».

Viene, a menudo, del miedo a la muerte: «**Acabar es morir**».

Esta enfermedad afecta a las personas que no consiguen acabar las cosas: «No logro concluir, ir al fondo».

«Tengo el proyecto de hacer un movimiento que no acabaré nunca».

«No voy hasta el final del gesto por temor a morir, o incluso por miedo al juicio, por ejemplo».

«Detengo el movimiento, no voy hasta el final».

Desbloqueo no controlable: «Me gustaría controlar todo, pero la situación es **incontrolable**».

«No puedo abstenerme de...».

«Estoy obligado a **reaccionar** en la vida».

### «Retraso el vencimiento».

Ejemplo: El tío abuelo del señor X (aquejado de la enfermedad de Parkinson) fue asesinado de una cuchillada por su propio hermano, durante la guerra de Argelia: «Quiero retrasar su gesto».

Consecuencia de ello, a los pacientes les cuesta acabar las sesiones, los protocolos, las terapias.

El gesto se repite demasiado. Es la enfermedad típica de la pareja de ancianos. La mujer hace el gesto de retener a su marido mientras que él está muriéndose: «No quiero que se vaya». La enfermedad empieza por ese gesto que se hace después, a pesar de su inutilidad.

### Doble restricción motora.

«Haz tal cosa y sobre todo no me obedezcas»; es lo que escucha una paciente que tiene la enfermedad de Parkinson y que **da vueltas en círculo:** quiere hacer cosas, pero no acaba ninguna.

«¿Por quién doblan las campanas?»: «Tengo miedo al futuro, a no vivir más», de modo que ¡no acabamos las cosas!

«La hora del *parking*[50] **suena»:** «¡Aparca tu coche!».

«Me siento aparcada en la cárcel».

Indecisión.

Momificación.

«Debo acallar mi miedo».

---

50. Juego de palabras entre parking y párkinson. *(N. de la T.)*

Crisis épicas repetidas, que no se acaban.

Se trata de un conflicto relacionado con la motricidad que se vive en fases activas y en fases de solución, secuencias en bucle. El enfermo no llega al final de la solución y recidiva. Esas recidivas agravan progresivamente los síntomas.

## Área de Broca

### CONFLICTO DE NO PODER EXPRESARSE.

Miedo de no hablar o de no atreverse a hablar.

Conflicto de no poder explicarse: mutismo.

Tener dificultad para hablar (como la esclerosis múltiple: «Quiero y no puedo» o «Debo pero no quiero»).

Hablar y no querer (o no poder) hacerlo. Se trata de un conflicto sobre la motricidad de la palabra.

Es el caso en los contextos de la ley del silencio: «No hay que repetir un secreto». Esto entraña una dificultad a la hora de expresarse, un **tartamudeo,** una imposibilidad de hablar claramente o un **mutismo** total.

Lo encontramos, por ejemplo, en los pacientes afectados por la enfermedad de Parkinson.

Es el mismo proceso que en el caso de las parálisis: imponemos a nuestro cerebro dos órdenes contradictorias y, de hecho, lo hacemos para todos los conflictos **«vivir la realidad es diferente de vivir según mis deseos».**

## Tartamudeo

### «AÑADO TIEMPO Y ESPACIO AL "HABLA"».

Madres enfermas de tiroides pueden ocasionar en sus hijos el tartamudeo, porque hay **dos ritmos que no están en equilibrio en su fase: el de la madre y el del hijo.** Para esto podemos proponer juegos de rol: el niño hace de padre/madre, el padre/madre hace de hijo.

«Quiero decir y no decir, todo al mismo tiempo, en un contexto de pánico».

## Insomnio

«Cuando me dejo ir, llega la catástrofe».
   «Hay que controlar todo, incluso lo incontrolable».
   «Nadie vela por mí».
   Juicio *(véase* «Tálamo»).

## Hemiplejía

Conflicto por haber sido obligado o impedido (nervio) a doblarse en dos (hemi) = sumisión.
   Detener el movimiento, porque se han dado dos órdenes contrarias al cerebro. «No tengo fuerza suficiente en los músculos para luchar. Para impedir reaccionar a los demás, para resistir a lo que nos imponen (como en un pelotón de ejecución), para evitar el desplazamiento (en función del área cerebral afectada, o sea, el músculo). Impotencia.
   La hemiplejía llega, a veces, después de una capitulación.

## Hemorragia cerebral

Hay que ser *hipereficaz* en la urgencia.
   «Me pongo a fondo. Por lo tanto, tengo que traer más sangre a la región que busca una solución».
   Preocupación y desvalorización intelectual.

## Isquemia

«Paro de darle vueltas, ya no tiene sentido pelearse, me resigno».
   «Ya no hay necesidad de encontrar una solución».

## Arteria cerebral

Conflicto de pérdida de territorio intelectual.

## Enfermedad de Horton

Miedo a la locura.

Memoria de fusil o de pistola en la sien.

## Tálamo

«ME JUZGO MAL, TENGO MIEDO DE SER MAL JUZGADO. ME SIENTO JUZGADO».

«Todo el conflicto está centrado en mí mismo». Conflicto terrible centrado en mí mismo. Es también la desvalorización global de toda la personalidad. «¿Qué piensa la gente de mí?».

Conflicto central de la personalidad.

¡Esto genera la necesidad incontrolable de tener que controlar todo! Incluso los pensamientos…

«Ya no tengo derecho a equivocarme».

«Para no sentirme nunca más controlado(a), controlo a los demás, las situaciones, etc.».

## Degeneración

«Ya no quiero adaptarme ni ser creativo».

## Problemas de LCR (líquido cefalorraquídeo)

Patología de los autodidactas.

«Necesito engrasar el engranaje de mi intelecto para salirme airoso por mi propia experiencia».

## NERVIOS

**Tonalidad general conflictiva de los nervios.**
Relación con el **ORDEN**. Los nervios motores tienen como sentido biológico preciso transmitir órdenes.

Noción de **PROYECTO.** Por ejemplo, proyecto de ser amado: trastornos del ritmo cardíaco; proyecto de no tomar aire tóxico: asma.

«Quiero bloquear la orden recibida».

«No hay que tener iniciativas».

**Neuritis:** «Soporto cada vez menos la contrariedad».

**Ciática:** «Soporto cada vez menos la monotonía».

**Cervicobraquial:** «Ya no soporto abrazar».

## Parálisis

Conflicto de la *presa acorralada.*

**CONTRARIEDAD, OPOSICIÓN AL MOVIMIENTO.**

Conflicto de motricidad: «Me dan dos órdenes contrarias».

Imponer un deseo irrealizable al córtex motor.

«Siento un obstáculo en el pie».

Ausencia de iniciativa.

«No encuentro ninguna salida».

«Ya no sé adónde ir».

«Quiero bloquear la orden dada, la información recibida».

«Me siento como un autómata (¿quién mueve los hilos?)».

«Tengo miedo de estar prisionero».

«Quiero escapar y no puedo».

«Tengo miedo antes de la acción».

«Los proyectos son peligrosos o imposibles».

«Tengo remordimientos». «Le di una bofetada y lo siento». Lo lamento.

## Doble contradicción

El cerebro da dos órdenes inversas a los músculos. «Levántate; no, quédate sentado; no, levántate»…, el músculo recibe dos órdenes al mismo tiempo, simultáneas pero contrarias; no es posible satisfacerlas. Podemos pedirle contraerse y luego relajarse, pero si le doy dos órdenes al mismo tiempo, el músculo ya no sabe qué hacer y en ese momento, la parálisis, la tetania, sobrevienen trastornos motores.

**Localizaciones:**

— **Hemicuerpo izquierdo:** conflicto más bien masculino – cerebro derecho: «Quiero hacer algo y **me lo impiden.** Estoy en la acción, el movimiento».

— **Hemicuerpo derecho:** conflicto más bien femenino – cerebro izquierdo: «No quiero hacer nada y **me obligan** a actuar. Estoy en la espera, la receptividad, la acogida».

«Me obligan a hacer algo que no quiero».

Para los zurdos, se trata simplemente de invertir las descodificaciones.

**Piernas:** «No encuentro ninguna salida», «Ya no sé adónde ir», «Estoy paralizado», «No quiero huir, seguir», «Ya no doy abasto».

**Brazos, manos:** «No puedo retener o rechazar».

Musculatura de la **espalda y de los hombros:** «No puedo evitar».

Parálisis del **esófago:** «Quiero tragar pero no puedo».

**Mano:** «Quiero atrapar y retener»; autosatisfacción (según Groddeck).

Espasmo de la **cara:** expresión emocional contrariada. «Quiero llamar la atención y no debo hacerlo».

## Sinapsis

«Tengo remordimientos por anticipación».

## Poliomielitis

«No quiero que se vea la vergüenza que soporto» (pista para explorar prudentemente). Estar estancado ante el proyecto de…

## Zona de inhibición motriz

Hay una zona cerebral que es responsable de la inhibición y de la acción, de la inhibición motriz. Un poco por delante de la zona de Rolando, es la zona premotriz, una pequeña franja que hace un 1/3 o un 1/4 del espesor de la zona motriz. Es capaz de inhibir la motricidad, capaz de inhibir el orden. Es una zona de inhibición de los gestos motores voluntarios. Así pues, hay una vivencia en la que la acción es peligrosa, o prohibida, y es preciso poder pararla rápidamente. Ejemplo: La acción de la otra persona ha sido vivida como hostil.

**Observaciones**

«Me piden que dimita, es un proyecto que rechazo». Puede sobrevenir una esclerosis múltiple.

«He empujado a alguien que se ha caído al canal y me arrepiento de haberlo hecho». El lanzamiento se realizó como lo hace un lanzador de jabalina que lanza su objeto. Como el gesto ha llegado al músculo, es el músculo el que será destruido. Puede ocurrir una miopatía o incluso una poliartritis, es decir, una desaparición del cartílago y un bloqueo de la articulación.

**Sentido biológico:**

La presa se paraliza en cuanto es atrapada, el depredador, a veces, la cree muerta y se va a cazar otra presa. La presa, entonces, aprovecha para escaparse y recobrar la libertad.

## Esclerosis múltiple – EM

Los mismos conflictos y elementos que en el caso de la parálisis tratada en el capítulo anterior. En ocasiones, este diagnóstico se da a personas que, además, tienen problemas motrices y problemas de vista por tener el nervio oculomotor dañado (diplopía, etc.), lo que significa que las personas han desarrollado un conflicto de motricidad además de un conflicto de «no quiero mirar por miedo-aprensión» que altera el nervio óptico o la retina. Estos dos conflictos pueden, o no, tener relación con la misma situación.

No se desencadena una esclerosis múltiple en un minuto, hacen falta alrededor de seis a doce meses antes de que los síntomas aparezcan. Mientras que, si comes ostras en mal estado, las vas a vomitar al instante.

## CONTRARIEDAD EN EL MOVIMIENTO: «ME OBLIGAN», «ME IMPIDEN».

**«QUIERO DESTRUIR LAS ÓRDENES QUE ME LLEGAN DE ARRIBA».** (Descodificación de Marie-Josée Dal Zotto)

Se dan dos órdenes contradictorias (sucesión de órdenes como, por ejemplo: «¡Levántate!» y «¡Siéntate!» sin parar y con una presión afectiva, un juego bastante fuerte).

Para Jean-Jacques Lagardet: «Es primero me siento, y después me tengo que levantar». Es decir, que una orden sigue a la otra pero de muy, muy cerca. Estamos en las secuencias muy cercanas, un poco como un abanico que vamos a poder desplegar. Y cuando lo desplegamos, nos damos cuenta de que hay dos mensajes que se alternan permanentemente.

## CONFLICTO DE LA AUSENCIA DE INICIATIVA, **PROBLEMA DE CONDICIÓN PREVIA.** (Descodificación de Marc Fréchet)

«Estoy en conflicto con el futuro, con el proyecto». El problema está en el proyecto, en el nervio.

«No tengo porvenir (padre), proyecto».

«El proyecto de la otra persona me es impuesto».

«Me está prohibido crecer, tengo que permanecer niño (no puedo dar mi opinión); tengo prohibido ser adulto».

«Me identifico con los deseos de mamá». «Soy sus brazos, sus piernas y satisfago siempre los proyectos de los demás»; en consecuencia, en los momentos de conflicto: trastornos motores en los brazos, en las piernas, etc.

«Soy la prolongación del cerebro de mi madre».

¿Quién tira de los hijos?

«Por mi familia, no me está permitido tener proyectos, dar mi opinión, dar una bofetada, irme, etc.».

«Tengo un obstáculo en el pie».

No motorizado, no autorizado.

Personas divorciadas de ellas mismas. «No puedo ser yo mismo».

Las restricciones son difícilmente aceptadas. «¡Rechazo todas las formas de restricciones, de reglas, de órdenes…!».

**A menudo se añaden a esos conflictos:**
Un conflicto de separación, un conflicto de desvalorización, un conflicto de impotencia y un conflicto de «rápido, rápido» (tiroides).

Estadísticamente, las personas desarrollan un conflicto de **desvalorización** a causa de la enfermedad, pero no sistemáticamente en el momento del bio-shock. Se da frecuentemente junto a la esclerosis múltiple, pero no forzosamente, y tampoco indispensable para desencadenar la esclerosis múltiple. Al igual que la vivencia del estrés con verticalidad, no se ha encontrado siempre en el conflicto de origen de la esclerosis múltiple.

**Temblor:** «Tengo ganas de dar marcha atrás».
**Pierna derecha:** «Tengo que ir, pero no tengo ganas». «Me siento obligado». «Quiero acoger».

El cerebro izquierdo femenino manda al lateral derecho motor del cuerpo.
**Pierna izquierda:** «Quiero ir, pero alguien me lo impide». «Quiero estar en la acción».

El cerebro derecho masculino manda al lateral izquierdo del cuerpo.
**Ciática anterior:** «Debo, quiero atrapar algo pero me siento retenido».

Caso particular: **Para los músculos cuádriceps de los muslos.**
Es una vivencia particular: la de la verticalidad. Efectivamente, cuando el conflicto es a la vez motor y con un problema de verticalidad (ejemplo: «Me han despedido; es un descenso social», «No quiero subir en ascensor», etc.) puede ser vivido por nuestro instinto biológico como una desvalorización en el desplazamiento vertical. Ejemplo: Miedo a caer en el vacío, ahorcamiento, bancarrota, prohibido crecer, descenso de estatus (estamos en lo simbólico), caída de una altura… En esos casos, los músculos que impiden caer, los cuádriceps, están paralizados: nos retienen de la caída. (Descodificación de Jean-Jacques Lagardet)

**Forma motriz**
Doble contradicción = «Pido a mi músculo hacer y no hacer».

**Forma sensitiva**
Conflicto con el contacto (porque estamos en el ámbito sensitivo).

«Hay un proyecto de separación insoportable» o «No quiero tener este contacto» (nervio sensitivo: «Corto la información entre piel y cerebro» –anestesia, pérdida o cambio de sensibilidad–.

Predicados en términos de contacto, tacto, tocar; o de ataque, de lucha, predicados de guerra…

**Forma visual**
Alucinaciones visuales.

Estar separado de los ojos de… Miedo a perder de vista (a su hijo, por ejemplo).

Agresión visual. «Me pone el gatillo delante de los ojos».

*Pistas para explorar prudentemente:*
«Me siento degradado. Es degradante».

«Tengo una profunda insatisfacción», estrategia de dominación mal asumida.

«Tengo miedo antes de actuar».

Niños maltratados, agresión: un niño maltratado levanta los brazos para protegerse.

«Me siento paralizado».

«Me quito el envoltorio de protección y me quedo desnudo».

«Si ya no tengo protección, espero que mis padres se ocuparán, por fin, de mí».

La esclerosis múltiple **aparecerá entre seis y doce meses después del shock.** Es una inflamación, una vagotonía; la persona ya no pelea, baja los brazos. Puede aparecer una isquemia cerebral así como una depresión. La esclerosis múltiple sigue a una capitulación, a una abdicación. Es el famoso «síndrome de agotamiento».

## Esclerosis lateral amiotrófica – ELA

### CONFLICTO DE DESVALORIZACIÓN EN EL DESPLAZAMIENTO LATERAL

En la ELA encontramos a menudo los siguientes puntos:

- Tiroides del 4.º estrato. «Impotencia frente al peligro». El sentimiento de impotencia es predominante.
- Acúfenos (oído interno).
- Separación.
- Desvalorización – en el desplazamiento lateral (por ejemplo: ella se apoya en su marido, que la critica).
- Pánico: laringe.

Gesto que se hubiera debido hacer y que no se ha hecho.
Conflicto con los hermanos y las hermanas (los colaterales).

***Pistas para explorar prudentemente:***
Proyecto de valorización importante, incluso **absurda,** ejemplo: «Mi proyecto ya no se tiene en pie, me avergüenzo de mi padre, así pues, construyo tres casas, pero mi proyecto fracasa»: arranque de la ELA.
«Mis padres me dan vergüenza».
«Soy desviado de mi proyecto, de mi trayectoria».
Desarraigar, eliminar las raíces.
Radical.
Esta enfermedad afecta a menudo a personas **hiperactivas,** y que juzgan a sus padres **indignos.**
A menudo, para permitir a alguien curarse, hace falta que se cure por alguien más.


## Trigéminos

«¡Pierdo el prestigio!».
«¡Me han dado un bofetón!»
Impotencia, humillación, máscara, control.
Ejemplo: «Mi mejor amiga me quita el novio. Me siento impotente para cambiar las cosas. Me da vergüenza. Me pongo una máscara».

# Neurinoma – Dolores

## «HE ESTADO EN CONTACTO CON «X» Y QUIERO CORTAR ESTA INFORMACIÓN ANTES DE QUE ME LLEGUE AL CEREBRO».

«Quiero aislarme de esta sensación, alejarme de este contacto no deseado».

«El contacto, en general, me resulta agradable, pero no es esta sensación la que deseo».

«El contacto que tengo, no lo quiero. El contacto que quiero, no lo tengo».

«A pesar de todo, necesito sensaciones; así pues, más vale sufrir que no sentir nada de nada».

Dolores

**El lugar de la hora:**[51] «No quiero perder el contacto con un lugar y un espacio de tiempo».

**Dulce engaño.**[52]


**En el caso de la anestesia,** la persona está en la goma de borrar, se siente agredida por ese contacto.

**En los casos de hiperestesia, de hipersensibilidad, de dolor,** la persona está en el tintero, se siente separada de...

«Estoy separado del buen contacto, sano, justo, agradable, respetuoso».

Una mujer siente un dolor puntual en el cuerpo desde las 6.00 a las 6.30 horas. ¿Qué sucedió u ocurre aún? «No quiero que mi marido me despierte, me acaricie y me moleste a esa hora».


## Neurofibromas

Son el desarrollo y crecimiento de las vainas de los nervios. El conflicto es: «Rechazo el contacto y, sin embargo, el contacto existe, es doloroso». La

---

51. Juego fonético entre *D'où l'heure* (El lugar de la hora) y *Doux leurres* (Dulce engaño). *(N. de la T.)*
52. *Ídem.*

solución es formar una cámara de protección. Este conflicto de no querer ser tocado se acompaña del bloqueo de las informaciones periféricas. En el cerebro, es el centro de la sensibilidad cerebelosa el que está afectado.

El **conflicto de separación** afecta al córtex somatosensitivo, ya que juega con la sensibilidad y el dolor. Una persona que experimenta conflictos de separación, a menudo, tiene una sensibilidad cutánea.

## Periostio

Cuando le damos un golpe brutal a alguien sin querer, el *shock* que produce ese conflicto de deseo de separación, contacto no deseado, contacto doloroso; se registra en el córtex postsensorial.

«Lamento el golpe que he dado».

La persona que ha recibido el golpe puede tener el mismo conflicto, así pues, el mismo dolor en el periostio en el lugar golpeado.

En ocasiones, estos dolores se confunden con reumatismos.

Cuando un conflicto se registra en el córtex postsensorial, se produce una pérdida parcial o total de la memoria a corto plazo durante la fase activa.

En resumen: periostio = conflicto de contacto impuesto con una vivencia de brutalidad.

## Neuritis óptica

«No debo mirar»; destrucción de las células de los ojos: «No quiero ver venir el peligro».

## Neuroblastoma

Tumor de un ganglio nervioso.

«No tengo que estar en contacto con el estrés, bajo ningún concepto».

## Dolores en el psoas

«Estoy obligado a ir hacia adelante, hacia un contacto no deseado. Quiero eliminarlo, me intoxica».

## Pérdida de la memoria

Conflicto postsensorial + otro conflicto enfrente.

«Quiero estar en contacto y separado»: afectación de la memoria.

# MÚSCULOS ESTRIADOS

**VIVENCIA DE IMPOTENCIA.**

«Me desvalorizo en relación a una actividad física, deportiva…».

El *shock* afectará a los músculos implicados en la desvalorización.

Conflicto de desvalorización relacionado con el desplazamiento, con el esfuerzo.

**Delgadez, agotamiento muscular, pérdida de peso:**

Falta de agresividad. Desvalorización.

«Soy incapaz de pelearme, de luchar».

«Sólo cuento con los demás, ¿para qué cansarme?».

Tomamos el ejemplo de tres animales: el león, la gacela y el mono. ¿Quién necesita tener los músculos más potentes, más voluminosos? El león, para atrapar su comida, si no, muere rápidamente. En el caso de la gacela, la hierba es más fácil de conseguir, pero tiene que huir, así pues, tiene los músculos ligeros, finos, hechos para correr. En cuanto al mono, estar musculado resulta menos útil, ya que lo atacan pocos depredadores y come sobre todo frutos.

En caso de conflicto de desvalorización por falta de agresividad, de combatividad, puede llegar un agotamiento muscular, pérdida rápida de peso. «¿Qué sentido tiene luchar?». «¿Qué sentido tiene muscular el cuerpo, si estoy seguro de que siempre tendré las de perder?».

Posible descodificación de la **hernia inguinal:**

«Me siento impotente para evacuar una marranada que me han hecho».

Hernia inguinal izquierda: desvalorización, impotencia porque nos sentimos bajo presión en relación a los hijos o los padres.

Hernia inguinal derecha: ídem en relación al trabajo, a la pareja.

## Esfínteres

**«TENGO MIEDO A SALIR FUERA, A ESTAR FUERA DE MÍ».**
Marcaje de territorio.
Problema de límites.
Problema de defensas.
Problema de puntos de referencia.

La ausencia del Padre – La ausencia de los límites.
Padre ausente o sumiso.
El padre no ha ayudado al hijo a consolidar su carácter.
El padre no ha sido un modelo suficientemente fuerte.
No ha sido bastante protector.
Padre severo.
El hijo carece de una referencia masculina viril.
En esta relación es cuando el hijo adquiere su NOMBRE y el NO.

## Miopatía

**CUANDO LA ORDEN YA HA LLEGADO AL MÚSCULO, LOS MOVIMIENTOS YA NO DEBEN CONTINUAR.**
Buscar la desvalorización en el desplazamiento, con **IMPOTENCIA** (de ahí la falta de fuerza).

El remordimiento: el gesto ha sido efectuado. «Me arrepiento de haber reaccionado así».

Conflicto de impotencia en relación a la fuerza física.

Desvalorización en la impotencia.

Ejemplo: «Tengo que estar, cueste lo que cueste, en el equipo de gimnasia».

## Músculo liso de la arteria pulmonar y fibras musculares lisas que proliferan en los alvéolos pulmonares:

Músculos lisos = movimiento involuntario.

«Me siento impotente y frustrado ante la muerte».

## Miopatía cardíaca:

«No quiero que alguien se marche»: destruyo el músculo del ventrículo.

## Miopatía mitocondrial:

La fuerza es el músculo; la vida es la respiración. La mitocondria es la respiración al nivel de la célula, es el equivalente al pulmón.

Ejemplo: Un día, al final de las escaleras, el señor X ve a su padre desplomado en el suelo, de través. Se ha caído y él cree, en ese momento, que está muerto.

## Miastenia

A menudo, está relacionada con la asociación de, al menos, dos conflictos: músculos y corticosuprarrenales.

«Me siento impotente para escoger bien porque no estoy seguro de mí mismo, de mi intuición».

## Espasmos

Pequeños conflictos motores:

«Mi acción es frenada».

«Mi acción es obligada».

«Tengo vergüenza si me caigo, si hago tal movimiento…».

Podemos buscar qué hay detrás de la vergüenza, del juicio.

# Tics

## CONTRARIEDAD EN EL MOVIMIENTO. «¡ESTÁ ALERTA!».

Disfunción motora ligada a una gran emoción (a menudo, sexual).

Distonía (trastorno del tono muscular caracterizado por contracciones involuntarias) = amor prohibido (por ejemplo, Edipo).

La situación es incontrolable y se tendría que controlar.

«Tengo la mano en el freno de mano».

«Quiero controlar todo lo que pasará en el futuro».

Desbloqueo no controlable: querríamos bloquear y no podemos.

«Hay un peligro delante de mí o un peligro detrás de mí: escojo el ataque o la huida».

Sentimiento de miedo a un ataque por la espalda.

**Tics en la cara:** «Mi cara se ha descompuesto, no he sabido responder ni tampoco manifestarme».

Enfermedad Gilles de la Tourette: sentirse en un *impasse*, una situación de enfrentamiento sin salida, una vivencia de injusticia.

## Tortícolis

## QUERER MIRAR Y NO MIRAR (SENTIRSE IMPEDIDO PARA MIRAR, A CAUSA DEL CÓDIGO MORAL, DE LA TIMIDEZ, DE LA VERGÜENZA, ETC.).
## UNA PARTE QUIERE GIRAR LA CABEZA HACIA UN LADO Y LA OTRA QUIERE MIRAR HACIA EL OTRO LADO O HACIA ADELANTE.

«Quiero girar la cabeza, por ejemplo, para mirar a alguien y me siento moralmente impedido para hacerlo».

Contrariedad: «Envío al cerebro dos órdenes contradictorias, contrarias».

«No puedo mirar en dos direcciones a la vez».

«Querría darme la vuelta, pero me prohíbo hacerlo».
«Me prohíbo darme la vuelta hacia mi pasado».

Desvalorización intelectual.
«No puedo controlar mi emoción y hay algo de insoportable».

**Tortícolis espasmódica** (por ejemplo: la cabeza gira a la izquierda, los músculos ya no la sostienen lo más mínimo).

**Raquis rígido, contractura permanente de los músculos del cuello:** angustia.

## Tetania

Conflicto del *Titanic*.
**«QUIERO CONTROLAR LO INCONTROLABLE.
ME REPROCHO NO HABER TENIDO LA ACTITUD, LA EX-PRESIÓN, EL GESTO JUSTOS PARA PROTEGERME (LADO IZ-QUIERDO) O PARA EXPRESARME (LADO DERECHO)».**
«Temo a la muerte». Miedo a la muerte, pero un miedo con implicación de todo el aparato locomotor porque el sentimiento es de querer escapar físicamente, pero sin conseguirlo, hagamos lo que hagamos.
Todas las acciones están bloqueadas.
«Tengo una sensación de muerte inminente».
«Tengo un adversario invisible contra el cual no puedo luchar».
«Hay gestos que no puedo hacer, me siento impotente».

Hacemos los gestos que lamentamos no haber podido hacer. Podemos, por ejemplo, tener gestos incontrolables para devolver la vida a alguien. Hay que observar muy detenidamente los gestos realizados durante la crisis para descodificar su sentido. Es una especie de pequeño síndrome neurótico, con participación física; tradicionalmente, la tetania es el calcio y la espamofilia, el magnesio.

«En el *Titanic,* me quedé bloqueado en lugar de haber actuado».

*Pistas para explorar prudentemente:*

«Te niegas».

La tetania afecta a las personas que se alejan de su normalidad de vida.

«Me avergüenzo de mis orígenes»: tétanos, histeria opistótonos (contracturas extremadamente violentas), tetania…


## Espasmofilia

Es la alerta roja, todo fue más allá, estamos en hipervigilancia, en alerta permanente, como en las alergias.

Trabajo excesivo, sin razón.

Ausencia de la certeza de ser amado sin traición.

Enfermedad de falta de amor que se ignora: «Me falta el amor, pero no me doy cuenta».

«Me siento rechazado, mal querido, así pues, quiero estar en otra parte».

«El cambio me resulta insoportable: me valorizan, después me desvalorizan…».

«Ya no quiero que me controlen».

«Quiero controlar el inconsciente de tal persona».

# OFTALMOLOGÍA

## GENERALIDADES

*Nuestros ojos están en perpetuo cambio, en función de nuestras emociones.*

No vemos con el ojo sino con el cerebro, más exactamente, con el córtex occipital. Además, no vemos lo que pasa en nuestro exterior, sino que vemos lo que hemos aprendido a ver. Nuestra educación, nuestra cultura, todas ellas son experiencias que nos permiten aprender y orientar nuestra atención, nos permiten filtrar en el paisaje lo que nos interesa, lo que nos fascina y tiene sentido. Borramos lo que no hemos aprendido a ver, lo que nos molesta, y vemos con perspectiva lo que nos es útil o agradable. Coloca una botella de vino, un ramo de flores, un libro antiguo en una mesa y haz venir a un alcohólico, un anticuario y una mujer enamorada y después observa las reacciones de cada uno. Entra con tu pareja en una tienda, ¿qué es lo primero que ves? ¿Y tu pareja? ¿Lo mismo? Del mismo modo, un zorro sólo tendrá ojos para la liebre y no verá la señal de stop.

Todo ello es igualmente válido para los otros sentidos: oído, gusto, olfato y tacto.

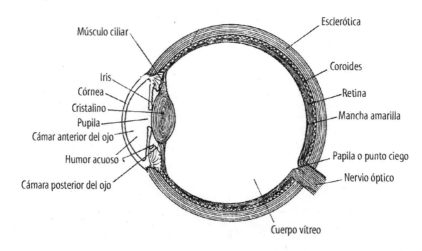

*Ver o pensar, hay que escoger*
*porque el sueño desconecta el ojo del cerebro,*
*detiene las vías nerviosas.*

## CONFLICTOLOGÍA

Un ojo no está hecho sólo para ver, también está hecho para ser visto.

Para todo problema de vista, podemos buscar la vivencia conflictiva siguiente:

**MIEDO – APRENSIÓN. Me da miedo lo que está detrás de mí.**
**«¡NO QUIERO DEJARME VER TAL COMO SOY, PORQUE ACABARÁ MAL!».**

«Rechazo la realidad y la evidencia, lo que está delante de mis ojos».

Tenemos un ojo que se encarga de vigilar el peligro (el que alinea cuando visualiza, por ejemplo), el izquierdo; y un ojo afectivo, el derecho. Aquella persona que sólo tiene un ojo, casi siempre es el ojo del peligro y desarrolla, a veces, una actitud paranoica.

El ojo derecho memoriza, compara los rostros, observa a los amigos. Al igual que el párpado derecho, está relacionado con los niños, con las personas cercanas. Es el ojo del reconocimiento, de la afectividad. Y también de la acción, del ataque. A nivel temporal, está en relación con el futuro, son los proyectos a medio y a largo plazo.

El ojo derecho corresponde al lado masculino, al padre, a la voluntad: «Quiero».

Está en relación con todo lo que entra en nuestro interior, todo lo que vemos.

El ojo izquierdo dirige el movimiento, observa a los enemigos, mira a lo lejos para disparar. Es el ojo de la defensa, del peligro. El ojo del reconocimiento topográfico. A nivel temporal, está relacionado por el pasado, inmediato o lejano, o sea, los recuerdos.

El ojo izquierdo corresponde al lado femenino, al espíritu. Está relacionado con todo lo que sale de uno mismo, con lo que ve la otra persona.

«Ya no soporto ver eso (ojo derecho) o ser visto por... (ojo izquierdo)».

En el caso de las personas zurdas, la correspondencia es a la inversa.

Para el cerebro, espacio y tiempo están totalmente relacionados.

La expresión francesa «bon pied, bon oeil» (literalmente, buen pie, buen ojo), que en español traducimos por la expresión «estar sano como una manzana», va en el sentido de una relación entre el ojo y la articulación del pie, que da la dirección.

## CÓRNEA

### Queratitis

La tonalidad central es *social* (4.º estrato de la biología).

**CONFLICTO DE SEPARACIÓN Y DE CONTACTO IMPUESTO**

La córnea está, embriológicamente, cercana a la piel: la piel habla de contacto y el ojo de visión. El resultado en el portal de entrada en biología es separación y agresión visual (véase *Descodificación biológica de los problemas oculares*, págs. 35-36).

Ejemplos: «Pierdo el contacto visual con mi preciosa novia… y me siento obligado durante todo el día a ver a mi sargento».

«Es preciso esconder algo, que eso no se vea» y lo contrario: «Es preciso hacer aflorar lo que está escondido».

Fuerte conflicto de separación visual (perder a alguien de vista).

***Pista para explorar prudentemente:*** ¿Otra vez nacido?[53]

«Situación cornealiana», córnea-vínculo.

### Queratitis opaca:

Conflicto de tener que esconder algo que conozco, para que eso no se vea.

Pista para explorar prudentemente: ¡Es la guerra! Busco a toda costa la pacificación.

**Ulceración de la córnea:** «La realidad me hiere».

---

53. El autor hace un juego de palabras *entre encore née* (otra vez nacido) y *cornée* (córnea). *(N. de la T.)*

## Queratocono

¿Qué hace un rayo que encuentra un cono? Se desvía.

**QUIERO REDUCIR AL MÍNIMO LO QUE LOS OTROS VEN EN MI INTERIOR, POR UN CLIMA DE INSEGURIDAD».**

**«NO QUIERO QUE EL OTRO VEA EN MI INTERIOR».**

**«NO QUIERO VER EN EL EXTERIOR LO QUE PASA EN EL INTERIOR».**

«No hace falta que el otro vea desde el exterior lo que pasa en mi interior».

## Tracoma

«Hay que hacer desaparecer lo que impide ver que tengo una necesidad vital».

Acorralado.

## Pupila

Situación que da miedo y que ya no soportamos ver.

Miedo muy intenso, conflicto de no soportar lo que vemos que sucede.

# CRISTALINO

*Es una lentilla biconvexa ajustable que sirve para acomodar la visión a las variaciones de distancia del objeto observado. Los músculos ciliares regulan su radio de curvatura.*

## Catarata

Etimología: del latín *cataracta,* extraído del griego *kataraktês* = salto de agua (catarata) y, por extensión, embalse, presa.

La tonalidad central es *social* (4.º estrato de la biología).
**«¡NO QUIERO VERLO Y SUCEDE DELANTE DE MIS OJOS!»**.

«Me niego a ver lo que sucede delante de mis ojos, pero de todas maneras lo veo».

«Esto va a pasar delante de mis ojos y me niego a verlo».

«No creo lo que ven mis ojos».

«Veo lo que no quiero ver».

«No quiero ver lo que ocurre. Aún no hay peligro, pero es ineludible y prefiero retrasar el momento en que mi retina lo constatará». Eso es la catarata, para ralentizar, impedir la información, o al agresor llegar a mí.

***Pistas para explorar prudentemente:***
— «El futuro se ensombrece».
— ¡El futuro ya no existe!
— Miedo a la mirada de los demás.
— La catarata, a menudo, está asociada al miedo a la muerte después de un *shock,* debido al fallecimiento de una persona cercana o a un cambio de vida.
— Las personas de edad avanzada no quieren ver la muerte que llega, pero llegará de todas las maneras.
— Miedo por detrás (predador, agresor, sodomía).
— No hay nada más que observar hacia adelante, el futuro no existe después del paro, la jubilación, un divorcio, la partida de un hijo, un duelo cercano…
— «No soporto ver la evolución del mundo», por ejemplo, pero eso no es vital (sino ceguera)».
— Violencia, agresiones que vienen de arriba.
— «¿Me encubres?».
— Protegerse de los rayos, del padre.
— «No quiero que el otro vea mis emociones, mi rabia».
— Búsqueda de pacificación, como en todas las opacificaciones.

# ÚVEA

## Uveítis

La tonalidad central es **protección** (2.º estrato de la biología).
«QUIERO PROTEGER LO QUE HAY EN EL INTERIOR DE MI OJO».
«QUIEREN ENTRAR EN MÍ, EN MI OJO, EN MI VISIÓN, FORZAR EL PASO, Y ESO ME IRRITA».

# CUERPO VÍTREO

## Cuerpos flotantes

«QUIERO BORRAR UNA PARTE DE LA REALIDAD».
«Estoy confuso, es duro ver la realidad, voy a lo imaginario, quiero transformar la realidad, modificarla a través de pequeños retoques».

*Pistas para explorar prudentemente:*
Memorias de la visión de cuerpos muertos flotando en el agua (náufrago, ahogado en el mar o en una bañera).

## Manchas negras

«¡Tengo que controlar!».

## Lagunas en la visión

«Hay un peligro que no percibo, los problemas que suceden delante de mis ojos».

## Glaucoma

Conflicto de *prismáticos fisiológicos.*
Debido a la presencia de un exceso de líquido, de humor en la cámara anterior, así como de un exceso de cuerpo vítreo, se crea una tensión en el ojo, se «globuliza», es lo que se conoce como «ojo de buey»: el glaucoma.

La presión excesiva en el ojo –en la consciencia– tiene como consecuencia que el canal se estreche y que el líquido –las emociones– ya no pueda fluir, salir –no pueden expresarse–.

**PARA NO TENER MIEDO NUNCA MÁS, ES NECESARIO ACERCAR LAS COSAS, EN EL TIEMPO O EN EL ESPACIO, YA QUE SIEMPRE NOS RETRASAMOS POR POCO, DE MODO QUE FRACASAMOS ROZANDO EL ÉXITO.**

Con un efecto lupa, conseguiremos llegar.

Biológicamente, el glaucoma satisface instantáneamente esa necesidad.

En el portal de entrada a la biología podemos reconocer una triple vivencia: visual, tiroidea y renal. «Quiero acelerar el tiempo, que el objetivo ya se haya alcanzado».

«Quiero vivir las cosas más rápidamente».

«Hay un peligro detrás y la meta está tan cerca. Dos metros más y estaré a salvo; quiero acercar ese objetivo».

Conflicto a la vez visual y renal: «Vivo una falta de referencias visuales, pierdo mi referencia visual». «Quiero guardar mis referencias: el agua».

### Pistas para explorar prudentemente:

— «Estoy alejado de la gente que quiero».

— ¿Qué oportunidad le pasó tan cerca y le falló en la infancia?

— «Siempre llego tarde, por muy poco». «Quiero quemar las etapas».

— «Lloro por dentro».

— El glaucoma es debido a que hay demasiada presión en el ojo: demasiada agua, es decir, demasiadas emociones, ¡los nervios a flor de piel! «Me siento bajo presión». Resisto a una presión exterior que una persona o una situación me hace vivir.

— Conflicto de no poder encontrar el camino de éxito en mi vida: «Mi situación no se desbloquea, pero siempre tengo la esperanza».

— Gran ansiedad por el futuro inmediato.

— Hay un niño que está lejos y que es necesario acercar.

— El hombre glauco (turbio, bizco).

— Desconfianza que viene de lejos.

— Glaucoma del ángulo cerrado: desesperación de ser impotente y, a menudo, de resentimiento no expresado: «¡Esto no puede resolverse!».

## Consejo terapéutico

Identificar sus emociones, reconocerlas, aceptarlas, expresarlas.

A menudo, las personas afectadas de glaucoma son muy emotivas, tienen los nervios a flor de piel.

Acelerar los acontecimientos nos acerca más rápidamente también a nuestra muerte...

# RETINA

Conflicto del *ñu, de la presa*.

La tonalidad central es *social* (4.º estrato de la biología).

**Miedo a lo que tenemos en la nuca, miedo a un peligro que acecha, que amenaza «por detrás» y del que uno no se puede desembarazar.**

Miedo con un fuerte componente de aprensión: «¿Qué (más) me va a pasar?». ¿Seré o me quedaré minusválido, paralítico, ciego, etc.?».

Eso puede constituir un conflicto de miedo a lo que hay en su nuca o a lo que ocurra en ella. Así, si le dices a alguien: «Tiene un tumor cerebral aquí», señalándole la nuca, puedes desencadenar un conflicto de miedo de lo que está detrás de ti.

El cerebro asocia todo cuanto está situado detrás de la córnea como algo que viene por detrás.

## Observaciones

El mando cerebral de la retina se encuentra en los córtex visuales occipitales derecho e izquierdo.

El córtex izquierdo controla la parte izquierda de ambas retinas y se ve afectado por los acontecimientos lejanos.

En cambio, los acontecimientos cercanos que constituyen un problema, que suponen una amenaza, un miedo, una aprensión, afectan al córtex occipital derecho, que controla la parte derecha de la retina de ambos ojos.

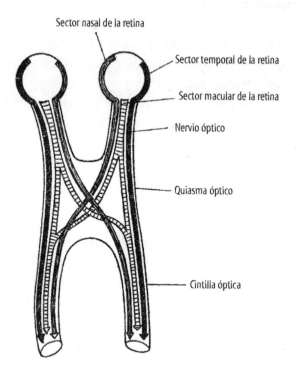

Sector nasal de la retina

Sector temporal de la retina

Sector macular de la retina

Nervio óptico

Quiasma óptico

Cintilla óptica

Cuando una mujer diestra, por ejemplo, da el pecho izquierdo a su bebé, es la parte derecha de la retina de cada ojo la que mira de cerca.

De cerca, de lejos, se trata de la distancia espacial, pero también del tiempo. Para el cerebro, el espacio y el tiempo están relacionados.

Los problemas de visión (miopía, etc.) resultan, la mayor parte de las veces, de un conflicto repetido, al que el ojo se adapta. Si el conflicto no dura, el ojo se restablece normalmente y vuelve a ver bien. El oftalmólogo prescribe cristales adaptados para el momento de la consulta.

Los niños son más frágiles, ya que no poseen experiencia ni ningún otro filtro para protegerse. Así pues, el *shock* golpea siempre con más dureza, más directamente, es decir, afecta al fondo del ojo, lo cual origina, por ejemplo, la miopía.

Si dos conflictos están activos al mismo tiempo aparece un sentimiento particular: la enfermedad de la persecución…

# Desprendimiento de retina

**DESPRENDIMIENTO: «QUIERO QUE EL OTRO VEA EN MI INTERIOR, QUE VEA MI VERDAD, PARA QUE LA COMUNICACIÓN SE RESTABLEZCA».**

Es lo contrario del queratocono.

En mi vida, quiero que algo se desgarre, se separe, se despegue, aunque tengo miedo de que eso no pase nunca.

**Sufrir una visión de horror. «¡Mi sensibilidad recibió un duro golpe!». No quiero ver esto.**


# Retinopatía macular, DMAE

**«NO QUIERO VER MÁS LA IRREVERSIBILIDAD, COMO POR EJEMPLO, EN EL ENFRENTAMIENTO A LA MUERTE».**

«He visto morir a alguien delante de mis ojos».

«Alguien murió ante mis ojos y tengo que darle sangre para que sobreviva».

Duelo no hecho de un acontecimiento terrible relacionado con la visión de los detalles.

«Mi vida se parte en pedazos».

«Ya no soporto ver con precisión algo sucio, porque eso me pone en peligro».

«Las he visto de todos los colores, ya no quiero ver el color».

Desvalorización, culpabilidad con respecto a su vista.


# Degeneración macular

«Una parte de mí me pone en peligro».

«Tengo una imagen insostenible en la cabeza, detrás delos ojos que me invade, me obsesiona». (Descodificación de Marie-Josée Dal Zotto)

«Es necesario que destruya esto para no ser totalmente destruido, porque si voy a tope, focalizo demasiado, pierdo de vista el lado y pierdo la libertad, me pierdo a mí mismo».

## Retinitis pigmentaria

**VISIÓN DESAGRADABLE CON MANCHAS.**

Visión de horror insoportable (como el melanoma). Es el equivalente visual del melanoma.


## Hipersensibilidad a la luz

«Tengo miedo de descubrir cosas desagradables en mí mismo».
«Tengo miedo de la mirada de mi padre».
No es necesario ver la verdad.


## Daltonismo

**NO QUIERO VER UN COLOR EN PARTICULAR, FUENTE DE UN CONFLICTO Y RELACIONADO CON UN HECHO QUE RESULTA ESTRESANTE.**


## Retinoblastoma

**MANCHA VISUAL ACOMPAÑADA DE UN MIEDO EXTREMO.**

Miedo enorme, incluso terror visual.

Deseo exacerbado de un mundo mejor (conflicto de médium, de clarividente).


## Neovascularización

**«EL MUNDO ES TAN INSOPORTABLE QUE LO VUELVO A CREAR, VUELVO A EMPEZAR DE CERO».**

«Rechazo la realidad».

# TRASTORNOS DE LA VISIÓN Y DE LA REFRACCIÓN

La tonalidad central es *social* (4.º estrato de la biología).

**«*Los problemas de la vista*:**
*Antes de nada, es importante comprender que aparecen por un conflicto repetido, constante. Porque el ojo se adapta. Si el conflicto no persiste, el ojo, normalmente, vuelve a ver correctamente. Pero si perdura se queda en el estado de conflicto permanente. ¡Pero todo es reversible! Para curar, hay que estar en la acción y salir de nuestras mentiras e ilusiones».* (Extracto del libro de Patrice Morchain)

**«¡NO PUEDO DEJARME VER TAL COMO SOY, SI NO, LAS COSAS IRÁN MAL!».**
«Rechazo la evidencia, lo que está delante de mis ojos».
«No quiero que el otro vea lo que hay en mi interior».
«Me niego a ver los problemas».
«Veo el mundo a través de los ojos de mi padre, de mi madre, etc.».

## Observación

Todos los bebés, desde su nacimiento hasta la edad de un año, son miopes antes de su comida e hipermétropes después.

## Hipermetropía

Los prismáticos, el vigía, el vigilante, el centinela.
Etimología, del griego:
*huper* = «más allá, por encima de», *metron* = «medida», *ops* = «vista», de donde *hypermetros*: «que sobrepasa la medida».
El hipermétrope ve mal todo lo que se encuentra cerca de él y bien lo que está lejos.
**EL PELIGRO ESTÁ LEJOS: «DEBO VER LO QUE ESTÁ LEJOS, FUENTE DE PELIGRO».**

**Rechazo a ver lo que está cerca de uno mismo.**

Es vital prever, anticipar.

Miedo a los acontecimientos futuros, a las invasiones; el peligro viene de lejos (en el espacio o en el tiempo, da lo mismo).

¿Qué haremos en el futuro? ¡No hay salida! Por ejemplo: «Rechazo estar en prisión. Quiero ver lo que está lejos, a mi alrededor».

La noción de tiempo reemplaza a la del espacio: «Miedo, aprensión por el porvenir de mis allegados y por el mío, no puedo ver el futuro en la lejanía».

Conflicto de miedo y aprensión en la nuca, detrás de los ojos: el peligro viene por detrás. «¿Quién va a atacarme por detrás, a caerme encima?». El peligro llega por detrás, tanto en sentido propio como en sentido figurado.

Consecuencia de recidivas de desprendimiento de retina a causa de una visión de horror.

Miedo a lo inmediato y miedo a lo lejano: podemos encontrar los dos tipos de conflictos. Así, en el caso del niño que tiene miedo a lo que pueda sucederle en el futuro y que también teme lo que pasa muy cerca de él, constataremos ambos fenómenos: miopía e hipermetropía (mala visión de lejos y de cerca).

*Pistas para explorar prudentemente:*

«Sobrepaso la medida».

Al hipermétrope no le gusta el detalle ni la vida interior: va hacia el exterior.

«He escogido mirar lo que está lejos, alejado, me alejo de mí mismo, no quiero verme desde el interior». Está relacionado con el conflicto de culpabilidad.

«El otro es más importante que yo». El hipermétrope se expresa poco porque para él todo va bien y prefiere ocuparse de los demás.

Para ciertos autores, el hipermétrope vive en el pasado y piensa que era mejor. Interioriza todo, está inmerso en la rabia, el rencor, la frustración.

**Sentido biológico:**

Es vital prever, anticipar. Hay que tener mucha capacidad para la visión de lejos. Es el vigilante, el vigía. Es crucial no dejarse sorprender por el peligro. Los trabajadores en los campos ven, a lo lejos, una nube de polvo y tienen tiempo de ponerse a cubierto en el interior de las murallas.

El ojo se acomoda de la manera más perfecta para ver de lejos. Esto es lo que se programa en la hipermetropía, para tener una visión de lejos muy eficaz.

El ojo se prepara para lo que más le conviene, para evitar el estrés, y se fija en esa posición. Si es o ha sido necesario, útil, vital, fijar de lejos al enemigo, después soy incapaz de ver lo que hay cerca de mí. Vivo con prismáticos pegados en los ojos: es la hipermetropía.

Si es o fuera necesario ver en detalle lo que hay cerca de mí, vivo con un microscopio en cada ojo y eso es la miopía.

Otro sentido posible: me niego a ver lo que se encuentra cerca de mí.

**Consejo terapéutico**

Ocuparse de uno mismo, vivir en el presente, expresarse en el intercambio y el diálogo.

**Miopía**

Del griego *muops,* «que guiña los ojos». *Muein,* «cerrar».

La miopía se debe a un alargamiento del ojo, debido a recidivas de conflictos. El foco óptico se halla delante de la retina, pues el diámetro sagital del ojo ha aumentado. El ojo es demasiado grueso.

El alargamiento puede deberse, asimismo, a una contracción ligera pero permanente de los músculos oculares.

Miopía benigna: la visión de lejos es borrosa a causa de un defecto del cristalino.

La visión de cerca es buena.

El hombre présbite y miope llevará gafas «doble foco» (¿dos casas?).

## «EL PELIGRO ESTÁ CERCA». ES NECESARIO VER MUY BIEN DE CERCA, EN DETRIMENTO DE LA VISIÓN DE LOS ACONTECIMIENTOS LEJANOS.

«Debo ver lo que está cerca para protegerme de ello».

Es crucial ver a tiempo el peligro cercano.

Miedo cercano (padre alcohólico, agresivo, violador, etc.). «Miedo a que se acerque a mí, que esté demasiado cerca».

Recuerdos de agresiones. Por ejemplo, agredido por las ocas, por una profesora.

Los recuerdos de agresión por detrás son frecuentes. Es el niño que tiene miedo de la llegada de su padre alcohólico. Teme el gesto (la bofetada…) del padre, debido a la ingesta de alcohol. Eso significa: «Mi ojo derecho ha de ver perfectamente de cerca». Así pues, el ojo derecho ha de enfocar de cerca perfectamente (para ver venir la bofetada y esquivarla, en el mejor de los casos) y, por tanto, se fijará en la posición de miopía, en detrimento de la visión de lejos.

Algunos miedos de cerca son debidos a tocamientos.

Prepararse siempre para el peligro.

Estar al acecho.

A menudo, es una recidiva de conflicto de miedo a algo o a alguien cercano. Miedo a que se acerque a mí, a que esté demasiado cerca.

Agredido, nos dejamos hacer, y es eso lo que es insoportable de ver.

El miope, a menudo, es tímido, como en la goma de borrar, le falta confianza en sí mismo, tiene miedo y ha puesto el mundo a distancia, en lo borroso, para protegerse de él. Sólo ve lo que está cerca de él, está instalado en lo mental, en el intelecto, tiene miedo al juicio, a la mirada de los demás, al futuro. Tiene miedo de que las cosas vayan mal. Tiene dificultades para vivir en el presente.

Se siente atraído por el detalle, la vida interior.

«He escogido mirar lo que está cerca de mí, mi mirada se fija en mi mundo interior».

Está relacionado con el miedo (como el caracol que entra en su concha), con la inseguridad, con las amenazas tipo: muerte, divorcio, nacimiento de un hermanito o de una hermanita… «Así pues, me escondo en el interior. No me permito mostrarme desde el interior».

«Querría que se me mirase de cerca».

«Mi padre no me ha mirado atentamente, no soy apreciada. Siempre veo todo borroso».

«Me niego a ver que tengo mierda en los ojos».

La miopía, a menudo, está relacionada con el estrés en el colegio.

«Quiero esclarecer las cosas».

**RECHAZO ACLARAR LO QUE ESTÁ LEJOS.** Por ejemplo: «Papá es malo con mamá y, ahora que se ha ido, ya no lo soporto más, no quiero volver a verlo nunca».

Incapaz de plantearse el futuro (lo que está lejos en el tiempo) por miedo. El miope no se da cuenta de que tiene miedo, entonces se vuelve agresivo, ataca antes de ser atacado, habla alto…

Los miopes, a menudo, son clarividentes.

## Consejos terapéuticos

Trabajar la confianza en uno mismo, anclarse en el presente, retomar el poder sobre uno mismo y afirmarse.

Practicar la relajación.

«Acepto la realidad».

## Presbicia

Según la oftalmología, la presbicia se atribuye a:
— la pérdida de la plasticidad del cristalino (conflicto: «Me niego a acomodarme a lo que estoy viendo»),
— la disminución de la elasticidad de la cápsula posterior del cristalino (conflicto: «Me niego a ver lo que veo, en relación a lo que siempre he visto en el pasado»),
— la disminución de la capacidad del músculo ciliar (conflicto: «Me siento impotente, para ver lo que pasa por mí hoy, en relación a lo que pasaba en otro tiempo»).

Consecuencias:

— Dificultad para ver claramente, sin fatiga, los objetos cercanos.

— La visión de cerca es imposible.

### 1. «SI ME ACOMODO TODAVÍA A ALGUIEN CERCANO, ESTOY EN PELIGRO DE NO EXISTIR MÁS».

«Me acomodo menos fácilmente que en otro tiempo».

Deseo de ser menos complaciente, más respetuoso con mis propios deseos, siendo esto imposible de realizar.

«Ya no me acomodo a nada. Ya no quiero acomodarme a cualquier cosa o a cualquier situación».

La presbicia obliga a echar hacia atrás la cabeza: hay que enderezarse, ser menos acomodaticio, levantar la cabeza para impresionar a los demás cuando hemos tenido, en el segundo ciclo de vida (en general, de 20 a 40 años), demasiada tendencia a bajar la cabeza, a renunciar a nuestros sueños.

«No quiero estar en el punto de mira».

### Preconflicto:

«He sido demasiado herido, he sacrificado mis deseos».

«No me he sentido respetado en la relación con una persona cercana».

«Cuando el otro está demasiado cerca de mí, ya no estoy en contacto conmigo mismo, porque vigilo al otro. En seguida me siento invadido por el otro, en peligro. Tiene poder sobre mí.

»Entonces, a esa edad, decido ir a aprender bailes de salón: domestico la proximidad y la controlo.

»Acomodarse es no existir más, no ser respetado en tus valores.

»Ya no quiero ni estar cómodo, ni reconciliarme con nadie».

### 2. «ME ALEJO PARA VER LO ACONTECIDO EN MI VIDA».

Obsesión por tomar distancia. «Tomo distancia sobre las cosas de mi vida».

El señor X desarrolla presbicia: «Quiero tomar distancia sobre la imagen de mi mujer».

«Tomo distancia ante lo que me impide vivir». (Portal de entrada en biología: bronquios visuales).

«No quiero esta inmediatez».

«Si alguien no sabe tomar distancia, yo sufro».

## 3. «ENVEJEZCO, QUIERO VER LLEGAR EL TIEMPO DE MÁS LEJOS».

«Tengo miedo a la muerte a lo lejos, que se acerca y que debo absolutamente vigilar a lo lejos».

«Tengo que convertirme en un vigilante, en un vigía».

«El peligro está a lo lejos, en el espacio o en el tiempo».

«¿En qué me convertiré?». Apareciendo el miedo, la aprensión por el futuro, por mí o por los míos: «¿Qué haremos en el futuro, no hay salida…?».

«Tengo miedo de ver la jubilación, la enfermedad, la vejez, etc., y sé que acabarán llegando».

Esto se percibe como un peligro vital, ineludible.

## 4. EN OCASIONES, SE HACE PATENTE LA AUSENCIA DE PROYECTOS.

Ya no se enfoca la vida hacia el presente, que ya no tiene interés, sino hacia un futuro angustioso.

«No voy a tener tiempo suficiente para llevar acabo mis proyectos».

Imposibilidad de esclarecer, el tiempo es más corto por delante que por detrás.

El problema se integra en términos visuales: «No veo el futuro».

## Astigmatismo

Etimología: del griego *stigma, -atos*: «punto». O sea, *a-stigma* = «sin punto de reunión».

### «HAY UNA PARTE DE LA REALIDAD QUE NO QUIERO VER TAL COMO ES, QUIERO TRANSFORMARLA».

«No soporto la realidad que veo y, puesto que no la puedo cambiar, cambio la visión de lo real, deformo la realidad».

«No me gusta lo que veo».

«Mi imagen ideal está lejos de la realidad. No es oro todo lo que reluce».

«Quiero parecerme al otro pero, en el fondo, hay algo que me molesta».

«No quiero ver sufrir al otro».

«Por miedo a la agresión, me niego a ver las cosas de cara».

No ver el punto. ¿Qué punto? Dilucidar es peligroso. Una puesta a punto sería necesaria.

### *Pistas para explorar prudentemente:*

«Decepcionado por los demás, debo ser independiente para sobrevivir, sólo cuento conmigo, prefiero ser autodidacta».

«Quiero mostrarme a los demás sin sufrimiento; no quiero que los demás me vean sufrir».

Máscara social: lo que muestra, en realidad, no es él, no se siente ni reconocido ni amado.

«La imagen del padre está idealizada, y no quiero parecerme a él». «Quiero a mi padre y, al mismo tiempo, lo detesto». Todo esto, a menudo, conduce a un sentimiento de suficiencia: «No quiero contar más que conmigo mismo».

El astigmático tiene una visión deformada de las relaciones humanas, vive en la mirada de los demás, porque tiene miedo a ser juzgado. Se pierde y no sabe lo que quiere para él.

Tiene dificultad para mirar al mundo en su realidad.

La relación entre real e ilusión está distorsionada.

## Consejo terapéutico

Volver al interior de uno mismo, reencontrar lo que cuenta para uno mismo, lo que nos gusta, trabajarse la confianza en uno mismo, atreverse a expresarse, reencontrar el propio poder y reafirmarse, aprender a decir las cosas sencillamente y enseguida.

## Ambliopía

Un ojo deja de crecer, de desarrollarse, permanece inmaduro y no se podrá corregir.

Poco después del nacimiento, el ambliope escoge sobre una de las dos imágenes desenfocadas que son necesarias para la percepción del relieve; sólo verá una de las imágenes (padre o madre) a costa de la otra imagen. Esto puede provenir de un conflicto precoz que somatiza la relación con el padre o con la madre.

No hay nada que distinguir, vale más quedarse en la confusión.

Hay una desmembración familiar; algunos están cerca, otros lejos.

«No consigo reunir a los que veo separados».

«Hay dos imágenes que no quiero hacer coincidir».

«¿Cómo reunir lo que veo separado?».

«¡Mi padre y mi madre son tan diferentes! No puedo abrazarlos con una misma mirada».

«Una parte de mí continúa siendo un niño, su mirada ante el mundo no quiere crecer».

«Soy incorregible: me han hecho demasiado daño, me han corregido demasiado».

«Es vital que dé preferencia a la visión de un ojo en relación a la del otro, porque debo quedarme escondido el máximo posible, vigilando a toda costa un objeto (presa o predador)». Conflicto ilustrado al máximo por la imagen del pirata tuerto con su catalejo.

## Patologías de la fóvea

«Vale más no ver los detalles».

## Sentido biológico:

Buscamos hacer desaparecer algunas partes, centrales, de la imagen.

El predador desarrolla una visión central; la presa, una visión periférica.

## Ceguera

Conflicto del *avestruz*.
**«CUANDO NO VEO, NO HAY PROBLEMAS».**
«Ya no quiero verme tal como soy».
«¿Era necesario ver el día?».
«¿Era necesario ocultar mi presencia en el vientre de mamá?».

## Esclera o esclerótica

La tonalidad central es *protección* (2.º estrato de la biología).
**CONFLICTO DE PROTECCIÓN DEL OJO O DE LA VISIÓN.**

## Exoftalmía

La tonalidad central es la supervivencia *arcaica* (1.er estrato de la biología).
Conflicto de querer, de manera desesperada, atrapar el pedazo con los ojos.
Es urgente prever el peligro.

## Despigmentación del iris

Para el ojo, es equivalente al vitíligo.
**MIEDO A SER ENSUCIADO VISUALMENTE POR LA MIRADA DEL OTRO.**
No dejarse penetrar por la presencia de una mirada peligrosa y deshonrosa (sucia) del otro.

### *Pistas para explorar prudentemente:*
El iris está afectado, como el hígado, por el conflicto de carencia, pero en términos visuales.
«Doy palos de ciego y esto me pone furioso».

# NERVIOS ÓPTICOS – VERSIÓN GOMA

La tonalidad central es *social* (4.º estrato de la biología).

Desmielinización del nervio óptico, neuropatía retrobulbar, neuropatía óptica, ulceración de los nervios ópticos.

**«QUIERO CORTAR, DETENER LAS INFORMACIONES VISUALES ANTES DE QUE LLEGUEN, NO VER LA MIRADA DEL OTRO O NO SER VISTO».**

## Afección del nervio óptico izquierdo

«Quiero proteger al otro de mis emociones y no quiero que el otro lea en mis ojos».

## Tumor del nervio óptico derecho

«Miedo a ser visto».

# NERVIOS ÓPTICOS – VERSIÓN TINTERO

La tonalidad central es *social* (4.º estrato de la biología).

Es un conjunto de síntomas de tipo «tintero».

Neuropatía retrobulbar, neuropatía óptica, glioma de los nervios ópticos, dolores, descargas eléctricas.

**«ESTOY SEPARADO DE LA VISIÓN DE «X» Y ESTO ME RESULTA INSOPORTABLE».**

Entonces, la solución es crear una sensación (sentido biológico).

# PARTE MUSCULAR DEL CONTROL DEL OJO

## Nistagmo

Conflicto de los *limpiaparabrisas*.

Etimología: del griego *nustagma* de *nustazein:* «bajar la cabeza, inclinarse».

La tonalidad central es *social* (4.º estrato de la biología).

**«QUIERO VER Y ME LO IMPIDEN». HAY UNA DOBLE DIFICULTAD, COMO EN EL CASO DE LA ESCLEROSIS MÚLTIPLE.**

En el portal de entrada en biología, es un conflicto de tonalidad visual y motriz.

«¡No sé adónde mirar!», piensa un centinela en el campo de batalla.

«El peligro viene de todas las partes». «No me enfrento a ello, el peligro viene de varios frentes, debo vigilar todo el espacio de mi campo de visión».

El estrés es permanente y está en todas partes; la supervivencia está vinculada a la vigilancia del entorno. Impedimento de fijación en un punto.

*Pistas para explorar prudentemente:*
Rechazo, miedo a la novedad, al futuro.

«La supervivencia depende de mi equilibrio; he de mantenerme estable».

## Diplopía

La tonalidad central es *social* (4.º estrato de la biología).

**El peligro está en dos direcciones opuestas, dos mundos.**

«El peligro es tal que sería necesario ser dos para vigilar».

Se tendría que gestionar la información con los dos cerebros, en estéreo.

*Pistas para explorar prudentemente:*
Desvalorización en la mirada del otro durante una fase prolongada de estrés. Ataques múltiples.

«Veo doble: vivo en dos mundos diferentes, el real y el imaginario».

«Necesito ver dos mundos diferentes al mismo tiempo».

Parálisis motriz del ojo: conflicto visual y motor. Por ejemplo: «No quiero que se vaya sin mí, pero la veo partir».

«Me someto al poder del otro».

## Estrabismo

La tonalidad central es ***arcaica*** (1.<sup>er</sup> estrato de la biología).

Portal de entrada en biología: conflicto de dirección, conflicto motor y conflicto visual.

**O BIEN «BLOQUEO LA VISIÓN EN UNA DIRECCIÓN», O BIEN «ME NIEGO A VER EN OTRA DIRECCIÓN».**

No aceptar ver lo que molesta en mi vida.

«Lo que veo no se ha de ver». El ojo se desvía para no ver.

«Hay algo que no ha de ser visto».

A veces, los estrabismos están relacionados con conflictos que afectan al futuro próximo para el estrabismo convergente, conflictos más lejanos para el estrabismo divergente.

«Me someto al poder de otro».

Rechazo, miedo al pasado, dejo pasar.

¿Qué ojo se ve afectado? ¿De qué lado se ha sentido el observador indeseable?

El estrabismo puede ser la consecuencia de tensiones entre femenino y masculino, entre los padres.

Ojo derecho: masculino – Ojo izquierdo: femenino.

### Estrabismo convergente
«Su divergencia me resulta insoportable, debo reunir y ver en una misma mirada dos personas, dos situaciones, etc.».

«Reúno a papá y a mamá; de esta forma, me siento protegido».

### Estrabismo divergente
«Tengo ganas de otra cosa».

«¿Dónde están papá y mamá?».

«Dos aspectos de mí divergen».

Para vigilar el mundo exterior, hay que mantener un campo visual activo, lo más amplio posible, panorámico. Se trata de un problema de presa. De hecho, los rumiantes (cebras, gacelas y demás «comida de fieras») tienen los ojos situados a cada lado de la cabeza.

Pérdida de referentes visuales (conflicto relacionado con los colectores del riñón).

Conflicto del refugiado, de la presa o del pescado tirado en la playa. El sexto nervio craneal está relacionado con los colectores de riñón (tronco cerebral). Si un paciente tiene un estrabismo divergente, hay que verificar si tiene la creatinina alta y si retiene la orina (si retiene el agua). Tampoco se ha de descartar un riesgo de hipertensión. (Consultar a un médico.)

**Sentido biológico:**

Los predadores tienen los ojos sobre el mismo plano, es decir, en el centro, como el hombre, mientras que sus presas tienen los ojos situados a los lados (liebre, ciervo, etc.). Debido a su anatomía, pueden mirar a los lados, su campo visual está ampliado hacia atrás.

# PÁRPADOS

Tienen una triple función: protección mecánica contra las agresiones, humectación de la córnea y protección de la retina en caso de radiación luminosa nociva. La tonalidad central es *protección* (2.º estrato de la biología).

«ME SIENTO AGREDIDO POR ALGO; POR EJEMPLO, POR SU MIRADA DE MÁRMOL».

## Ptosis y blefaroptosis: caída del párpado superior

**ALGO NO ESTÁ EN SU SITIO.**
Conflicto de motricidad.
No se puede ver y no ver a la vez.
En cetrería, se cosían los párpados del pájaro de presa para alzarlos. No hay que ver lo que se les hace para no impresionarse por el acto de depredación que estamos obligados a hacer.
«Rechazo una manera de ver el mundo».
«Quiero seducir, guiñarle el ojo».

## Orzuelo

**DESHONOR Y SEPARACIÓN POR ALGO QUE HEMOS MIRADO.**

Nos hemos sentido sucios.

Poner una cortina para proteger del deshonor.

Visión sucia.

«Lo que me veo, me ensucia».

*Pistas para explorar prudentemente:*

Problemática vinculada a la boda. El oro del anillo de su boda está helado. La boda está helada (la alianza de oro que frotamos sobre el orzuelo para que se vaya, el oro es el símbolo del padre, es decir, del sol).

«El oro, lo tengo, pero el cónyuge puede desaparecer o todavía no ha aparecido».

El amor adúltero de un antepasado es una mancha en la memoria de la familia.

## Chalazión

**DESHONOR Y SEPARACIÓN.**

«Está mal no volver a verle».

«Lo que veo me ensucia».

«La realidad es fría».

## Blefaritis

Visión manchada, sucia.

## Pestañas

Eliminamos las pestañas para, por fin, ver lo que deberíamos haber visto.

Ejemplo de una persona que se arrancaba las pestañas de los ojos. Reproducía la impresión que había tenido de que se las arrancaban a su abuela.

# Cejas

Fruncir las cejas es indicativo de descontento. Altivo[54] = arrogante, susceptible. Ganarse la vida con el sudor de su frente, el peligro viene de arriba; durante las guerras, el peligro viene del frente.

## CONJUNTIVA

## Conjuntivitis

### CONFLICTO DE SEPARACIÓN DE LA VISIÓN DESEADA.
«He perdido algo de vista».

«Quiero unirme al otro con la mirada, pero no lo consigo».

Pistas para explorar prudentemente:

Frustración y rabia con respecto a lo que veo.

«Todo esto es una cortina de humo».[55] Pérdida de entusiasmo.

Con la noción de visión sucia: «No soporto ver esto, está sucio».

«Quiero limpiarme del vínculo que existe en la mirada del otro».

«He visto algo sucio, quiero lavarlo».

«La mirada me hace sufrir».

«Visión sucia que quiero hacer desaparecer inmediatamente, cerrando los párpados».

**Blefaroconjuntivitis:** *V*éase en la sección «Blefaritis».

No soportar ver lo que se mira.

## Pterigión

### FALTA DE PROTECCIÓN
«¡Nadie me protege de lo que veo! Mi ojo se pone bajo un ala protectora».

---

54. En francés, *sourcilleux,* que, literalmente, significa «levantar». *(N. de la T.)*
55. En francés, *de la poudre aux jeux,* que, literalmente, significa: «polvo en los ojos». *(N. de la T.)*

# GLÁNDULA LAGRIMAL

Ausencia de líquido lagrimal: sequedad ocular; ojo seco; enfermedad de Gougerot-Sjögren.

**ESTÁ PROHIBIDO LLORAR, EXPRESAR LAS EMOCIONES, DEJARLAS VER POR ALGUIEN. HAY QUE SER PERFECTO.**

Abdicación sintiéndose utilizado por haberse peleado demasiado.

## Lagrimeo

Conflictos de pérdida.

«Quiero limpiar esta visión sucia».

— Ojo derecho:

NO podemos ver EL PEDAZO a causa del BARRO EN LOS OJOS.

Querer atrapar con los ojos y miedo de no poder atrapar el pedazo, en el sentido de no poder ver lo que quisiéramos ver realizado.

Conflicto de no poder realizar una cosa que querríamos ver, por lo tanto, visualmente, de no poder atrapar el pedazo.

— Ojo izquierdo:

«Me gustaría que el otro tuviera emociones».

Queremos ser vistos por el otro.

— Si hay demasiadas lágrimas, la persona está en hiperemotividad.

— Si los ojos están demasiado secos, la persona está demasiado en el control, la autoridad, los grifos del agua están cortados.

— «Si la capa lipídica de la película lagrimal, secretada por las glándulas de Meibomius, es defectuosa (cualitativamente) o insuficiente (cuantitativamente), el conflicto es, además: mirada de abandono o de sobreprotección; fealdad».

## Sentido biológico:

Las lágrimas lavan la causa del dolor emocional.

Las lágrimas se derraman para ver claro. Aclaran los recuerdos impresos en nuestro ojo como el barro, el polvo, para conseguir ver claro y avanzar.

# OTORRINOLARINGOLOGÍA (ORL)

## GENERALIDADES

La ORL, abreviatura de «otorrinolaringología», tiene por objeto el estudio de tres órganos:

**O** como el oído, compuesto de diversas partes: tímpano, oído medio, trompa de Eustaquio y oído interno.

**R** como rino, la nariz, que incluye la mucosa de la nariz y de los senos paranasales, así como el olfato.

**L** como laringe (ya estudiada en el capítulo de neumología); se añade la faringe.

Añadiremos la boca (incluyendo los dientes), objeto de estudio de la estomatología.

Estos órganos están relacionados con la comunicación y la seguridad: entender, sentir, hablar.

## CONFLICTOLOGÍA

### OÍDO

**Anatomía**

Cada oído está compuesto por tres partes:

— **Oído externo:** el pabellón auditivo, el conducto auditivo y el tímpano.

— **Oído medio:** es una cavidad llamada caja del tímpano, en la cual se abre el antro mastoideo y que contiene los tres huesecillos que se articulan entre ellos: el martillo (que se dice *hammer* en alemán), el yunque y el estribo.

— **Oído interno:** el laberinto y los canales semicirculares.

## Oído externo

El pabellón auditivo: su forma es única y propia de cada uno, es un signo de reconocimiento por los médicos forenses. Tiene la función de amplificador del sonido: las orejas grandes, las orejas despegadas permiten recoger más informaciones (¿qué hubieran querido escuchar los padres?).

El conducto auditivo contiene pelos y glándulas que secretan el cerumen, el sebo y el sudor. Mide 3 cm.

El tímpano, de un espesor de 0,1 mm, funciona como una membrana de tambor que vibra; es su aspecto mecánico. El tímpano transforma la energía sonora en energía mecánica, vibrando sobre las ondas sonoras que lo golpean. En lo que concierne a su aspecto histológico, encontramos en su cara exterior células que están cerca de la piel (4.º estrato de la biología); conciernen al dominio relacional, social. En el medio, se encuentra el tejido conjuntivo (3.er estrato: desvalorización). En su cara interna, el tímpano está, embriológicamente hablando, cerca de las mucosas digestiva y respiratoria (1.er estrato: arcaico).

## Tapón de cera

### «SOY AGREDIDO POR EL OÍDO Y QUIERO PROTEGERME».
«Elimino la suciedad, las críticas y los engaños oídos».

## Eczema del oído

«Estoy separado del contacto de…».

## Oído medio, parte mucosa

Mucosa del oído medio; caja del tímpano; trompa de Eustaquio.
La tonalidad central es *arcaica.*

El oído medio es el oído vital.

**OÍDO DERECHO:**
**«QUIERO ATRAPAR EL PEDAZO AUDITIVO, EL SONIDO DE...».**
**OÍDO IZQUIERDO:**
**«QUIERO ELIMINAR EL PEDAZO AUDITIVO, EL SONIDO DE...».**

«No he podido atrapar el pedazo (la información el permiso...) por el oído».

Conflicto de no poder atrapar el pedazo.

Este conflicto data de la antigüedad embriológica, es decir, del tiempo en que el oído medio y la boca no eran más que un «gaznate».

«No puedo digerir la información vital, nutricional».

Conflicto relativo a falta de alimento, a no poder comer hasta saciar el hambre.

En el caso de los niños, no poder «atrapar el pedazo» quiere decir más bien no querer hacerlo de ese modo; así, el conflicto llega en el momento de pasar del pecho al biberón, del biberón a la cuchara, de comidas en casa a comer en la guardería, etc.

Conflicto de no haber podido captar una información auditiva importante.

Conflicto de no tener suficiente relación con la madre, **vivencia digestiva/auditiva.**

«Quiero recuperar la vida intrauterina, la vivencia intrauterina para reencontrar el sonido tranquilizador de mamá, el sonido percibido a través del líquido amniótico».

Las otitis se observan a menudo en las guarderías, ya que el niño quiere un juguete pero no lo puede coger; no hace más que oír «¡No!».

**Oído derecho:** conflicto de miedo a no poder atrapar el pedazo (la madre o el amor de la madre).
**Oído izquierdo:** el conflicto está orientado sobre la otra persona; deseo que la otra persona atrape el pedazo de información auditiva, es decir, que ese pedazo salga de mí.

O embuchar a la fuerza: haber comido demasiado de golpe.

## Oído medio, parte musculosa de la trompa de Eustaquio

La trompa de Eustaquio **protege el oído** y todo lo que hay en el interior del oído, ya sean cuerpos extraños o cambios de presión.

La tonalidad central es *protección*.

### PRIMERA TONALIDAD:
### «SUFRO POR MI OÍDO MEDIO Y POR LO QUE PUEDA CONTENER, DE MODO QUE LO MANTENGO CERRADO».

Conflicto de tener miedo a hacer daño a alguien que percibimos por el oído (ejemplo:

la voz de mamá).

La trompa de Eustaquio guarda la memoria del latido del corazón de la madre y de su voz durante la vida fetal: «Para proteger a mi madre, cierro mi trompa de Eustaquio».

Es el lugar de la memoria de la voz de la madre, y si la madre está en peligro, voy a cerrar el acceso al oído para que nadie venga a molestarle.

«Protejo lo que se encuentra en el interior de mi oído».

«Tengo miedo cuando me acerco a mi madre; me protejo del miedo de mi madre, que quiere protegerme».

El oído medio es mamá. (J.-J. Lagardet)

Explorar la primera relación con la madre.

Las otitis serosas son cada vez más frecuentes, como las ecografías.

¿Estará relacionado? ¿Quién puede decirlo?: «Protejo mi oído de los ultrasonidos durante mi construcción». Puede ser.

Oído derecho: protejo mi oído de lo que puede entrar en mí.

Oído izquierdo: protejo a la otra persona (de lo que puede salir de mí, por ejemplo).

«No quiero oír, quiero volver al vientre de mamá, al líquido amniótico, recuperar esas sensaciones, esos ruidos acuosos».

El oído medio tiene que ver con un espacio viscoso; la trompa de Eustaquio permite la comunicación con lo gaseoso, el aire exterior. ¡El paso del líquido a lo gaseoso es como el nacimiento! (J. J. Lagardet)

«Oigo como si estuviera en el vientre de mi madre». Inconscientemente, es el niño que quiere volver. Como lo que oigo no me conviene, pues bien, filtro como cuando estaba en el vientre de mi madre.

## SEGUNDA TONALIDAD:

No soporto el cambio de presión atmosférica en una y otra parte del tímpano. No soporto el cambio de ambiente, de atmósfera, de clima.

**«QUERRÍA QUE TODO FUERA SIEMPRE ARMONIOSO (SIN DISPUTAS, SIN CAMBIOS)».**

Normalmente, abrimos la trompa de Eustaquio tras un cambio de ambiente, un cambio de presión atmosférica. Pero aquí no queremos cambiar, queremos conservar el ambiente tranquilo en el oído.

### *Pistas para explorar prudentemente:*

Preguntar si la pareja va bien: «Papá y mamá no se llevan bien».[56]

Prohibido crecer.

### *Síntomas*

Otitis, dolores, inflamación. Obstrucción tubaria. Otitis seromucosa, ponemos agua detrás del tímpano y oímos como cuando estamos en el vientre, es la vuelta al líquido amniótico. Otitis media serosa.

## OÍDO MEDIO — DIVERSOS

### Otospongiosis

La tonalidad central es ***desvalorización.***

**PELIGRO DE MUERTE, CON DESPLAZAMIENTO VIVIDO DENTRO DE UN ENORME RUIDO QUE DEJA SIN RESPIRACIÓN** (ataque de grisú, de gas, un tren que se desplaza a toda marcha). Siempre encontramos un sonido muy fuerte, así como un desplazamiento. (Descodificación de J.-J. Lagardet)

---

56. En francés, «papá y mamá no se llevan bien», se traduce como *papa et maman ne s'entendent pas*, literalmente, «papá y mamá no se escuchan bien». *(N. de la T.)*

Desvalorización por un gran ruido que deja sin respiración en una noción de desplazamiento y de miedo a la muerte.

## Huesecillos

La tonalidad central es *desvalorización*.
**DESVALORIZACIÓN VINCULADA A LA ESCUCHA.**
«No soy capaz de oír correctamente».

## Colesteatoma

Conflicto de grasas: «Sólo cuento conmigo, me estructuro solo».
«Sólo cuento con mi escucha».

## Oído interno

## Audición

Conflicto del *caracol que entra en su caparazón*.
Para la audición, existen dos localizaciones en el cerebro:
— Una en el córtex, la que se ocupa de los matices y del reconocimiento de las personas.
— Otra en el tronco cerebral, la que se ocupa de la identificación de ruidos indiferenciados como, por ejemplo, un ruido en relación con el pedazo: «Desde que me despidieron, ya no oigo el ruido de las máquinas; y, luego, desde que dejé de ganar dinero, no tengo nada para comer».
El pedazo puede ser un embarazo. Y si el embarazo llega, se produce también la curación señalada por una mastoiditis. No es el hueso, sino los tejidos que lo rodean los que están afectados (el mastoides es un hueso neumatizado que contiene tejido endodérmico).
**«CUANDO SOY AGREDIDO, ME METO VUELVO MI CAPARAZÓN** (coclearia)».

«No doy crédito a mis oídos».

Es interesante incluir el sentido del oído en la zona del territorio (coronarias, estómago, vesícula…), pues la audición sirve para mantenerse informado de los peligros que amenazan el territorio.

Pérdida de territorio auditivo y rabia no es expresada.

## Sordera, hipoacusia

### Oído derecho:
**CONFLICTO DE AGRESIÓN: DEMASIADOS RUIDOS. CONFLICTO DE NO QUERER OÍR.**

«No doy crédito a mi oídos»; construirse un muro de silencio, hacerse un caparazón y meterse dentro.

No soportar oír cosas desagradables.

Se trata de palabras o ruidos que superan nuestra capacidad de escucha.

«¡No me puedo creer que sea verdad!».

«¡Estamos rodeados!».

«No prestas atención». ¡Es con el oído con lo que estamos atentos!

### Oído izquierdo:
«El otro no debe escuchar». Ejemplo: El abuelo era un espía.

Este conflicto de audición ectodérmica es un **conflicto de territorio:** resulta insoportable haber perdido el territorio propio u oír cómo el rival penetra en él.

### *Pistas para explorar prudentemente:*
La sordera, a veces, puede estar relacionada con un incesto o con un secreto íntimo.

## Acúfeno

*Los pensamientos son los acúfenos del espíritu.*
**«EL SILENCIO ES INSOPORTABLE».**

Es un conflicto de separación.

«Escucho una palabra o un sonido que nunca llega».

«Quiero a toda costa escuchar una palabra».

No hay suficientes palabras amables, explicaciones.

«No hay una buena comunicación con X. No estamos en la misma longitud de onda».

«Sueña con oír…».

«Si hay ruido, quiere decir que ya no estoy solo; hay alguien aparte de mí».

«Creo el ruido del cual estoy separado» (describe el sonido del acúfeno y sabrás el objeto que falta).

Ejemplos:

«Estoy en un barco, no tengo mucha gasolina y cae la noche: mientras escucho el ruido del motor, estoy a salvo».

Una mujer describe sus acúfenos, se trata de ruidos de circulación después de la muerte de su padre, camionero…

Otra persona tiene ruidos de cigarra: no escucha a su niño interior.

Suaves acúfenos porque no recibe palabras amables.


Escuchar algo peligroso en el territorio.

«No doy crédito a mis oídos».

Miedo a morir (**un silencio de muerte**).


El acúfeno a la derecha significa: «Me hubiera gustado escuchar…».

El acúfeno a la izquierda significa: «Hubiera deseado que la otra persona me escuche…».


«No es lo que desearía escuchar lo que me llega…».

«Elimino los ruidos externos para oír los sonidos interiores».

«¡Sobre todo no te olvides nada!».

«¡Es absurdo!».[57]

«Estoy harto de esos **"arrebatos de odio"**».

«Querría que se hablara de mí».

«Tengo miedo en el futuro a perder mi espacio auditivo».

---

57. En francés, *C'est absurde!* = (ab: ausencia: *surde: sordera*). *(N. del A.)*

«Estoy rodeada»: sonidos graves.

Ejemplo: «Hablo de mí y el otro termina mis frases; no me escucha. No doy crédito a mis oídos. Estoy enfadado – odio». Sordera + acúfenos.

## Caso particular de acúfenos ¡internos y externos!

Una mujer tiene acúfenos desde hace dos años, enciende la televisión y la deja funcionando toda la noche, hasta la madrugada. Por la mañana la apaga, pero pone la radio en marcha ¡porque tiene un perro! No quiere que se quede en silencio. Para ella, el silencio es insoportable.

Esta persona desarrolla **acúfenos internos,** oye como un grillo en los dos oídos; los **acúfenos exteriores:** se trata de la televisión y la radio.

Para las personas que tienen permanentemente la televisión, la radio, la música, existen enormes conflictos de separación y, de entrada, podemos trabajar sobre la experiencia de la separación. «No soporto estar separado, estar solo».

## Hiperacusia

**Oído derecho:**
**«TENGO QUE OÍR A TODA COSTA, SI NO, SERÁ UN DRAMA».**

Oído izquierdo:

«Quiero que el otro escuche lo que murmuro».

En la **hiperacusia,** aumentamos la percepción de un sonido que existe.

La hiperacusia es: «oigo mejor, oigo más de lo que hay». En el acúfeno, no había nada y yo lo he creado.

## Alucinaciones auditivas

Hay que buscar dos conflictos de separación.

Oído derecho: «Quiero hacer entrar».

Oído izquierdo: «Quiero hacer salir».

## Neurinoma del nervio acústico

*Tumor que crece y comprime el nervio en los canales:* **proyecto de no escuchar** más.

«Quiero detener el sonido en cualquier momento. Si todavía está en el exterior, le impido entrar secretando cera; si ya ha llegado al interior, es el nervio el que detendrá el sonido. Quiero protegerme del proyecto de agresión».


## Vértigos, náuseas, mareos

*Canales circulares.*
### EL MIEDO AL FUTURO: FRENTE A UNO MISMO, ESTÁ LA NADA, ¡Y ESTAMOS OBLIGADOS A AVANZAR!

Los padres (educador, profesor, referente…) están en dos mundos diferentes, van en dos sentidos diferentes. ¿Cuál debo seguir? Cuando estoy al borde del vacío, por mi supervivencia, me siento, me pongo en cuclillas.

Trasladado simbólicamente: «Estoy al borde de lo desconocido, de un cambio hacia lo desconocido y tengo que avanzar dando un paso, ir hacia ese desconocido como, por ejemplo, la vida activa, un nuevo trabajo».

Las personas, **en la búsqueda de puntos de referencia,** y que se enfrentan a tomar decisiones, tienen vértigos en el momento de la toma de decisión de escoger un camino u otro.

«Ya no tengo pasado, no tengo futuro, o sea, puntos de referencia, me siento acorralado, no sé qué hacer», los vértigos sobrevienen.

«El mundo se tambalea bajo mis pies, no tengo presente, no tengo futuro».

Cambio de puntos de referencia.

Una falta de referente (y de padre). «He perdido mis puntos de referencia».

Dificultad para ajustar dos referencias: **mundo interior y mundo exterior.**

Como ejemplo de referencias, puede ser el padre y la madre, esto puede ser lo que CONTROLO, conduzco un coche y lo que NO CON-

TROLO son los demás, el mundo interior (imaginación, lectura) y el mundo exterior (realidad); entre lo estable y lo inestable.

Ejemplo: «Leo un libro que no se mueve y veo un paisaje que se mueve; entre lo que dice papá y lo que dice mamá; entre lo que veo y lo que quiero, etc.».

En los vértigos, hay una necesidad de controlar todo, pero no está en mis manos.

### Pistas para explorar prudentemente:

Perder su posición en la vida.

Sufrimiento primario, presentación anormal del cuerpo en el nacimiento.

El muerto está en el cielo, una parte de mí quiere reunirse con el muerto. La otra parte quiere volver, reintegrar el cuerpo físico, sensación de vértigo.

La información de muerte ha llegado por el oído vestibular. Memoria de golpes en la cabeza (traumatismos craneales).

Duelo no hecho con un muerto, donde el vértigo permite comunicar con el más allá.

Miedo a perder el contacto con un ser querido.

«Quiero comunicar con un muerto».

Conflicto relacionado con la motricidad de las piernas.

### Vértigo de posición

Los vértigos sobrevienen cuando la persona se acuesta o cuando se inclina hacia delante, ya que en ese momento se produce un desplazamiento anormal de los otolitos; es el equivalente a una esclerosis múltiple vestibular debida a una pérdida del referente vertical.

## Enfermedad de Ménière

*Tres síntomas indican esta enfermedad: vértigos, acúfenos e hipoacusia, así pues, conviene buscar tres conflictos que se refieran a cada una de las tres patologías.*

# «YA NO QUIERO OÍR NADA QUE, AUN SIENDO VITAL, ME PONGA BAJO PRESIÓN».

Se forma una acumulación de líquidos, aumentando la presión en el oído interno (hidrosis).

«Me siento como una olla a presión cuando pienso en mi futuro».

# NARIZ

## GENERALIDADES

Conflicto del *médium y de Hércules Poirot*.

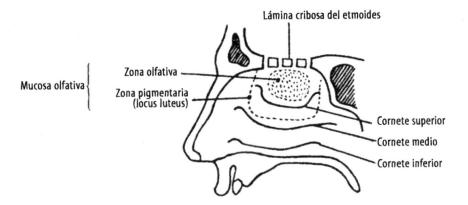

## Anatomía y fisiología de las fosas nasales

Detectamos sustancias diluidas un millar de veces, por ejemplo, 0,005 mg de vainilla en 1 m³ de aire. El perro huele sustancias diluidas un millón de veces más.

El olfato nos da diferentes mensajes, porque detecta:

1. **Los mensajes alimentarios,** la comida, las presas; desde el nacimiento, encontrar la mama a través de la nariz es vital.

    El olfato es muy importante para nuestro apetito. En el momento de la deglución, el olor de los alimentos pasa por la nariz y crea el placer de los sentidos. De esta manera, cuando estamos resfriados, el gusto disminuye.

2. **Los mensajes sexuales** (las feromonas).
3. **Los mensajes de identificación:** reconozco al otro por el olor (perfume, olor corporal…).
4. **Los mensajes de alerta, el peligro:** el depredador, la intrusión, el gas tóxico, el humo…

«Es por su olor o su tufo por lo que estoy informado del peligro, del depredador, del gas…».

O «es por mi olor por lo que corro el peligro de ser localizado».

En el modelo animal, el olfato es un sentido crucial. Olemos una presencia intrusa e inmediatamente queremos atraparla para reencontrar nuestro estado interior de seguridad en nosotros mismos, que es: «Ya no **oler nada que resulte alarmante**». Un búfalo aún no ha visto a su rival, pero lo ha olido y quiere expulsarlo por la nariz, atraparlo. Estornuda. Es un conflicto de **territorio.**


### Breve ejercicio: Para ti, Olor = ¿qué?

Para unos, es insoportable, para otros es la vida o incluso la presencia.

*«La sutileza imperceptible y, sin embargo, real del perfume lo empareja simbólicamente con una florescencia espiritual y con la naturaleza del alma. La persistencia del olor perfumado de una persona tras su partida evoca una idea de duración y de recuerdo. El perfume imprime, de este modo, una memoria olfativa en el sistema límbico afectivo. Discretas o molestas, obsesivas o impalpables, invisibles y, no obstante, llenas de imágenes, familiares o inesperadas, la difusión de olores, los efluvios, los perfumes con sus fragancias mecen nuestras vidas afectivas y subvierten el mundo de nuestras sensaciones».* Jacques Aime

# CONFLICTOLOGÍA

## Mucosa nasal y senos paranasales

Placa amarilla. Red nerviosa olfativa.

### «¡QUÉ MAL HUELE ESO! ¡QUÉ PESTE!». TANTO EN SENTIDO LITERAL COMO EN SENTIDO FIGURADO.

Conflicto de no querer oler.

«Quiero deshacerme del olor de X. ¡Ya no soporto más **su olor**!», o sea, **la presencia de X.**

«Quiero separarme del mal olor, que no me afecte. Quiero alejar el mundo que me rodea, para ello, disminuyo mi olfato». Es frecuente en pacientes afectados por la enfermedad de Alzheimer.

La memoria está vinculada al olfato y pueden disminuir al mismo tiempo.

«Aquí está prohibido apestar de esa manera».

«Huelo el peligro, al depredador, el olor de la leona».

«Huelo la presa, la pieza de caza, el movimiento correcto».

«Me huelo que... husmeo que...».

«¿Qué están tramando? ¿Están hablando de mí?». Paranoia olfativa.

«Me están ocultando algo; ¡andan con **secretitos!**».

Oler el rastro de lejos.

Presiento un peligro, a menudo relacionado con el olor de la muerte.

La muerte está por los alrededores.

## CONFLICTO DE ANGUSTIA:

«Huele mal por mi culpa». Se trata de un conflicto de miedo/aprensión que no tiene que ver con los ojos, sino con el olfato. El peligro está delante, alrededor, pero no detrás (sería la retina la que estaría afectada).

Miedo al futuro.

Conflicto olfativo y neurológico: es necesario atajar la información antes de que llegue al cerebro.

**Anticipación negativa. Angustia.**

«Esta vez, no lo huelo».

Para **los diestros**, la **fosa nasal derecha** está vinculada a la afectividad, la **fosa nasal izquierda** al peligro. Al contrario, para los zurdos.

**Este conflicto se acompaña de presentimientos y de la presencia de la intuición.** Asimismo, es el profeta quien sabe de antemano. *Hay que anticipar.*

## Trastornos del olfato/Anosmia

«SOY AGREDIDO POR LA NARIZ. ¡APESTA!».

## Rinitis

**ANTICIPACIÓN NEGATIVA DE LOS PROBLEMAS.**
Problema de identidad vivido en el ámbito respiratorio.
  Conflicto de tener que detectar la presencia de un peligro no visible en el territorio, a una cierta distancia.
  Conflicto de pestilencia.
  La muerte está en los alrededores.
  Para mí, esto huele mal.
  Algo se trama a mis espaldas.
  Separación en un gran peligro.

**Nariz taponada:** «Me siento impotente para eliminar el olor, la presencia del cónyuge, etc., en mi cama, por la noche».

**Nariz fría:** pavor.

**Estornudo:** «Un olor, la presencia de una persona, a menudo, cercana y amiga, de una cosa maloliente, invasora me molesta».
  Marcaje del territorio aéreo.
  «Refunfuño».

El lado derecho: «No quiero que esto entre en mi interior», y taponamos porque no queremos que entre.

El lado izquierdo: «No quiero que el otro huela mis problemas, mis debilidades». A medida que él me hablaba de esto con emoción, la fosa nasal se abría y luego se cerraba sin descanso.

## Resfriado

**«ALGO ME DESAGRADA MUCHO Y TENGO UNA RELACIÓN TENSA CON ALGUIEN».**
**SE LE AÑADE UNA NOCIÓN DE INQUIETUD VIVIDA COMO INTRUSIÓN.**

Relación vivida como calor y frío. (Salomon Sellam)

El resfriado es un edema mucoso: «Quiero estar separado del olor para reencontrar el contacto conmigo mismo».

«Quiero separarme del exterior para recuperarme en paz».

«No quiero que la otra persona sienta que me acerco».

«Para mí, huele mal».

**Desencadenado por exposición al sol:** asunto que apesta en relación con el padre.

Ejemplo: En competencia con el padre.

## Costras de la nariz

«Quiero aislarme metiéndome en un caparazón». (J. J. Lagardet)

## Pólipos

Su función biológica, consiste en aumentar la superficie de intercambio con el mundo exterior para no perder el contacto con lo afectivo (fosa nasal derecha), con el peligro (fosa nasal izquierda). (J. J. Lagardet)

**«QUIERO AUMENTAR Y CONSERVAR EL CONTACTO INTUITIVO CON UN SER QUE NO HABLA MÁS (FALLECIDO, AUSENTE, ETC.)».**

Esto se acompaña de una disminución del olfato cuando se añade el conflicto de pestilencia: «¡No es posible oler tan mal!».

## Epistaxis

Miedo a la muerte (ejemplo: degollar a un animal); el hecho de ver derramarse su propia sangre roja por la nariz tranquiliza: «¡Estoy vivo!. Quiero asegurarme. Rechazo la muerte».

A menudo, es un conflicto autoprogramado: miedo a no curarse.

Angustia, inquietud.

Miedo en relación con la sangre.

## Senos paranasales

### A. «TENGO MIEDO DE LO QUE SE INSINÚA».

Mal presentimiento.

Conflicto de pestilencia más importante que para la nariz.

«El asunto huele mal», en sentido real y simbólico.

Miedo frontal (mientras que el miedo por detrás afecta a la retina).

Conflicto de miedo frontal y olfativo.

Miedo a una amenaza vaga, disimulada, latente: «¡Huele mal!», sin comprenderlo del todo ni preverlo.

Miedo a sentir dolor, a futuros problemas, etc.

«Ya no lo aguanto más».[58]

Ejemplo: «Mi suegra **hace alusiones** a nuestra pareja, estoy hasta las narices».

«Me huele mal este asunto».

«No es sano».

«La otra persona quiere tener influencia sobre mí».

Conflicto de haber arruinado su vida.

«Apesta, así pues, me tapo la nariz».

---

58. En francés, *Je ne peux plus le sentir que*, literalmente, se traduce como «Ya no quiero olerlo». *(N. de la T.)*

He asistido a algo repugnante, asqueroso, por lo tanto, me protejo, no quiero sentir nunca más ese olor».

**B. Hay que adaptarse a una nueva presión.**

Presión en el interior de los huesos de los senos paranasales: no son lo bastante grandes para contener todas las informaciones que llegan.

**C. Conflicto de dirección, de puntos de referencia.**

Dificultad de orientación, problemática en el nido: las palomas.

«Carezco de discernimiento».

«No puedo confiar en mí».

«Me dejé llevar».

Edemas: llorar sin lágrimas, «Lloro por dentro».

### Senos paranasales frontales

«Miedo a un peligro del que no soy capaz de protegerme con la mirada». Los senos paranasales frontales están vinculados al pensamiento, a los conceptos, a lo espiritual, al espacio, a lo intelectual.

El conflicto está en el proyecto: me huelo que esto no va a ir bien.

A un nivel más alto, hay como una respiración nasal biológica (en relación con el hipotálamo): «¿Funcionará mi pronóstico? Tengo miedo de que no funcione».

Espada de Damocles.

Personas que tienen problemas existenciales.

### Senos paranasales maxilares

Estos senos paranasales están sobre todo en relación con el contacto, con lo afectivo, tocar con los pies en la tierra, material, maternal.

Peligro al lado, miedo por alguien cercano.

Angustia de perder el tiempo, el futuro.

Conflicto de pestilencia en un contexto en el que querría agredir o, por lo menos, disuadir.

Tener a alguien atravesado.

A la derecha: para obtener algo.

A la izquierda: para desembarazarse de algo.

### Senos paranasales etmoidales

El peligro está más arriba, más íntimo, más cerca, profundo.

### Senos paranasales esfenoidales

Peligro detrás, en el centro, imposible de precisar.

Conflicto de pestilencia, de peligro que presiento en un contexto de miedo anticipativo, donde tengo la certeza de no estar a la altura.

### Sinusitis

Nos sentimos pegados a…, sin marcha atrás.

Hacer una montaña de un grano de arena. Exagerar.

Las mujeres y los hombres que hayan sufrido este conflicto (con síntomas orgánicos o sin ellos) necesitan protegerse de un problema que no existe, pero que podría existir en el futuro. En una palabra: «Me protejo del problema virtual que me he inventado yo mismo».

Antes de nada, proyectan lo peor en el futuro, por pura imaginación, después se preparan ante ello con toda una organización, una tensión, un estrés. Igual que en el conflicto precedente (nariz), encontramos aquí personalidades intuitivas que presentan, a menudo, los acontecimientos de una manera acertada (intuitiva, visionaria) o falsa (ansiedad, fobia, etc.).

Recurso terapéutico: dar marcha atrás frente a lo virtual y reconectar con lo real.

## Patologías de los huesos próximos a la nariz: desviación del tabique nasal

Conflicto de desvalorización en el marcaje del territorio. Uno no puede, o no sabe *oler* que la agresión se acerca a su territorio.

La nariz está desviada hacia la derecha: búsqueda de afecto.

Hacia la izquierda: nos protegemos del peligro, desconfianza.

«Mi vida está mal compartimentada. Mezclo el terreno laboral con el afectivo. Por ejemplo, quiero que en el trabajo todo el mundo me quiera, o estudio a mis hijos, la vida de mi mujer, para hacer de ello un trabajo, etc.».

## BOCA

## Amígdalas

La tonalidad central es *arcaica*.
**CONFLICTO DE NO PODER INGERIR O ESCUPIR EL PEDAZO.**
Miedo a no tener el pedazo entero.
**«Por supuesto, acabaré atrapando el pedazo, pero todavía se me puede escapar».** Ejemplo: Tiempo libre, coche, buenas notas…
«Estoy casi seguro de ingerir el pedazo».
«Quiero atraparlo, pero no puedo».

Angustia por no poder atrapar la leche, la madre, la seguridad. «Mi madre, su pezón, se me escapan; ya no puedo atrapar a mi madre».

Cuando la leche está en la boca, el niño se siente **seguro, existe;** las amígdalas están constituidas de tejido linfoide, de modo que la tonalidad conflictiva, como la de todas las células del sistema linfático, es: desvalorización + angustia.
**Preconflicto:** Relación de fusión oral.
Parte derecha: atrapar.
Parte izquierda: escupir.
Al contrario para las personas zurdas.

### Etimología
La etimología de «angina» es *angina,* de *angere,* «presión en la garganta»; la de «angustia» es *angustia* (en sentido literal = presión y, en sentido figurado, «molestia»). Por otra parte, el término *angor* (sinónimo de angina de pecho) está comprobado que hasta el siglo XIII quería decir angustia. A nivel semántico, giramos en torno a la misma idea: presionar. De ahí esta descodificación posible de juramento.
He observado en numerosas ocasiones que, detrás de la vivencia de «presión», se encontraba un juramento: boda, esponsales, compromiso

moral, un pacto pasado con una persona del pasado (por el sujeto o uno de sus ancestros), y de manera oficial, oficiosa, afectiva o, en algunos casos, incluso de manera simbólica; en todos los casos, un juramento al que el sujeto está unido a pesar de él, en su detrimento, y en nombre de valores supremos tales como la ley, la fe, la palabra dada, por ejemplo.

## VEGETACIONES

La tonalidad central es *arcaica*.

**QUEREMOS POSEER ALGO, PERO NO PODEMOS. «QUIERO ATRAPAR EL OLOR DE MI MADRE», PORQUE MIENTRAS EL BEBÉ MAMA, HUELE EL OLOR DE SU MADRE.**

La vivencia es similar a la de las amígdalas, pero no se desarrolla en el ámbito digestivo, sino en la sensibilidad olfativa y respiratoria.

Los niños se comunican con su madre a través del olor. En los valores arcaicos, el olor es un guía potente. «Quiero pasar por la nariz, por el olor, para reencontrar a mi madre, para tocarla».

«No consigo atrapar el olor de mi madre, del pecho, que significa **seguridad y valorización** (tejido linfoide)». *(Véase* «Amígdalas»).

Este conflicto se da en el niño, en ocasiones en el adolescente o el joven adulto que viene del campo (vivencia arcaica).

**Conflictos cercanos a la vivencia:**
Pedazo que hay que tragar, oler, probar, saborear o escupir: faringe, parótidas, sublinguales, oído medio, vegetaciones adenoides.

**Síntomas**
Vegetaciones adenoides hipertróficas.
Pólipo nasal faríngeo.
Ronquidos.
Halitosis.
Damos una importancia desproporcionada a las bagatelas, un detalle es amplificado y crea desesperación.

## PALADAR

### Paladar mucoso

«Estoy en contacto con el pedazo pero sin poseerlo»; conflicto de **separación.**

Conflicto del pedazo que creíamos haber atrapado y que se nos escapa.

### Paladar óseo

No tener la capacidad de atrapar el pedazo; **conflicto de desvalorización.**

### Paladar hendido

No tener la capacidad de tomar el pedazo porque es demasiado grande.

### Velo del paladar

Permite tragar. La separación entre orofaringe y rinofaringe impide que los alimentos remonten.

«No puedo levantarme».

### Ronquidos

— En la **espiración:**
   Quiero alejar: «Dejadme tranquilo».
   «Quiero alejar el peligro».
   Conflicto de no poder atrapar el pedazo con la nariz (sexualidad, caricias, besos, ternura).
   Conflicto de no tener intimidad olfativa con el ser amado.
— En la **inspiración:**
   Quiero llamar: «Quiero retener a mis padres, mi pareja, mi hermana, etc.».
   «Pido auxilio».

## Afta

**«VILLANÍA, INSULTO, GROSERÍAS A LAS QUE NO RESPONDÍ O NO PUDE RESPONDER».**

Pequeños conflictos de «suciedad», de villanía, vividos en un *impasse* de donde no podemos salir.

Conflicto de la palabra que no decimos y que se vuelve contra nosotros mismos.

Conflicto de no poder contestar aunque tengamos ganas, de querer decir algo pero de abstenerse de hacerlo.

«Palabras crueles, insultantes; me han herido pero no he contestado».

Localización: más cerca de los labios; la palabra casi ha salido pero no lo bastante.

No ser capaz de pronunciar algunas palabras.

Mancha en la boca; «Lo que he dicho, o no he dicho, me quema la boca».

No querer tocar el sexo con la boca.

Conflicto de no poder ser escuchado.

En el niño, «Quiero atrapar o eliminar el pedazo».

### Dientes

*Las almenas del cuerpo.*

### Esmalte

**Mancha, caries:** «Puedo morder pero no tengo derecho a hacerlo. **No tengo permiso para ser agresivo, para morder».**

### Hueso: dentina

Desvalorización: no soy capaz de morder.

Damos papilla a los perros, y no les damos huesos: «¿Para qué les sirve tener dientes?».

## Pulpa

«No tengo derecho a alimentar la agresividad». Óseo y digestivo. «No quiero alimentar el combate».

## Ligamentos dentales

Dientes que se mueven.

«Haga lo que haga, no consigo ser agresivo, morder o hablar de forma útil».

## Cuello del diente

«Debo esconder mi agresividad».

«No consigo apegarme a mi agresividad».

## Absceso en la base del diente, descalcificación de la mandíbula, lo que puede provocar una pérdida del diente

Queremos volvernos desdentados.

«He mordido, y me reprocho de haber sido mordedor, así pues, para que no pueda ser agresivo, debo tirar mis armas, mis dientes».

## Encías

«Mi palabra no es importante», gran desvalorización.

Su padre le dice a una mujer joven: «Lo siento, no te he escuchado, he cometido un error»; brusca resolución de un viejo conflicto, ella empieza a sangrar abundantemente.

# LENGUA

## Ageusia

La vida ya no tiene sabor, gusto. Pérdida del gusto a la sal, por ejemplo, o pérdida total del gusto.

Forma de depresión.

Cuando la falta de gusto concierne a la sal, hay que buscar un conflicto con el padre.

## Manchas en la lengua

*Lengua geográfica: manchas que dibujan como un mapa en la lengua.*

«Lo que quisiera decir, no lo digo».

«Lo que digo, no es lo que tengo ganas de decir».

## Frenillo de la lengua

Desvalorización en cuanto al empleo de la lengua (sacar la lengua, juegos sexuales…).

«¡Muérdete la lengua, no la saques!, etc.».

# NEUMOLOGÍA

## GENERALIDADES

*El árbol respiratorio es un árbol de vida cuyas ramas (bronquios) se ramifican en veintiuna generaciones cada vez más pequeñas (bronquios principales, secundarios, bronquiolos) antes de alcanzar los alvéolos.*

Las vías respiratorias sirven de conductos entre el espacio exterior y el espacio interior.

La respiración es, a la vez, consciente e inconsciente, voluntaria e involuntaria.

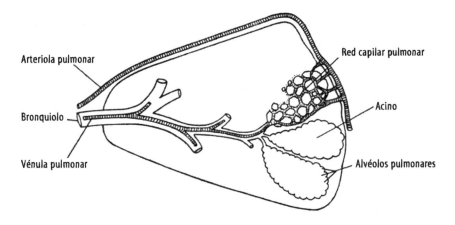

Arteriola pulmonar

Red capilar pulmonar

Bronquiolo

Acino

Vénula pulmonar

Alvéolos pulmonares

---

**Protocolo de exploración de nuestro sistema respiratorio, de Philippe Lévy**

— Cerrar los ojos.

— «Estoy a la escucha de mi sistema respiratorio: ¿dónde empieza? ¿Dónde termina?

— Estoy a la escucha de mi respiración, aire que entra, aire que sale; ¿tengo la impresión de que la inspiración es más grande que la espiración o al contrario?

---

— ¿Mi respiración es superficial o profunda? ¿Lenta o rápida?

—¿Dónde está mi respiración: hacia el vientre, las costillas, las clavículas?

— Pongo mi volumen respiratorio entre las manos y me permito percibirlo. ¿Cuál es su color, su forma?, ¿cuáles son las sensaciones que lo acompañan?

— Puedo dibujar mi percepción de ese volumen respiratorio.

— Siento la envoltura de mi respiración: ¿es continua, discontinua, con badenes?

— Muevo ese volumen respiratorio, lo estiro como si fuera algodón de azúcar (golosina), como si fuera un trozo de caucho: ¿puedo disminuirlo, dilatarlo, cuál es su capacidad de elasticidad?

— ¿Cómo circula el aire en el interior de mi cuerpo?

— ¿Hay zonas de mi cuerpo a las que les falta el aire, o que tienen exceso de aire?

— Me permito percibir el elemento aire alrededor de mi cuerpo. ¿Es agradable? ¿Angustiante? ¿Suficientemente espacioso?

— ¿Cuál es mi relación con el aire exterior?

— ¿Deseo fundirme en este espacio de aire?

— ¿Me gusta este espacio exterior?

— Escribir todo esto, luego volver a empezar este protocolo una vez por semana y en diferentes entornos. Comparar las respuestas.

# CONFLICTOLOGÍA

## PULMONES

Conflicto del *delfín que quiere sacar el agua de su aparato respiratorio y luego hacer entrar aire.*

Órganos afectados: Alvéolos. Glándulas mucosas bronquiales.

### Punto pedagógico: Los cuatro estratos de la biología
Existen cuatro grandes maneras de vivir un acontecimiento conflictivo. Esto está organizado en lo que llamo los cuatro estratos de la biología.

**1.er estrato:**

La tonalidad central es *arcaica*, es decir, vital: «Mi supervivencia está en juego; tengo que comer, respirar, eliminar los deshechos…». No es una situación razonada; se puede decir que sale de las entrañas. Con esta forma de percibir un acontecimiento, la parte del órgano que va a reaccionar es la funcional, la que va a crear la solución de adaptación, es decir, el síntoma. Es «el primer estrato de la biología» o vivencia arcaica.

Veamos algunos ejemplos:

—el miedo a morir de inanición: el hígado;

—una jugarreta: el colon;

—la urgencia: la tiroides.

Aquí, el entorno no es relacional ni social, el otro no existe en tanto que *alter ego:* el otro es una cosa, presa o depredador, por ejemplo.

**2.º estrato:**

La tonalidad central es *falta de protección:* nos sentimos sucios, deshonrados, agredidos, la integridad está amenazada, en peligro, hay una fractura; será preciso reforzar las barreras. Es la parte protectora del órgano que está afectado, es decir, las envolturas, las serosas, la dermis.

Ejemplo: Amenazan a mis pulmones, debo crear más protección, así pues, desarrollo una envoltura pulmonar que se denomina pleura.

**3.er estrato:**

La tonalidad central es *desvalorización.*

Cuando una cosa ya no tiene valor, desaparece. Se trata de la estructura del órgano, de su tejido conjuntivo. Cada zona del cuerpo tiene una subtonalidad de desvalorización particularmente precisa.

Ejemplo: «Me siento una mala madre», es el hombro izquierdo el que se verá afectado.

En una desvalorización sexual, será la articulación sacrolumbar.

En una desvalorización manual, las manos.

**4.º estrato:**

La tonalidad central es *social, relacional.*

Los órganos implicados en esta vivencia gestionan las relaciones. Se trata de los órganos de los sentidos, de los canales en general, del revestimiento epitelial. Un ejemplo de ello es la vejiga. Si el otro avanza por mi territorio (seamos perro, hiena u hombre), la vejiga se estresa porque es la encargada de marcar los límites del territorio; entonces llegan la cistitis y las ganas frecuentes de orinar. Otro ejemplo: Todo lo que es separación, pérdida de la relación va a afectar a la piel, a las mucosas; no tenemos más contacto piel a piel con mamá, que ha vuelto a trabajar…

### Consecuencias

Así pues, un órgano está constituido por diferentes tejidos, cada uno de los cuales tiene un papel específico. Los bronquios están constituidos por músculos, cartílago, mucosa, glándulas productoras de mucosidad, nervios y vasos sanguíneos. Cada uno de estos tejidos está en uno de los cuatro estratos de la biología. Las glándulas productoras de mucosidad están en el primer estrato porque su función es arcaica; eliminar el polvo que molesta la buena respiración. El cartílago en el tercer estrato, ¿esto es útil, tiene el valor añadido de hacer entrar más aire? La mucosa está asociada al cuarto estrato. Es la que está en contacto directo con el medio ambiente, el aire.

El resultado directo es que la tonalidad conflictiva, las vivencias vienen determinadas por el aparato, el órgano y el tejido. En consecuencia:
- — cuando las glándulas que producen mucosidad desarrollen un síntoma (bronquitis muy grasa, asma inducido…), buscaremos el miedo a la muerte asfixiado por atasco, intrusión;
- — cuando la mucosa esté afectada (bronquitis seca, ciertos cánceres…), buscaremos más bien los conflictos de separación: «Tengo miedo a perder el contacto con mi espacio, con mi territorio»;
- — si el nervio está implicado en un síntoma como la tos espasmódica o la enfermedad asmática, la disnea laríngea, iremos a buscar una vivencia relacionada con el futuro, con el proyecto y, sobre todo, con una doble contradicción, es decir: «Quiero y, al mismo tiempo, no quiero». «El espacio que tengo (la habitación, la familia, la clase…) no lo quiero, me ahogo. Y lo que quiero (la hermosa y espaciosa habitación perfumada…) no lo tengo».

Ésta es otra manera de entender el portal de entrada en biología, que ya ha sido estudiado en esta colección. (Véase *Descodificación biológica de los problemas oculares*, pp. 36-40).

La tonalidad central es *arcaica* (1.<sup>er</sup> estrato de la biología).

## CONFLICTO DE MIEDO A LA MUERTE, MIEDO ARCAICO A LA ASFIXIA, MIEDO VISCERAL.

Miedo arcaico a morir, a no poder continuar respirando; el aire constituye «el primer trozo de vida».

En el fondo, es miedo a perderse uno mismo en tanto que «el propio territorio» o «el último territorio».

«La muerte está en mí, inminente».

Angustia, pánico a la muerte.

Situación muy concreta.

Dificultad para sentirse tranquilo.

Miedo a asfixiarse.

**Matices en la vivencia:**

La vivencia puede ser de dos tipologías distintas, según la estructura del sujeto:

— sea: «Hay que atrapar lo positivo (oxígeno, vida, aire...) porque me siento separado de la vida».

— sea: «Hay que eliminar lo negativo (dióxido de carbono, humo, muerte...) porque me siento agredido por la muerte».

En el primer caso, la solución biológica será desarrollar más alvéolos para atrapar más del elemento «vida»; en el segundo, la tos grasa, los escupitajos, la bronquitis grasa y expectorante permitirán eliminar lo negativo (polvo, intrusión, humo, muerte...).

Por este motivo, el miedo a la muerte, según el modelo «de la goma y del coleccionista» (o del tintero) puede ser vivida en términos:

— de agresión a nivel respiratorio, lo que puede afectar la parte del 1.<sup>er</sup> estrato de los bronquios, con el objetivo de eliminar las suciedades, la intrusión;

— o de separación, lo que va a afectar a los alvéolos para tomar más oxígeno.

Son posibles varias imágenes pulmonares, cada vez con un probable sentido:

**Miedo por uno mismo:** muchas manchas en los pulmones (imagen radiográfica de suelta de globos).

**Miedo de que otra persona muera:** una sola mancha.

**Miedo a una muerte dolorosa:** varias manchas en la parte alta de los pulmones, cada vez más pequeñas conforme se desciende y de forma simétrica. Los lóbulos superiores de los pulmones contienen más aire y menos sangre que los lóbulos inferiores.

La enfermedad de las **membranas hialinas** del recién nacido prematuro corresponde a un miedo a la muerte.

Otras patologías relacionadas con el miedo a la muerte: **aspergilosis, tuberculosis, primoinfección, claustrofobia.**

Encontramos diferentes formas de miedo respiratorio:
**Senos paranasales:** angustia, algo en mí se insinúa.
**Laringe:** miedo inesperado, terror, susto de muerte.
**Bronquios:** peligro inminente, amenaza.
**Alvéolos:** miedo a morir.

*Es evidente que, en presencia de esos síntomas, se impone una consulta con un médico.*

**Preconflicto**
Detrás del miedo a morir, a menudo, se encuentra el miedo a vivir.

**Sentido biológico:**

Aquí, la vida y la muerte son vividas en términos respiratorios: «En el nacimiento, respirar por primera vez, dar su primer grito», «En la muerte, exhalar el último suspiro, el último soplo de aire».

La estructura que hace que el oxígeno entre en la sangre es el alvéolo pulmonar. Si tengo que respirar más, produzco más alvéolos pulmonares; los multiplico para que aumente la función respiratoria. Por lo tanto, desarrollo uno o varios tumores en los alvéolos, en todos los casos, más alvéolos, es decir, más zonas de intercambio de aire. Estos tumores están, a menudo, situados cerca de los segmentos arteriales para que estén mejor vascularizados. El lenguaje de los pulmones es: «Desarrollo tumores, es decir, cada vez más células para poder respirar más». En resumen, tras el bio-shock, el organismo crea células alveolares especiales para mejorar el intercambio de aire en los alvéolos.

Los mamíferos marinos necesitan respirar el aire de la superficie y, para no tener que volver a subir a cada minuto, sus cuerpos han producido, a lo largo de las mutaciones, una cantidad mayor de alvéolos, alrededor de dos a tres veces más por centímetro cúbico de pulmón que en el hombre: es la adaptación perfecta.

### Punto pedagógico: ¡El inconsciente y lo biológico!

Un acontecimiento mal vivido, cuando no es acabado de modo satisfactorio, no concluido, no tratado, va a quedarse en nosotros. Es como si rebotara en las paredes internas de nuestro cráneo: lo rumiamos. Este estado, de hecho, es todavía más insatisfactorio; fracasamos, condenados por esta emoción conflictiva, por esos pensamientos eternos, ese malestar sin solución. A pesar de todo, hay una última salida de emergencia; esta escapatoria se llama el inconsciente. Reprimimos el drama, lo olvidamos momentáneamente o para toda nuestra vida. Algunas veces, conservamos el recuerdo de la historia, pero no la sensación de drama, de desgracia; estamos emocionalmente disociados de la experiencia. ¿En qué se convierte el estrés inherente a este acontecimiento dramático? ¿Dónde se encuentra lo que todavía no ha sido tratado, resuelto, donde se esconde ahora?

Siempre en nuestro interior, en nuestro cuerpo. El cuerpo es el conjunto de nuestros órganos, éstos son soluciones de adaptación al entorno: broncear, digerir, inspirar, moverse... cuyo objetivo es vivir o sobrevivir. Cuando esta función está satisfecha, tenemos inmediatamente la consciencia: ¡es agradable! Nos sentimos saciados, relajados, reposados, aliviados, tranquilizados... Cuando esta función no está satisfecha, aquí también tenemos inmediatamente la consciencia: desagradable, incómodo, y nos sentimos frustrados, atemorizados, agotados...

De esta forma, la emoción es la huella consciente de una función biológica satisfecha o no satisfecha. ¿Y el inconsciente? Aquí se trata del conjunto de nuestras funciones biológicas, está en el cuerpo, es el cuerpo. El inconsciente es biológico.

¿Eres consciente del trabajo de tu estómago en ese momento, de las pulsaciones de tu aurícula derecha? ¡No! No eres consciente de ello, y es así. Esto permite a tu espíritu volverse hacia otras preocupaciones… esperando volverse capaz de ser un día verdaderamente consciente… lo más ampliamente posible.

## Insuficiencia respiratoria

La tonalidad central es *arcaica*.

**NO QUIERO MOLESTAR, TOMAR EL AIRE A LOS DEMÁS.**

«Para mi supervivencia, tengo que reducir la capacidad de vida».

«Me hago el muerto, si no, me van a matar».

Conflicto de miedo a la muerte, miedo arcaico de ahogo.

**Opresión torácica:** «Disminuyo mi capacidad de vivir».

*Pistas para explorar prudentemente:*

¿Quién, en el árbol, se niega a morir?

«Suspiro al lado de mi marido fallecido».

«Conservo el pasado, rechazo el futuro».

«Tengo miedo de los intercambios con los otros, así pues, limito los intercambios (de aire)».

Carecemos de espacio de vida, no podemos expresar nuestra personalidad, ser libres, ni tener nuestro espacio de libertad (nos ahogamos).

«Quiero dar aire a alguien que amo».

«Bloqueo la emoción, guardo todo en mí interior».

Esta patología afecta al **nervio respiratorio.**

Hay que eliminar la energía negativa que hay en mí, y proteger de ella a la otra persona y a mí, en el presente y en el futuro.

Existe el proyecto de protegerse y de luchar; el cuerpo cierra los bronquios para impedir a la energía negativa exterior entrar en el interior.

Cuando el conflicto se repite cien veces, mil veces y más, en una vida, cuando cada día, la situación conflictiva, aunque sea mínima, regresa, en ese caso, el cuerpo está estimulado sin cesar por ese estrés. En respuesta a eso, la patología puede ser una insuficiencia.

## Membranas hialinas

**Tener que protegerse.**

## Enfisema

**DESVALORIZACIÓN VINCULADA A LA CAPACIDAD PULMO-NAR.**
«Me falta el aire».

Es un tintero de espacio, una necesidad de vivir. Quiero conservar el espacio y la vida en mí mismo.

También puede ser una goma de borrar, según la vivencia: elimino en mí la ayuda (es lo contrario de la silicosis).

«Necesito el aliento divino, el padre».

## Apnea del sueño, bradipnea

La tonalidad central es *arcaica*.
**«ME HAGO EL MUERTO, NO QUIERO SER DETECTADO, SI NO, ME VAN A MATAR».**
«Si respiro, estoy muerto».

«Para vivir, hay que hacerse el muerto», eso se acompaña, o no, de parálisis.

**En la primera parte de la noche: peligro físico si existo.**
**En la segunda parte de la noche: peligro psíquico si existo.**
Conflicto de miedo a la muerte, miedo arcaico de ahogo.

### Bradipnea espiratoria:
«Para seguir vivo, no tengo que mostrar que estoy vivo».

**Anoxia:**
Programa de muerte: alguien quiere matarme.


## Fibrosis pulmonar

La tonalidad es *desvalorización*.

Es un miedo al hundimiento en una cavidad, hay que reforzar la estructura.

«Carezco de apoyo».

**Punto pedagógico. Ejercicio del espacio de confort respiratorio**
Inspirar y espirar varias veces, cada uno a su ritmo y buscar el momento más cómodo, en el que desearíamos quedarnos, luego el momento más incómodo, en el que no tenemos ningunas ganas de quedarnos.
He aquí algunas hipótesis:
**Tener los pulmones bien llenos:** nos encontramos en el coleccionista, el tintero.
Miedo a que te falte el aire, pero no tenemos en absoluto el sentimiento de molestar, queremos vivir, nos damos ese derecho; «Quiero almacenar más aire en mí, como el delfín o la ballena».
«Soy más importante que el otro».
«Tomo mi sitio, me valorizo» pero, cuidado, esto puede ser también «Tengo miedo a la muerte». Puede ser los dos casos al mismo tiempo: «Me valorizo y tengo miedo a la muerte».
**Tener los pulmones bien vacíos:** «El otro es más importante», o el aire es peligroso.
**Tener los pulmones completamente vaciados:** «No tengo aire en mí, no quiero tomar el aire de los demás, me borro».
— Estamos en la goma de borrar, hemos sido agredidos.
— «Tengo la impresión de molestar, de ocupar demasiado sitio».
— «Me siento bien con el 20 por 100 de aire en los pulmones: me doy el 20 por 100 de importancia, doy el 80 por 100 de importancia a los demás».
Ejemplo: «A mi abuelo lo mataron con gas en la guerra. No hace falta que el gas mortal entre y esté en el interior de mi cuerpo».

**Sea durante la espiración:** «Dejo más sitio a los demás, transmito la vida. Doy a los demás, pero también tengo reservas en mí. Es importante para mí dar a los demás».

**Sea a medio camino de la espiración:** «Doy más espacio a los demás, pero también quiero sitio para mí».

**Sea a medio camino de la inspiración:** «Quiero vivir aunque tengo miedo de molestar a los demás».

**Mal con pulmones completamente vaciados:** miedo a la muerte.

**Mal durante la espiración:** «No quiero dar» – «Quiero tener mi sitio» –«Quiero vivir».


# LARINGE

El conflicto de *la gallina que llama a sus polluelos y que cacarea al menor peligro.*

Es el momento de la **inspiración.**

La tonalidad central es *social, relacional.*

**CONFLICTO DE PÁNICO ANTE UN PELIGRO COMPLETAMENTE INESPERADO, QUE NOS CORTA EL ALIENTO.**

Aterrorizado, asustado.

Aliento cortado.

«Tengo miedo y utilizo la potencia de mi voz: es el grito».

«¡¡¡¡¡¡¡Tengo que gritar!!!!!!!».

Memoria de estrangulamiento. Ahorcamiento.


## TRÁQUEA

Miedo profundo, más íntimo, femenino: el peligro ha entrado más profundamente en uno mismo.

**En las personas zurdas:** la tonalidad no es el pánico, sino la **amenaza en el territorio** *(véase* «Bronquios»).

Las patologías de la laringe están relacionadas con una reacción **femenina,** ya que un individuo masculino enseguida pasaría a la acción, al ataque.

En la mujer, la agresividad se traduce normalmente de forma verbal. En el hombre, la agresividad será física.

## Sentido biológico:

La laringe es, por excelencia, el órgano de la comunicación, de la expresión, de la manifestación de quién soy, de lo que quiero, de lo que siento, en una palabra: de lo que vivo. Me permite sentirme en relación, escuchado, comprendido, o sea, extender la comunicación en todos los casos. En situación de peligro, la niña pequeña grita, chilla, pide auxilio, es la posibilidad inmediata de alertar, de llamar la atención, de conseguir atraer la protección de papá y mamá, por ejemplo. Escuchar la voz de mi madre me permite también sentirme seguro; mientras la escucho hablar, quiere decir que está ahí, cerca de mí, que puede protegerme si lo necesito, intervenir en todo momento. Y, sobre todo, si habla de mí, es que soy importante, que sabe que estoy ahí, que puedo necesitarla, entonces me siento seguro. Por el contrario, cuando el peligro está cerca, porque un depredador aparece, no hay que hablar, para no llamar su atención; el mutismo me salvará. Se trata de disminuir la entrada de aire para no ser descubierto, no hay que emitir sonido, hay que hacerse el muerto *(véase* «Área de Broca»).

La imagen metafórica es la gallina que cacarea continuamente para atraer a sus polluelos, para que se sientan seguros. Sin embargo, aislada, asustada, puede esconderse en el fondo del granero sobre sus huevos, silenciosa, y pasar así desapercibida.

### Punto pedagógico: La etología

En descodificación biológica, a menudo ilustramos nuestras hipótesis con comportamientos de animales: el delfín para los alvéolos, el gorila para los bronquios, el conejo para la piel, *et caetera.* **El objetivo es pedagógico, ilustrativo.** ¡De ninguna manera, pretendo que todos los gorilas desarrollen bronquitis o las perras cistitis! Pero es apasionante y curioso observar cuántos de nuestros animales hablan de nosotros, de nuestros comportamientos, de nuestros tics, de nuestras emociones escondidas. Es como si el arca de Noé se encontrase en nuestro interior, bajo el diluvio de nuestras emociones, intentando, bien que mal, mantenerse a flote sobre el manto líquido de nuestro inconsciente en movimiento, imprevisible. Nuestro inconsciente que sólo aspira a la paz.

Por ejemplo, la jirafa y su largo cuello están biológicamente asociados a la función de la glándula hipófisis, que produce una hormona responsable del gigantismo. La vejiga está vinculada al comportamiento de numerosos animales como la leona, que moja las fronteras de su territorio con su orina, con el único objetivo de marcar los límites para que nadie las atraviese. ¡Realidad, emociones, comportamientos que observamos igualmente en ciertos humanos con cistitis y fronteras no respetadas!

Por este motivo, la laringe me hace pensar en la gallina a la que escuchamos en los corrales de nuestras granjas y de los terrenos del mundo entero, animal internacional, si puede decirse. Sin embargo, y al mismo tiempo, animal temeroso.

## MÚSCULOS LARÍNGEOS

El punto álgido, el matiz central de la vivencia es **IMPOTENCIA Y PÁNICO.**

«No he podido gritar por miedo».

«Quiero pasar un mensaje, pero es imposible».

## MUCOSAS

El punto álgido, el matiz es vivido en términos de **SEPARACIÓN Y PÁNICO.**

«Estoy aterrorizado y solo; nadie me comprende, nadie me escucha».

## CUERDAS VOCALES

Es la asociación de **pánico** y de un conflicto de **identidad sexual.**

Es el sonido de nuestra voz que nos permite identificarnos a nosotros, como a los animales entre ellos. Cada voz es única como una huella, un carnet de identidad, un salvoconducto.

«No me siento reconocido en tanto que ser humano y esto me crea inseguridad».

## Afonía

«Tengo que esconderme, tengo demasiado miedo a que me reconozcan y, sin embargo, tendría que llamar, ¡pero es demasiado peligroso!». Es la vertiente de la goma de borrar del conflicto.

## Tumor en las cuerdas vocales

### Tumor a costa de la mucosa:

Encontramos aquí la conjunción de tres vivencias: separación, pánico, tener que gritar.

«Me es imposible dar ese grito, de miedo a encontrarme solo, separado de…».

«Mientras que estoy separado del otro estoy en peligro y esto me atemoriza».

Miedo a no poder gritar, decir, responder a un peligro o a un ataque.

Los pacientes afectados, a menudo, son personas sensibles a los ruidos.

Podemos encontrar en la memoria familiar el grito que mata o corre el riesgo de matar.

### Tumor a costa de los músculos de la laringe:

Ídem, pero se añade un miedo a no poder defenderse (es decir, impotencia).

## Disnea laríngea

Ver más adelante en «Asma».

## Tos ferina

### «LA INQUIETUD CARA A LA MUERTE ES PROFUNDA EN MÍ».

«No tengo a nadie en quien apoyarme en un ambiente de inseguridad».

«Nadie en quien apoyarme…»: estamos en el contenido conflictivo de los ganglios nobles (ganglios en el cuello; ganglios nobles, ya que protegen los órganos nobles del cuerpo: cerebro, corazón, pulmones).

… «en un ambiente de inseguridad»: miedo = la laringe.


## Edema de Quincke

### «HACERSE EL MUERTO».
#### Ambiente de terror.

Estamos en presencia de una gran goma de borrar y de una doble contradicción: hay que hacerse el muerto para sobrevivir.

A menudo, se trata de un conflicto del bebé en el útero, o en la historia de los padres: ¿qué sentido tiene no moverse? ¿Cuál es el inconveniente de moverse? ¿Para quién? ¿Para el bebé en el vientre? ¿Un conflicto en la historia de los padres? Si la madre no se mueve, ¿qué sentido tiene? Si se mueve, ¿cuál es el inconveniente para ella o para los otros? Si el padre se mueve, ¿qué sentido tiene? Si no se mueve, ¿cuál es el inconveniente o lo que está en juego?

Memoria de haber tenido la muerte en directo, en un medio aéreo y, para salir del apuro, hay que tener la pinta de un cadáver; si el depredador no es un carroñero, salimos de ésta.

El cuerpo desarrolla edemas e inflamaciones, así pues, podemos buscar lo que la persona intenta resolver o también cuál es el motivo de su rabia.


## HIPOFARINGE — FARINGE INFERIOR

### EL MENSAJE NO PASA Y HAY QUE HACERLO PASAR A TODA COSTA.

Se trata de hacer pasar el mensaje hablando, porque se trata de la faringe; mientras que para la laringe, se trata de gritar.

## TRÁQUEA

La tonalidad central es *social, relacional.*
**«HE SUFRIDO UNA SITUACIÓN ESPANTOSA SIN PODER REACCIONAR, ESTOY PETRIFICADO».**
La vivencia conflictiva es cercana a la de la laringe con matices:
— Miedo frontal e impotencia.
— Tonalidad cercana a la tiroides (4.º estrato).
— Impotencia para tomar mi espacio de vida.
— Doble vivencia: separación + asfixia.
— «No puedo tragar el oxígeno, la vida».

## Tartamudeo

*(Véase* «Área de Broca» en «Neurología – El cerebro»).
**«HAY UN DESFASE ENTRE MI RITMO Y EL QUE ME IMPO-NEN, Y ESTO EN UN AMBIENTE DE INSEGURIDAD».**
Por ejemplo, mamá quiere que todo esté terminado antes de que haya podido empezar. Quiero hablar deprisa y, a la vez, ir a mi ritmo».

«Freno porque hablar es peligroso».
Urgencia para reaccionar y pánico.

## BRONQUIOS

**El conflicto del gorila que quiere impresionar al intruso.**
Conflicto del quejica.
Es el momento de la **espiración.**
La tonalidad central es *social.*
**CONFLICTO DE AMENAZA EN EL TERRITORIO ESPACIAL.**
Conflicto de miedo por su espacio.
Conflicto de amenaza de pérdida de territorio.
Conflicto de amenaza en la pareja.
El territorio está amenazado; el peligro es latente, se acerca.

El enemigo aún no ha hecho irrupción, pero el peligro es, sin duda, inminente, el joven gorila aún no ha invadido el territorio del anciano gorila, sólo es una amenaza.

Amenazas en el territorio. Hay un peligro que se acerca al territorio, vivido en términos respiratorios. Es en mi espacio de libertad. No es vital, no es el miedo a la muerte como en el caso de los alvéolos. Aquí se trata del 4.º estrato: amenazan mi espacio. Tengo una hermosa casa, y van a construir una autopista justo en medio de mi propiedad. O, soy secretaria, estoy bien en mi oficina y tengo miedo que me trasladen a otro lugar.

Es el miedo de ser «impedido» de evolucionar en su territorio.

Quiero agrandar el territorio, **a toda máquina,** para poder entrar en relación aún más, por ejemplo.

Necesitamos más espacio para nosotros mismos (conflicto del **fumador).**

Riñas (riño cuando ya no puedo adaptarme más).

Reñimos, no nos peleamos todavía.

Ya no toleramos nada.

Son personas que no soportan los reproches y que se les acerquen.

Imposibilidad de refunfuñar.

Queremos impresionar a los demás.

Queremos agrandar la cavidad de resonancia (conflicto del **mentiroso,** del manipulador).

«Quiero eliminar la pena».

Para las personas **ZURDAS:** conflicto de pánico *(véase* «Laringe»).

Este conflicto puede ser de dos naturalezas diferentes: **sensitiva o motriz.**

La forma sensitiva del conflicto de miedo por el territorio se manifiesta con una neumonía. La forma motriz de ese conflicto afecta a la musculatura bronquial y se llama asma.

Puede tratarse de un conflicto cara a los hijos, es decir, **el equivalente de la mama izquierda** de la mujer diestra. La vivencia biológica femenina es: «Mi dulce nido», la vivencia biológica masculina es: «Mi territorio es mío».

En el caso del **hombre masculino,** el conflicto suele provenir del trabajo (oficina, fábrica, asociación deportiva, consejo municipal, etc.).
En el caso de la **mujer masculina,** el conflicto suele venir de la familia.

Los bronquios corresponden a un conflicto de sensibilidad esencialmente **masculina** (hombre o mujer masculina).

Si domina el elemento **miedo,** o si el problema está en la relación **madre-hijo,** el bio-shock descodificará más bien el **bronquio izquierdo.**
Si domina el elemento **territorio afectivo, espacio,** o si estamos en presencia de una dificultad de **pareja,** descodificará el **bronquio derecho.**

Las **glándulas mucosas** presentes en los bronquios están controladas por el tronco cerebral (1.er estrato de la biología): «**Estoy asfixiado** por el dióxido de carbono, por el polvo, la muerte, la madre…» *(véase* «Alvéolos»); su función es atrapar el polvo. Esta cinta transportadora de vellosidad vuelve a llevar a los intrusos no deseados al exterior. ¿Qué es lo que estoy vivenciando como intrusivo, hostil?, ¿qué es lo que me está ahogando en mi espacio y me pone en peligro? Es una agresión.

> **Punto pedagógico: El portal de entrada en biología**
> ¡Un portal! ¿Qué querrá decir esto exactamente?
> La mayoría de las veces, cuando se hace un diagnóstico médico, el terapeuta, que no es médico, se detiene en el aparato enfermo, el órgano.
> Ejemplo: Tienes un problema de bronquios y, mirando la descodificación general, leemos: «amenaza en el territorio», y de un problema de piel (epidermis): «separación». Todo esto es **reductor.** Hay mucho más, y muchísimas más enfermedades de piel, de corazón y de bronquios. Si todos los problemas de la epidermis son conflictos de separación, ¿por qué hay tantas enfermedades diferentes? ¿Qué tienen en común una bronquitis y una dilatación de los bronquios? Nada, o muy poco: esas dos enfermedades afectan a los bronquios. Mientras

la primera se cura generalmente sola, la segunda raras veces sigue ese proceso y raramente se cura espontáneamente.

La **pregunta biológica** que debemos hacernos es: «¿cuál es la parte del órgano afectado por el síntoma?».

Efectivamente, el *shock,* para **entrar en biología** y producir un síntoma, ¡pasa por una puerta! Y esta puerta tiene tres partes, como un portal.

Una de esas partes es el aparato general y el órgano afectado por la enfermedad (respiratorio y bronquios, por ejemplo).

El segundo es el tejido específico en ese órgano (en los bronquios, por ejemplo: los nervios motores, lo que provoca el asma, o las glándulas mucosas, lo que provoca una bronquitis grasa).

La tercera parte puede ser por defecto o por exceso. Dilatación de los bronquios: por defecto; tumor de los bronquios: por exceso.

Aplicación:

El señor X tiene un problema de bronquios. Es cierto que puedo suponer un conflicto relacionado con el espacio, ¿pero qué parte de los bronquios?

Los **nervios motores:** esta parálisis o trastorno crea broncoespasmos y se llama asma. El conflicto es, pues, un conflicto **respiratorio y motor.** La asociación de las dos vivencias nos permite obtener la frase siguiente: «**Me siento impotente para conseguir un espacio, y rechazo el territorio que se me impone**».

Ejemplos:

El señor X, francés de Argelia, desarrolla su asma al llegar a Francia, separado definitivamente de Argelia y en contacto impuesto con Francia.

La señora X tiene un problema de bronquios, ¿en qué parte? Un ganglio linfático. Esta vez se trata, pues, de un conflicto **respiratorio e inmunitario.** La frase conflictiva se convierte en: «**En mi espacio de seguridad, tengo que defender mi "yo" de mi no-yo**», el sistema inmunitario tiene la función de protegernos del extraño.

La señorita X ha empezado su patología después de que su padre la besara, forzándola, en los labios.

El niño X tiene un problema en los bronquios. ¡Bien! Pero, ¿en qué parte? La mucosa, desarrolla una bronquitis. **Respiración y contacto,** de ese hecho, la frase conflictiva se convierte en: «conflicto de separación vinculado al espacio». Este niño tiene miedo, se siente amenazado de perder el contacto con su mamá cuando llegue la vuelta al colegio.

Podemos volver a retomar todas las enfermedades siguiendo la lectura del portal de entrada en biología.
Ejemplos de conflicto y de síntomas «digestivo y respiratorio»:
El señor X eructa, desarrolla aerofagia, tiene gas en su estómago: «quiero respirar, oxigenarme de afecto».
«Me come mi espacio de libertad».
El señor X se vomita en los pulmones: «Quiero que se trague sus palabras».

**Sentido biológico:**

En caso de disputa, de conflicto de frontera, queremos intimidar a la otra persona y damos gritos de guerra. En espiración, vamos más lejos para permitir disuadir al adversario que nos amenaza; conocemos, por ejemplo, los cantos de los guerreros antes del combate (maorís). Es una reacción agresiva y que disimula el miedo masculino…

Cuando aparece un rival, el gorila saca el pecho y se golpea el tórax para impresionar a los demás; cuanto más dilata sus bronquios, más grave es la resonancia sonora. Después muestra sus colmillos, muestra su agresividad y aprieta los dedos y los puños. Quiere impresionar al otro; es su estrategia intimidatoria para disimular su propio miedo. Es un mentiroso.

La dilatación de los bronquios permite un mayor aporte de oxígeno; la persona se siente asimismo con más contacto con el aire ambiental, la atmósfera. «Estoy privado de espacio en el exterior, así pues, voy a hundir mis bronquios para, de esta manera, sentirme permanentemente dentro mí». Es el caso de los cetáceos, por ejemplo.

## MUCOSAS DE LOS BRONQUIOS

### MIEDO A ESTAR SEPARADO, A PERDER EL CONTACTO CON EL PROPIO ESPACIO.

420

Hay separación y territorio, lo que afecta a la zona sensorial de los bronquios, la mucosa de los bronquios.

Si además existe el deseo de retener, se asocian problemas coronarios.

## MÚSCULOS DE LOS BRONQUIOS

### MIEDO A NO PODER REACCIONAR: HUIR O ATACAR, IMPOTENCIA.

«¿Qué dirá la gente?».

«¿Para qué vivir? Quiero reunirme con un muerto.

**Broncoespasmos:**

Impotencia para hacer que la vida se quede en los pulmones.

## CÉLULAS CALICIALES DE LOS BRONQUIOS CON MUCOSIDAD

La mucosidad permite conducir un cuerpo extraño hacia el exterior.

Angustia de asfixiarse por imposibilidad de drenar el cuerpo extraño.

## Linfangitis carcinomatosa pulmonar

Pánico a morir por no poder drenar una información.

## Adenocarcinoma intrabronquial de las células caliciformes

Miedo a morir.

## Tos seca

*La tos seca puede ser el síntoma de un espasmo de la musculatura bronquial, comparable al que se produce en un «digestivo» cuando la musculatura estomacal reacciona a un cuerpo extraño».*

**«RECHAZO AL INTRUSO, AL EXTRAÑO, A LA AUTORI-DAD».**

«No acepto...; rechazo; no soporto…:

— el humo del tabaco,

— a los demás,

— restricciones en mi espacio,

— este tipo de intercambios,

—etc.».

## Bronquiolitis o broncoalveolitis

**MIEDO, ANGUSTIA EN LO MÁS PROFUNDO DE UNO MIS-MO. POR EJEMPLO, LA PERSONA QUE DEBE DARME SEGU-RIDAD, TRANQUILIZARME, ELLA MISMA ESTÁ ANGUSTIA-DA; POR LO TANTO, DESPRENDE ANGUSTIA.**

Se trata de un miedo, de una amenaza más profunda que los bronquios, que puede ir hasta el sentimiento de muerte inminente. La amenaza es más íntima, puede venir de la madre: el hijo está siendo protegido por alguien que sufre angustia. Es un contrasentido absurdo.

Miedo que viene de la madre, miedo a que su hijo muera.

Algunas madres de asmáticos o con insuficiencias respiratorias dicen: «Lo he hecho todo por ti». Me ahogaba por ti… y es el hijo el que se ahoga.

Pánico a morir por asfixia (1.er estrato) en un contexto de pelea territorial (4.º estrato).

Confrontación del niño con los primeros miedos de separación, y de los padres del niño con su miedo a la enfermedad y a la muerte. La vivencia es muy parecida a la que se sufre en la enfermedad de la mucoviscidosis, pero desde luego menos grave, la muerte está más lejos, vamos más lentos.

**Punto pedagógico: Coherencia entre la vivencia expresada por el hijo y la expresada por los padres**

He observado a veces una forma de lógica, de coherencia entre el comportamiento del hijo y el de la madre en particular.

Ejemplo: Un niño está aterrorizado con la idea de ir al colegio y su madre intenta tranquilizarlo: «Irá muy bien, no voy a olvidarte, no te vas a morir, no es grave, no vas a estar solo al fondo de la clase con una maestra sádica que no te dejará ir a hacer pipí y además, si se burlan de ti, pues yo estaré ahí, ya verás…». Bastante a menudo la madre habla de sus experiencias inconscientes, olvidadas la mayoría de las veces y, desgraciadamente, es lo que transmite a pesar de ella, sin darse cuenta. Y es, sobre todo, lo que el niño escucha, siente, percibe. Y es a eso a lo que el niño va a reaccionar: no al discurso de los padres, sino más bien a su vivencia, a lo que no puede decirse a sí mismo ni confesarse a sí mismo. ¿Por qué? Para estar en relación con su madre. Sí, no hay nada más importante para un niño que estar con mamá, relación de supervivencia y de amor que le hace vivir.

Por ello, se sitúa en coherencia con ella: si mamá tiene miedo, el hijo se pone en peligro. Esto legitima su miedo. O incluso el hijo puede tener miedo de todo y no hacer nada para no correr ningún riesgo: ningún deporte, ninguna salida…

Pienso en una adolescente fracasando en todo. Su madre se culpabilizaba de haberla educado mal, de haberla desatendido desde su nacimiento. La hija vive enfrentada a ese proceso. Y su síntoma parece decir: «Tienes razón mamá, de pensar lo que piensas, de sentir lo que sientes». Cambiar la lógica de la madre y de la hija, para continuar comunicándose entre ellas, ¡le obliga a cambiar!

**Punto pedagógico: El problema ha entrado más o menos en mí**

Existen numerosos estratos respiratorios con una vivencia y un sentido biológico común: miedo. La diferencia está en el compromiso, la penetración del problema que se vive como estando más o menos profundamente en nosotros. El peligro puede ser vivido en ese *crescendo*, ese muestrario de color va del claro al oscuro:

— El problema es exterior, el peligro merodea, se acerca pero no está en mí, todavía no, pero me huele mal: **olfato.**

— El peligro está en la puerta, intenta penetrarme, quiero echarlo fuera: **mucosidad en la nariz y estornudos.**

— El peligro va más lejos, ¿cómo protegerme? ¿Con quién contar?: **vegetaciones.**

— El peligro quiere entrar, ¿qué camino tomar, cuál es la buena elección?: **faringe, caminos erróneos.**

— El peligro es agudo, violento, hay que reaccionar, estoy aterrorizado, necesito ayuda: **laringe.**

— El peligro va más lejos aún en mi intimidad: **tráquea.**

— La amenaza es concreta, conocida, me quieren quitar mi libertad, mi espacio, mi territorio, tengo que atacar o defenderme: **bronquios.**

— La amenaza es íntima, cerca de mi espacio vital, ahí donde soy más frágil, más vulnerable: los **pequeños bronquios o bronquiolos.**

— Intensidad máxima, porque es mi vida misma la que está amenazada, mi supervivencia: **alvéolos.**

Podemos tener el mismo razonamiento con las otras partes del cuerpo humano: el pedazo de comida está más o menos comprometido conmigo mismo.

— Quiero comer, alimentarme, estoy hambriento, el pedazo de pescado está en mi plato pero, desde luego, todavía tengo hambre; esta carne está, tal vez, echada a perder, pueden quitármela, etc.

— Trago, pasa a mi esófago, después a mi estómago y a continuación al intestino.

En cada etapa, el pedazo va más lejos, pero no es todavía mío, utilizable, digerible, integrado y luego utilizado. No será mío o biológicamente YO hasta que se encuentre en mis células. Incluso en la sangre, puede ser eliminado por los riñones.

## Gripe

**Sin fiebre:** una pelea con aquel, aquella o aquellos que comparten mi espacio.

**Con fiebre:** además, necesidad de calor, de afecto, de presencia, y es imposible.

**Con escalofríos:** esta relación es una alternancia de calor y frío (S. Sellam). Pelea, tomarla con alguien.

## Bronquiectasia

Conflicto de amenaza en el territorio, pero en situación de sumisión al orden establecido.

## Mucoviscidosis

La tonalidad central es *arcaica.*

Bronquios 1.<sup>er</sup> estrato: miedo a morir asfixiado.

**HAY QUE FRENAR, RETENER E IMPEDIR QUE ESTO RESBALE.**

**HAY QUE ESPESAR EL LÍQUIDO.**

Tengo que impedir que la muerte entre en mí.

Esto ya no tiene que resbalar hacia la muerte.

Hay que frenar, apuntalar sobre los cuatro miembros para sobrevivir (como con la coagulación: hay que taponar los vasos para detener la hemorragia).

Angustia de muerte.

Hay que retener el último aliento el mayor tiempo posible.

Frenamos por las secreciones que se espesan, por los músculos, ya que al fin se encuentra la muerte.

En este contexto de miedo a morir, esto no tiene que resbalar: quiero ralentizar la caída, la muerte, el movimiento.

Es un problema genético, es decir, hay que buscar el *shock* en la historia familiar.

**Ejemplos:** problemas de inmersión, riesgos de ahogamiento.

*Pistas para explorar prudentemente:*

Amenazas innobles en el territorio.

Conflicto con el esperma, la felación: «Hago tapón para no tragar».

«Coloco un tapón de mucosidad, de esta forma no vendrá a matarme los pulmones».

## Asma y disnea laríngea

El conflicto del *recién nacido* que llega a un mundo, a la vez, hostil y vital.

El conflicto del *francés de Argelia* repatriado a su pesar.

Órganos afectados

Músculos y nervios motores de los bronquios.

Músculos y nervios motores de la laringe.

Hay dos clases de asma:

—Asma bronquial: dificultades en la espiración.

—Disnea laríngea (laringe o tráquea): dificultades en la inspiración.

## Asma bronquial

*El asma es la dificultad de respirar en la espiración, una disnea espiratoria (¡expiatoria!), sólo podemos contraer los bronquios con esfuerzo. Y, en ese caso,* **el aire, al menos, ha de poder entrar; ésa es la prioridad.**

Para encontrar la tonalidad, el matiz conflictivo, siempre hay que apoyarse en la fisiopatología de una enfermedad.

¿De qué se trata en el caso del asma? De un problema de nervios que provocan espasmos de los músculos respiratorios (a menudo, se añade un problema de mucosas). El cerebro da dos órdenes a los nervios que dirigen a los músculos: **abrir y no abrir.**

En el portal de entrada a la biología, encontramos dos entradas: neurológica y respiratoria. ¿Cuál es el posible conflicto a partir de estas observaciones? Es como una esclerosis múltiple vivida de manera respiratoria, es una doble dificultad. El cerebro da la orden de abrir y cerrar; para la esclerosis múltiple, el cerebro da, por ejemplo, una orden muy fuerte de ir a derecha e izquierda al mismo tiempo.

En los asmáticos, el espacio que quieren es imposible, prohibido (los franceses de Argelia que dejan Argelia, por ejemplo), y se les impone ir a un lugar que rechazan (el apartamento que tengo en Francia, no lo quiero).

En la enfermedad asmática, el cerebro da la orden, por los nervios, a los músculos de los bronquios **de abrirse al mismo tiempo:** «Quiero este espacio de libertad, de comodidad…, que me es negado, me prohíben o simplemente es imposible», **y de cerrarse:** «No quiero este espacio que me es impuesto, espacio viciado, apestoso, molesto, ruidoso, lleno de dificultades…».

La tonalidad central es *social*.

**«ASPIRO A UN ESPACIO QUE ME ESTÁ PROHIBIDO TENER Y ME IMPONEN UN ESPACIO QUE NO QUIERO TENER».**

«No quiero apropiarme del espacio que me rodea».

«Prefiero mi aire al de los demás».

«Deseo lo que no está y rechazo lo que está».

## Asma bronquial acompañada de bronquitis productiva (flemas)

Cuando el asma es productiva, el sujeto tiene una vivencia complementaria: **el miedo a morir, el miedo a que le falte el aire por asfixia** (*véase* «Pulmones»).

Para el cuerpo, hay que liberar a los bronquios de una obstrucción. Son las glándulas mucosas de los bronquios las que producen más mucosidad con el fin de expulsar lo que le ahoga, son sus funciones: evacuar el polvo, los cacahuetes, la amenaza de muerte…

**A veces, es la misma crisis de asma** la que provoca este miedo a morir ahogado y la crisis de asma se mantiene por el miedo a que el aire no llegue (conflicto autoprogramado).

### Asma bronquial seca:
Conflicto en los músculos bronquiales sin participación de la mucosa.

Un conflicto suplementario y frecuente es: **«Quiero mostrar que estoy vivo».** Efectivamente, el hecho de respirar ruidosamente, incluso si, por algún lado, esto angustia o molesta, por otro lado, biológica e inconscientemente, tranquiliza: «Mientras respiro, es que estoy vivo, y mostrándolo ruidosamente al otro, le digo que estoy vivo».

Así, una mujer da la luz a un niño muerto. Llega un segundo embarazo y tiene miedo de que el nuevo niño también muera. Para su cerebro inconsciente, biológico, el hecho de escuchar la respiración de su hijo le indica que está vivo. Ahí es donde está el **sentido biológico.** Una madre que ha tenido un hijo muerto al nacer, en cuanto tiene otro hijo, está alerta para ver si respira y si respira ruidosamente. Hay que escuchar la respiración del otro, o su propia respiración para saber que estamos vivos. Cuando respiro ruidosamente, escucho mi aliento, me oigo respirar y eso me tranquiliza.

Existen dos clases de asma. Asma bronquial: dificultades en la espiración. Disnea laríngea (laringe o tráquea): dificultades en la inspiración. Un conflicto de bronquios más un conflicto de laringe provoca la crisis de asma más importante que existe, es el **mal asmático,** un asma doble, a la vez inspiratoria y espiratoria. Cuando se resuelven los conflictos, el asma cesa.

La crisis de asma puede ser la expresión de la crisis épica del conflicto. Es decir, aunque en curación, el hogar vuelve a ser activo un cierto lapso de tiempo.

Ciertamente, el asma puede producirse en dos momentos: bien durante la fase activa del conflicto, bien durante la corta crisis épica, que es el equivalente de una recidiva corta de la fase activa. El punto álgido de la crisis (como en la epilepsia) se produce durante la crisis épica.

La cortisona alivia el asma. El centro de **control de los corticosuprarrenales, a menudo, se bloquea cuando hay un gran peligro vital.** Entonces, la necesidad de cortisona es enorme, de ahí su importancia en el caso de un edema laríngeo con riesgo de asfixia (los corticoides son medicamentos, utilízalos con prescripción facultativa).

A veces, una persona vive al mismo tiempo un conflicto de miedo y un conflicto de separación; en el momento de la solución del conflicto de separación, aparece un eczema (una dermatosis), con posibilidad de **al-**

ternancia: **crisis de asma – eczema** (según la actividad conflictiva del uno o del otro). La alternancia tiene lugar porque existen dos conflictos con la solución, a veces del uno, a veces del otro.

**Resumen:**

«Soy separado del espacio que deseo, soy agredido por el espacio que sufro».

Miedo a la muerte.

«Tengo que mostrar que estoy vivo».

Crisis épica.

**Punto pedagógico: Comportamiento terapéutico y calibración**

En el transcurso de una sesión de este tipo, es preciso que el paciente entre en todas las emociones, que se asocie con su recuerdo, que viva sus emociones sin darles sentido, ni recursos. Sólo tiene que sentirlas. Con este objetivo, hay que volver a situarle en el momento del *shock*, volver a asociarle con el problema. Es ahí cuando verificamos sus recursos interiores, si no, mantenemos un capricho: «Si hubiera podido quedarme en Argelia y que la guerra nunca hubiera tenido lugar…», no hubiera habido asma, ¡claro! Pero hay que situarlo en la realidad, es decir: el barco que lleva a Francia o en el útero con el bebé que murió unos meses antes, etc. ¿Qué siente el paciente? ¿Qué pasa en ese momento? Si aún hay emoción, se introduce dentro, lo asocia a eso, llora, grita. Para mí, el gran recurso es estar dentro, volver al problema, revivirlo, acompañado por los buenos cuidados del terapeuta. Esto en los acontecimientos desencadenantes. En los momentos en los que ha desarrollado sus crisis asmáticas, las más recientes, ¿qué pasó justo antes? Cada vez que se angustia, tiene una crisis de asma. ¿Angustiado, dónde, cuándo? ¿A qué hora, en qué sitio? Hay que ser específico.

A continuación, siempre hay que encontrar el bio-shock programado.

En cuanto se ha emprendido el trabajo terapéutico, el cuerpo reacciona, responde, se expresa. Siempre. Es el terapeuta, o el acompañante, quien tiene que darse cuenta, observarlo: es la calibración biológica. Si la persona es respiratoria, va a soplar, sentir una opresión en el tórax, un nudo en la garganta, una molestia respiratoria, tendrá el soplo corto, o simplemente se encontrará en la imposibilidad de respirar a fondo. Después va a emitir un gran suspiro de alivio.

—Si la persona es cutánea, se va a rascar en una u otra parte del cuerpo.

—Si es sanguínea, va a enrojecer, a tener calor.

—Si es renal, va a tener ganas de ir a orinar.

—Si es digestiva, va a eructar o escucharás sus intestinos hacer ruido.

Todos tenemos una manera de estar en el mundo, una manera orgánica, biológica y que es incontrolable y observable. Nos informa directamente del inconsciente, de su actividad, de sus mensajes.

## Disnea laríngea

*Disnea laríngea inspiratoria: laringe o tráquea; el aire tiene problemas para entrar, pero **ha de salir a cualquier precio** (hemos de poder gritar). Ésta es la prioridad, la urgencia vital.*

La tonalidad central es **social**.

Es el equivalente a una esclerosis múltiple respiratoria. Buscamos en el conflicto el aspecto neurológico y el aspecto respiratorio. En consecuencia, buscaremos un conflicto con ese doble aspecto: el conflicto de la laringe, que es el pánico, y la doble dificultad. Y eso dará paso a la siguiente frase:

**«ES IMPORTANTE GRITAR, Y ES PELIGROSO GRITAR».** Es a la vez la goma de borrar y el coleccionista, agredido y separado.

«Quiero y no quiero gritar, chillar, pedir ayuda».

En el asma, como en la disnea laríngea, a menudo, está asociado el miedo a morir, entonces el asma es productiva, grasa.

## PLEURA

Órganos afectados
    Hoja parietal y visceral de la pleura.
    Esquema de la pleura.

La tonalidad central es *protección*.

**MIEDO A UN ATAQUE CONTRA LA CAVIDAD TORÁCICA.**

Por ejemplo: «Tiene un tumor en el pulmón; hay que operarle».

Miedo visceral a lo que sucede en mi tórax.

Miedo a lo que sucede en la caja.

Miedo a que un golpe estropee los pulmones.

Miedo por su caja torácica y por lo que contiene.

Miedo a que el cáncer de mama pase al pulmón.

Miedo a las metástasis torácicas.

Miedo a un ataque contra el pulmón: accidente, asfixia, enfermedad.

Miedo a causa de un dolor en la caja torácica.

Miedo a tener un cáncer de mama.

Pleura **izquierda**: conflicto del nido interiorizado.

Pleura **derecha**: drama humano interiorizado, marido, etc.

## Mesoteliomas compactos de la pleura

— Presentan un crecimiento superficial, uniforme, un espesamiento regular de toda la pleura si la vivencia es «ataque contra toda la caja».

— Constituyen grandes tumores compactos individuales si la vivencia afecta a un punto preciso del tórax, como «una cuchillada» o una piedra que golpea un punto del tórax. En caso de accidente, de *shock* físico preciso, sólo hay un mesotelioma, más bien grande.

— Se manifiestan bajo la forma de pequeños tumores adenoides, mini mesoteliomas, en caso de numerosos conflictos reincidentes.

Otra vivencia:

**«QUIERO HACER RESBALAR** una relación entre dos personas importantes para mí. Quiero que su relación sea fluida. Añado lubrificante entre esos dos elementos estables, entre las dos hojas de la pleura».

Están afectados los pacientes a los que les gusta **redondear los ángulos;** efectivamente, la pleura permite amortiguar la fricción, el frotamiento entre los pulmones y los huesos. Está entre dos realidades (huesos y pulmones) y hace de tapón.


## Neumotórax o tabaco

**«ME PROTEJO DE LA OTRA PERSONA, DEL PELIGRO».**
**«PROTEJO MI ESPACIO VITAL DE LA OTRA PERSONA GRACIAS A MI PROPIO ESPACIO VITAL, MI ESPACIO, MI AIRE».**
«Quiero poner distancia entre la otra persona y yo».
«Necesito libertad y me está prohibida, imposible».
Desvalorización relacionada con el esfuerzo, en lo vital, en lo respiratorio».

*Pistas para explorar prudentemente:*
Trabajar también con la noción de frío (el frío de la muerte).
«Quiero introducir un soplo de felicidad en mi pareja».
«Me han agredido, estoy mal avenido con alguien. Necesito espacio».
Sentirse mal consigo a sí mismo.


## Pleuresía

Ser humillado en el espacio de la palabra.
Como resultado de una culpabilidad (pensar en el gesto «*mea culpa – culpa mía*» golpeándose en el pecho).
«Velo a un muerto; le lloro».[59] Duelo no hecho.

> **Punto pedagógico: En el conflicto autoprogramado, la vivencia**
> Cuando nos hemos sentido X, recaemos fácilmente en la vivencia X, es nuestro talón de Aquiles, nuestro fallo, nuestra debilidad, atolladero en el cual cae todo nuevo acontecimiento.
> De esta forma, para un individuo que, ayer, tuvo miedo por sus pulmones, aunque esté tranquilo actualmente, a la mínima alerta, una

---

59. Juego de palabras entre *je pleure* («lloro», en francés) y pleura. *(N. de la T.).*

tos, una visita al médico, una emisión sobre el cáncer en la televisión, a la menor ocasión estimularán su miedo. Igualmente se trata de una desvalorización. Una persona que se juzga aprovechará todas las ocasiones para agobiarse y creer que todo el mundo le juzga, le rechaza. Lo mismo en el caso de la rabia, la tristeza, el asco, etc., todas las emociones transforman a su huésped en esclavo.

Muy, muy a menudo, es el síntoma mismo el que se convierte en su propio estimulante negativo:
—Mi diarrea me indigesta.
—Mi eczema me aísla.
—Mi pleuresía me angustia; ¿pero qué tengo dentro de la caja?
—…
Es el conflicto autoprogramado: ¡el síntoma provoca la misma emoción que aquella que ha estado en el origen del llamado síntoma!
Una oportunidad a tener en cuenta para descodificar la vivencia en el origen de nuestras enfermedades es preguntar:
«Hábleme de su enfermedad, de su síntoma, de su queja…».
Porque, a menudo, hablamos de eso como de lo que precisamente provocó este problema.


## DIAFRAGMA

«Para qué respirar, quiero morir».
    Parapetarse, separarse con vallas.
    «Soy incapaz de establecer el vínculo entre el corazón y la razón».


## EL TABAQUISMO O CÓMO ENGAÑAR A LA BIOLOGÍA

*Todo lo que sigue son **hipótesis** que siempre deben ser verificadas.*

Fumar es una compensación, un síntoma que sigue a un bio-shock, es la expresión de un conflicto biológico con un sentido biológico. Fumar es un engaño.

El sentido biológico del tabaquismo se encuentra en la respuesta a esta pregunta: «¿Cómo fumas?».

1. Los que fuman «a fondo»:

Queremos llevar el humo hasta los alvéolos pulmonares: miedo a la muerte.

El humo va a engañar a nuestra biología y atenuar ese miedo a la muerte.

Cuando el fumador necesita aspirar profundamente el humo, es como para engañar a su biología, sentir el contacto de algo (el tabaco) contra «mis alvéolos». Es algo que decido, que controlo. Quiero tranquilizarme; estoy vivo».

El sentido positivo es de poder respirar a fondo.

2. Los que sólo fuman «en los bronquios»:

La tonalidad conflictiva es: «Amenaza en mi espacio». Es el engaño: «Tengo espacio, libertad» que se coloca en su lugar.

Con el tabaco, el contacto con el territorio, el espacio es vivido, esto engaña al cerebro.

Fumar puede ser una solución de comportamiento ante un conflicto de territorio (ejemplo: «Mi marido no me deja libertad, territorio, sus asuntos invaden el último rincón de mi vida, mis hijas desarrollan enuresis; de esta forma, ellas marcan su territorio por la noche, cuando papá duerme, y yo fumo de día y encuentro un territorio en mis bronquios con el humo».

3. Los que fuman «sin tragarse el humo»:

Conflictos en la boca.

Destete mal vivido.

4. Otros fuman haciendo pasar el humo «por la nariz».

Busca los conflictos de angustia, que están relacionados con los senos paranasales (ORL).

Etc.

Nuestras actitudes son una manera de engañar a la biología bajo nuestro control. Para no tener necesidad de fumar nunca más, hay que trabajar sobre lo vivido **antes** del primer cigarrillo.

El tabaquismo es como un comportamiento bulímico en la persona respiratoria; es una actitud coleccionista (o tintero). A veces, es la consecuencia de una **falta de comunicación,** un conflicto de separación.

La nicotina **inhibe algunos neuromediadores.**

El tabaco fue utilizado, en su origen, como **antiséptico de la boca.**

La elevación de la tasa de $CO_2$ provoca una dilatación de los vasos del cerebro para compensar y **sobreoxigenar el cerebro.**

**El tabaco amortigua el sufrimiento,** el fumador enciende un cigarrillo en el momento en que su tensión aumenta. ¿Está relacionado con el sufrimiento fetal? La disminución del oxígeno sanguíneo vuelve a poner al fumador en fase con los instantes en los que ya ha conocido esta falta de oxígeno. Por ejemplo: En la vía uterina (estrés vasoconstrictor de mamá, cordón umbilical alrededor del cuello, alimentación de la madre demasiado rica en grasa) y sobre todo durante el **nacimiento.** Esta puesta en fase la busca inconscientemente el fumador para revivir su sufrimiento fetal o natal, y le permite liberarse de él.

Fumar el cigarrillo o la pipa también es **calentarse.**

**Para algunos es: «Querría estar en otro sitio, partir ligero como el humo».**

---

### Protocolo – Liberarse de una adicción o de una dependencia como el tabaco.

1. Definir el objetivo del paciente y evaluar su motivación de 1 a 10 (si la respuesta está por debajo de 5, ir al cine, comprarse zapatos o plantar tulipanes).

2. Describir precisamente todos los detalles de la adicción.
   a. «¿Cómo fumas?
   b. ¿Cuánto fumas?
   c. ¿En qué momento?...».
   Ejemplo: «Me gusta que el humo vaya a mi estómago, que se quede en mi boca, en mis bronquios, hasta el fondo de los alvéolos, me gusta el cigarrillo de la mañana, prefiero el tabaco negro, el tabaco rubio, el tabaco gris…».

3. ¿Qué va a estimular el paciente cuando fuma? ¿Nariz (senos paranasales), boca (chupetear la teta), bronquios, alvéolos?

4. Encontrar el primer cigarrillo, la primera vez.
5. Si no hay un recuerdo preciso, hacer como si, imaginar…
6. El paciente asocia y revive la situación antes de la primera vez:
   a. ¿Qué pasaba en su vida antes de la primera vez?
   b. El paciente lo revive: ¿Cuáles son sus sentimientos, su vivencia, su historia?
   c. ¿Qué necesidad fue sa**tisfecha en ese instante con esa primera experiencia con el tabaco?**
   d. ¿Qué estrés interior ha sido apaciguado? ¿Es la solución para…?
      El terapeuta está atento a la inversión: «¿Qué hace que lo Negativo (fumar) se convierta en Positivo en ese momento?».
   e. «Si hubiera sido imposible que fumaras tu primer cigarrillo, ¿qué hubiera pasado en tu interior? ¿Cuáles son tus sentimientos?». Es la vivencia relacionada al conflicto reprimido.
   f. El paciente encuentra cómo satisfacer la necesidad de otra manera que con el tabaco.
      Encontrar este Recurso (R+), color, palabra, música, alimento…
      El terapeuta está atento a no crear otra dependencia.
7. En relajación, dar el recurso R+ ANTES del primer cigarrillo. Hacer revivir la primera vez con el R+ y el nuevo comportamiento.
8. En relajación y utilizando las necesidades y predicados iniciales:
   «… Con esta nueva elección, creces y atraviesas toda tu vida Consciente e Inconsciente hasta el día de hoy, hasta mañana…».

## Lenguaje respiratorio

Términos tales como: **libertad, opresión, oprimido, asfixiado, ahogado, asfixiado con gas, intrusión, espacio,** están en referencia con una experiencia interna respiratoria.

«¡Me molestas!».[60]

---

60. En francés, *Tu me pompes l'air!*, literalmente, «¡Contigo no puedo respirar!». *(N. de la T.)*

# REUMATOLOGÍA

**Punto pedagógico: El conflicto es una frase**

En la descodificación biológica, todo el aparato osteoarticular está asociado a las desvalorizaciones. Esas desvalorizaciones y, en consecuencia, las enfermedades vinculadas se experimentarán de una forma u otra en función de tres criterios que habrá que estudiar conjuntamente a fin de encontrar el conflicto biológico de una patología.

Esos tres criterios son:

—Intensidad dramática,

—Localización corporal,

—Tejido orgánico.

Si una persona está aquejada de artrosis del pulgar, de cáncer de músculos, de descalcificación de la columna, de una caries o bien de una tendinitis, las desvalorizaciones serán muy diferentes en cuanto a intensidad y matiz de sus sentimientos.

A patología importante, intensidad conflictiva importante, y a menor conflictividad, menor patología.

Esto es algo que se explica fácilmente: cuanto más dramáticamente se viva el conflicto, mayor será la respuesta del cuerpo (cuando se trata de patologías del esqueleto, de los bronquios de la vejiga u otras). Si hace un poco de frío, tiemblo; si hiela, tirito. Si hace mucho calor, sudo; si el calor es extremo, bloqueo los riñones para reservar todos mis líquidos corporales. Si lo que como está mal, hago una mueca y me lo trago; si está repugnante, lo vomito.

De modo que en presencia de una patología, hay que tener en cuenta la «clínica», es decir, todos los signos observables desde el punto de visto médico. ¿El dolor se siente en la rodilla derecha o en la izquierda? ¿Es un problema del tendón o del ligamento? ¿O de la rótula? En este sentido, el diagnóstico médico es ineludible.

La descodificación, complementaria al tratamiento prescrito por el médico, pero que no lo sustituye nunca, evidentemente, se apoyará muy específicamente en el diagnóstico y la historia clínica. Por esa razón este libro propone una división entre los tejidos específicos y la localización corporal. Si se trata de un reumatismo en el hombro derecho, convendrá dirigirse a las propuestas del apartado *«Reumatismo»* y a las del apartado «Hombro derecho». Paralelamente, si se trata de tendinitis de rodilla, habrá que dirigirse al capítulo *«Rodilla»* y al capítulo *«Tendón»*.

Y para encontrar la vivencia conflictiva biológica completa, bastará con componer una frase «adicional» a partir de los elementos reunidos.

Ejemplos:

**Hombro izquierdo:** relación madre/hijo.

**Músculos:** desvalorización en la impotencia.

**Tendón:** desvalorización en el futuro, «Haga lo que haga, no lo conseguiré».

La señora X tiene una atrofia muscular a nivel del hombro izquierdo y la señora Y, una tendinitis en el hombro izquierdo.

A la señora X le propongo esta frase: «Me siento incapaz de apoyar a mis hijos y afines», y después dejo que reaccione. Ella escucha en su interior si la frase le suscita una emoción, un recuerdo, una imagen, una sensación; y ahí empieza la psico-bio-terapia.

En cuanto a la señora Y, le propongo por ejemplo: «En la relación con sus hijos, o afines, o con su madre, ¿usted se ha dicho a sí misma en algún momento preciso que sería incapaz, hiciera lo que hiciera, de…?».

**En resumen, para descodificar un síntoma,** tenemos que conocer las descodificaciones:

—De la intensidad dramática.

—Del tejido implicado.

—De la localización corporal.

La intensidad dramática, negativa:

Ya sea poco negativa o muy dramática, tendrá como consecuencia la aparición de patologías que irán desde la descalcificación al cáncer, y obviamente el tratamiento médico no será el mismo.

El tejido:

**Nuestros valores, como nuestros tejidos, son de varios órdenes.** En cuanto a los conflictos óseos se refiere, siempre se trata de problemas de desvalorización. Pero, según el matiz del sentimiento, afectarán a un tejido u otro.

La localización corporal:

—Conflictos relacionados con los hijos: hombro izquierdo.

—Con el cónyuge: hombro derecho.

—Con la sexualidad: ingles, pelvis…

Breve presentación

Los huesos:

Se trata de los **tejidos que corresponden a los valores más densos,** existenciales, para los cuales vivimos. En caso de patología, el paciente se siente desvalorizado en su fundamento, en su **estructura:** *«No soy nada», está centrado en él: «Estoy estructurado sobre la nada, la ausencia, el vacío. Estoy desvalorizado en mí, en lo que me estructura, en lo que me permite distinguirme de los moluscos, de lo blando, de lo flácido».*

Falta de estabilidad, de solidez.

Las sales minerales:

Están asociadas a los valores **personales.**

La médula ósea:

Es el lugar donde se fabrica la sangre.

El valor expresado es la familia, los lazos de sangre.

El cartílago:

Permite el gesto.

La vivencia es: **desvalorización atendiendo al gesto, al detalle.**

Por ejemplo: Un gesto torpe o inconveniente.

A veces, se encuentra una desvalorización en el enfrentamiento, pues el cartílago es la zona de contacto entre dos huesos, dos tejidos duros, un enfrentamiento entre dos valores.

El periostio:

El contacto. Se tratará del conflicto del contacto doloroso, violento en tonalidad de estructura; es el típico conflicto de **contacto no deseado.**

Ejemplo: Un día, una abuela da una bofetada a su nieta y después tiene dolor en la mano y en la mejilla, pues le había dado en la cara. Aquí tenemos un conflicto relacional (4.º estrato de la biología).

Los tendones:

Representan el **proyecto del acto, la intención del movimiento preciso.**

Están asociados al futuro: «Haga lo que haga, no lo conseguiré»; «En el futuro tengo que ser más fuerte».

Es sentirse dividido o atado, es el conflicto de la indecisión.

Los ligamentos:

Son el punto de unión de dos huesos, dos valores.

Hay un conflicto, una división, entre **dos valores que quiero unir, proteger, asociar.**

Los músculos:

Es la desvalorización unida al esfuerzo, la capacidad, el resultado con una vivencia de **impotencia.** Desvalorización en la fuerza, la potencia, el desplazamiento, el movimiento.


## Observación

*Al final de la guerra, los heridos del campo de los vencedores cicatrizan más rápidamente que los heridos del campo de los vencidos.*

*Según un estudio, en las personas que tienen una vida apasionante y proyectos de vida, con los mismos tipos de fractura, los huesos se recalcifican más rápidamente que los enfermos depresivos o desempleados, sin expectativas. Los que recalcifican más rápidamente tienen proyectos, ambición, determinación.*

**Punto pedagógico: La primera vez en la que el paciente se cerciora de su síntoma**

Se trata de un momento muy importante, pues es posible que el paciente hable de manera críptica del conflicto vinculado al síntoma.

Por consiguiente, hay que preguntarse cuáles han sido las circunstancias precisas:

«*Bajando una* **escalera,** me tropecé, y me rompí un hueso –me relataba la señora X–. En esa época, mi jefe me había cambiado de puesto y yo me sentí desvalorizada, lo viví como un bajón social, iba **descendiendo** cada vez más escalones en la empresa».

Al señor X le duele la espalda cuando se agacha para ocuparse de sus hijos. Me dice que hace ya algún tiempo que no tiene tiempo para él, para darse algún placer, para ocuparse de su niño interior; está harto de su trabajo.

El señor X, un campesino, se quedó con la espalda bloqueada arreglando una cepa muy tortuosa y retorcida de la viña. Eso le sucedió el

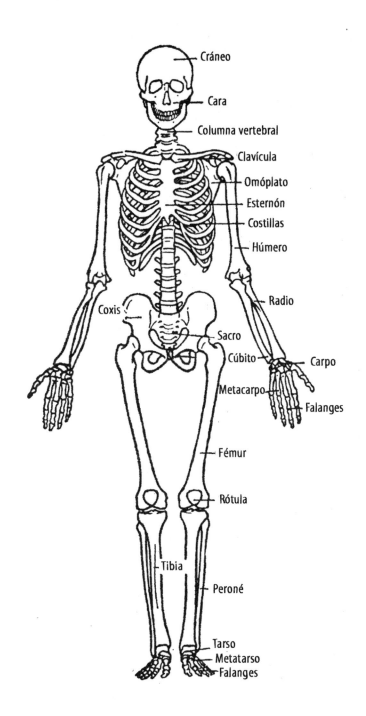

Cráneo

Cara

Columna vertebral

Clavícula

Omóplato

Esternón

Costillas

Húmero

Radio

Coxis

Sacro

Cúbito

Carpo

Metacarpo

Falanges

Fémur

Rótula

Tibia

Peroné

Tarso

Metatarso

Falanges

día del aniversario de la muerte de su hijo, un discapacitado físico que tenía el cuerpo retorcido como una cepa. Al tomar conciencia de ello, el dolor le desapareció enseguida.

El señor X sufre dolores en las lumbares tras cortar unas ramas, pues según dice quiere limpiar el terreno antes de la boda. «Tengo que limpiar antes de que lleguen mi mujer y los invitados. Tengo que dejar el sitio limpio». En su árbol familiar hay muchas historias sexuales despreciables. Tiene que limpiar el árbol familiar.

Es cierto que no son más que hipótesis, no son realidades, son lecturas que, tal vez, permitan al paciente sondear una emoción, la de un instante reprimido. Al dejar aflorar la consciencia, el cuerpo se libera y no tiene necesidad de ser el escenario doliente de heridas, de instantes de negligencia emocional.

## CONFLICTOLOGÍA

## HUESOS

### El sentido biológico

Al inicio de la vida, ésta es frágil, vulnerable, débil.

Tan frágil que la menor agresión puede hacerla desaparecer, reducirla a la nada. Ya se trate del tierno brote que un excursionista distraído aplasta, del huevo que se cae de un nido, de las tortugas bebés que nadan en medio de hambrientos depredadores, de una nueva corriente de pensamiento que perturba el orden establecido, cualquier nueva expresión de vida es frágil.

La solución está en una protección exterior, el caparazón del cangrejo, las púas del erizo de mar, la concha de la ostra…, el código civil, la ley, la jurisprudencia, el sentido común, la aprobación familiar o social, tantos atributos que son una especie de exoesqueleto: «El exterior es lo que me sostiene, me protege, me reafirma, me da seguridad. Sin él, me moriría». Es algo que se puede comprobar tanto en los pequeños animales (el caparazón de un escarabajo) como en el primer estadio de la vida de un ser humano. Son numerosas las protecciones del embrión: las membranas placentarias, el útero, la piel y la grasa del vientre materno y, en un plano simbólico, la ternura y la atención, la serenidad mayor o menor de la madre (lo cual absorbe el bebé incluso en forma de ansiedad).

Tanto en la evolución de la vida (filogénesis) como en la evolución del niño, esta fuerza de sostén exterior se relaciona progresivamente con la aparición del sostén interior: el endoesqueleto, es decir, el ensamblaje de nuestros huesos. Si te imaginas un ser humano sin huesos te harás una idea de la importancia del esqueleto interno.

Por otra parte, algunos depresivos, algunos adolescentes que no tienen ningún proyecto, se parecen a eso, aquellos que rehúsan cualquier ayuda externa aunque no han encontrado su solidez interior.

En nuestras vidas, según la experiencia, podemos alternar el estado psicobiológico del endoesqueleto con el estado psicobiológico del exoesqueleto. Cada vez que pedimos ayuda, que nos dirigimos al otro, nos colocamos psicobiológicamente en la estrategia del exoesqueleto, blandos por dentro, pues. Y cada vez que nos sentimos confiados, seguros de nosotros mismos, capaces de ayudar y apoyar al otro, estamos situados psicobiológicamente en la estrategia del endoesqueleto.

Estas estrategias varían según el nivel de competencia.

No podemos ser expertos a un mismo tiempo en informática, costura, medicina y pedagogía. Necesitamos un esqueleto externo para subsanar aquello de lo que carecemos. Esto es lo que posibilita **el conflicto de diagnóstico y conflicto de pronóstico.** Así, por ejemplo, dado que no sabemos nada de mecánica, es el mecánico el que nos dice que el motor del coche está estropeado y que tendremos que cambiar de vehículo.

El exceso de este aspecto psicobiológico (estar en dependencia con el exterior) produce temperamentos frágiles, influenciables, faltos de personalidad, son personas que *son el otro.*[61] En PNL (programación neurolingüística) al exoesqueleto se le denomina *referencia externa;* por ejemplo: «Toda la vida he creído lo que los otros decían de mí».

Es aconsejable que los padres, en un momento dado, respondan: «No lo sé. ¿Y tú qué piensas?». El niño podrá entonces empezar a contemplarse. Esto dará pie a su proceso de autonomización.

---

61. Referencia a la metáfora del guante del libro del mismo autor *El cuerpo como herramienta de curación*, de Ediciones Obelisco.

En los animales, el exoesqueleto está estructurado sobre el miedo y, atendiendo a las consecuencias, se dispone a protegerse de todo.

Nosotros estamos en el 2.º estrato de la biología: necesidad de recubrimiento, de protección. El 3er estrato: «Soy consciente de mi valor», nos permitirá pasar al 4.º estrato: la vida social. No solamente podemos estar seguros de nosotros mismos (sistema inmunitario), sino que los demás también se sienten apoyados por nosotros (*hombro derecho e izquierdo*) sostenidos *(columna vertebral)* y pueden apoyarse en nosotros *(clavícula).*

Nuestra competencia se refiere a veces al futuro *(tendones),* a la fuerza *(músculos)* o a la capacidad de unir dos campos diferentes *(ligamentos).* El exceso de endoesqueleto, de *la referencia interna de confianza en uno mismo,* provoca la **megalomanía,** la psicorrigidez, así como otros comportamientos encontrados en el caso del paranoico, que no soporta ningún replanteamiento (fenómeno de las sectas y antisectas).

El terapeuta permite que el sujeto perciba el exterior, ver donde está, ver su interior. El terapeuta es un espejo.

Una persona en el exoesqueleto puede crear conflictos de diagnóstico. La pregunta es: «¿Qué papel das a aquel que establece un diagnóstico?». Tratará de reforzar su endoesqueleto accediendo a la confianza en sí mismo, por ejemplo.

Si los huesos se rompen sistemáticamente es porque desechamos nuestros viejos valores y no los sustituimos por otros nuevos. Nosotros nos construimos sobre nuestros valores, pero aquello que tenía valor en un momento determinado de nuestra vida, no lo tiene en otro. Nuestros valores cambian. Son nuestros valores siempre y cuando nos sean útiles, provechosos y estimulantes.

El cosmonauta se descalcifica en la ingravidez. Por lo tanto, no se desvaloriza, ¡al contrario! Es simplemente que en el espacio no tiene ningún valor fabricar masa ósea.

Le sucede lo mismo con la **osteoporosis** en una mujer en la etapa de la **menopausia.** Esa mujer no reinvierte, no sustituye su antiguo papel por otro: no estimula más sus osteoblastos. A veces está falta de apoyo, sostén, exoesqueleto, marido, función: «No sé cómo sustituir la marcha de mis hijos y, en consecuencia, mi papel de madre. Estaba bien ocuparme de mis hijos, de la familia, de las compras, etc., si no sustituyo todo eso, sobreviene el vacío…».

A lo largo de la vida sustituimos los antiguos valores por otros nuevos, las muñecas por los cacharritos, los cacharritos por la bicicleta, la bicicleta por los ligues, etc…, si no, es cuando llegan la osteoporosis, el raquitismo, la osteólisis. El esqueleto desaparece.

Los valores están considerados por su sentido primitivo: ¿qué valor tiene mantener los dedos de los pies bien articulados para descascarillar cacahuetes? Si se hace, se conservan; si no, evolucionan, los dedos se simplifican… las muelas del juicio desaparecen, los músculos se funden, y cada vez habrá más y más elefantes con una agenesia de sus colmillos.

En el lado opuesto está el sarcoma, crece más hueso. Puesto que es necesario que esa zona sea más fuerte, hay un conflicto, un drama encarado al futuro («Tengo que ser *más* corpulento»). **Ese hueso tendrá un valor, será útil en el futuro.** Es un conflicto por anticipación: «Me preparo para ello, porque me valoro, aunque me estreso».

… Y, al final, del cuerpo no quedará más de nosotros que este último rastro, el hueso, la última reliquia resistente al paso del tiempo. El cuerpo, reducido a su parte mineral fosilizada, trasciende las edades para ser testimonio de nuestra historia efímera. Los valores que nos sobreviven son los que nos han sido transmitidos por nuestros ancestros.

El conflicto del *cosmonauta y del desempleado.*

La tonalidad central es ***desvalorización.***

**CONFLICTO DE DESVALORIZACIÓN ORIENTADO HACIA UNO MISMO. «O BIEN SOY UN HUESO, O BIEN ESTOY CAYENDO».**

**GRAVE CONFLICTO DE DESVALORIZACIÓN DE UNO MISMO. «ESTOY HUNDIDO HASTA LA MÉDULA».**

**«ME EQUIPARO A LA NADA, NO SOY NADA; EN LO MÁS PROFUNDO DE MI SER, NO VALGO NADA».**

Un conflicto de desvalorización global provoca la desmineralización de todo el esqueleto. La densidad ósea disminuirá proporcionalmente en función de la intensidad del conflicto vivido.

La desvalorización llega desde uno mismo y toca a los huesos (si llegara por historias de sangre tocaría a la médula ósea).

En las patologías óseas hay desvalorización y uno se siente rechazado, no valemos nada. Una vez comida la carne, el hueso se tira: es lo que se rechaza. Se desechan los restos, los residuos.

A cada parte del esqueleto le corresponde un conflicto bien determinado de desvalorización de uno mismo. Tomemos como ejemplo, en una madre diestra, un conflicto de desvalorización en la relación madre/hijo –«Soy una mala madre»–, comportará una descalcificación de la cabeza del húmero izquierdo.

Quien no pueda mover brazos o piernas (tras un accidente, una fractura, etc.) puede experimentar una desvalorización de sí mismo y sufrir después una osteólisis más o menos concreta o de tipo difusa (desmineralización).

A veces, el otro representa el hito, la fuerza, la referencia, el valor: «Si él se hunde, llega la desvalorización».

## Ejemplos

«Mi mamá no quiere nada de mí; es porque no soy lo bastante bueno».

Un niño puede tener una fractura que enseguida le desvaloriza frente a sus amigos.

### Los osteoblastos
Su sentido, su emoción biológica es: «Me construyo sobre nuevos valores».

### Los osteoclastos
Su sentido, su emoción biológica es: «Destruyo los viejos valores».

Los osteoclastos destruyen las viejas células, los viejos valores. De modo que la desvalorización es una no aceptación de los nuevos valores (construidos por los osteoblastos). La desvalorización no es siempre: «No tengo ningún valor», es: «Quiero guardar los viejos valores». Y, de hecho, los osteoclastos hacen su trabajo, pero le sigue: «No accedo a los nuevos valores con los osteoblastos, pues no construyo mi vida sobre los nuevos valores, sino siempre sobre los viejos valores, que se desmoronan».

No es una destrucción, es una no-reconstrucción.

Los ladrillos de los muros se renuevan uno a uno, sin detenerse, es la renovación del organismo. Si el muro no se reconstruye queda en él un agujero.

Una tortuga vive trescientos años. Tiene unas patas muy pequeñas, lleva un gran peso encima de la espalda y no tiene problemas de artrosis. No tiene conflictos, así pues, no tiene patologías.


## Osteoma

### «LA PRÓXIMA VEZ TENGO QUE SER MÁS SÓLIDO».

Lo que se denomina osteoma es una excrecencia exuberante para poder ser más sólido *la próxima vez*, en el futuro. Lo que se ha roto una primera vez podrá volver a romperse, o puede reemplazarse de nuevo (como en el caso de requerir más piezas metálicas para reforzar un puente); es decir, hay que reforzar, hacer que el hueso sea más recio, más fuerte, más resistente.

EL CONFLICTO RELACIONADO CON UN OSTEOMA **ES UNA DESVALORIZACIÓN DE UNO MISMO O UNA ROTURA CONFLICTIVA, EN SENTIDO REAL O FIGURADO (FRACTURA, DESPIDO…).**

El osteoma es como una recalcificación del hueso: es lo que se produce después de una fractura debida a un accidente. El osteoma, en cierto modo, se parece a la formación del callo que aparece después de una fractura del hueso, como una ruptura de la valorización de uno mismo. Un hombre o un animal que se ha fracturado un hueso sufre una desvalorización de su yo *funcional*.

Tras una fractura física, como después de un conflicto biológico, se produce una fase de reparación.

Una vez solucionado el conflicto, el hueso se recalcifica con la formación del callo. En una fractura ósea, cuando, en el caso de los animales, no puede haber prácticamente nunca una inmovilización, la naturaleza lo suple con una formación de callosidad extra, como un refuerzo de la estructura del esqueleto.

El traumatismo de una fractura puede asimismo cumplir la función de bio-shock (*véase* el capítulo de la algodistrofia).

Los tumores de huesos son debidos a una hiperactividad de los blastos y los clastos, es en ocasiones: «Oculto mis desvalorizaciones».

Descalcificación:

«He tenido que rechazar mis valores».

Hipercalcificación:

El calcio permite al ser humano mantenerse de pie.

La calcificación depende de la coacción del entorno, de la resistencia que el cuerpo tiene frente a ese entorno. La calcificación traduce el esfuerzo de resistencia y de individualización del ser, de su capacidad de estructurarse frente a…

«Necesito que mi madre me alimente y me estructure con su leche, sus valores».

Laurent Daillie observa que afecta a la gente que está orientada hacia el futuro: **«La próxima vez quiero ser más fuerte, más robusto».**

Yo, por mi parte, creo que existen **dos tipos de vivencias:**
— **LA DESVALORIZACIÓN DE HABER ESTADO AUSENTE.**
— **LA DESVALORIZACIÓN DE HABER ESTADO DEMASIA-DO PRESENTE.**

Y lo ilustro con el concepto de **la goma de borrar y el tintero.**

El osteoma corresponde a una desvalorización de haber estado ausente. Pues cuando uno crea más huesos, está en el tintero, ya que a veces hay enfermos que llegan a tener un tumor, *de más,* mientras que otros se quedan en una descalificación, *de menos.*

En la desvalorización, si las personas se sienten **desvalorizadas y agredidas** (por ejemplo: «Me han despedido porque me lo merecía, soy un inútil»), están en el lugar de la goma, y lo manifiestan en su sistema óseo con necrosis del hueso, osteólisis, descalcificación. Digamos que se borran.

Tener **geodas en el hueso** es encarnar la nada en la biología: uno empieza a agujerear el hueso cuando en lo más profundo de su ser no siente nada. En cierto modo es algo así: «Tengo que desaparecer, no dejar rastro alguno. No puedo dejar ni los huesos a fin de que quienes me sobrevivan, mis hijos, no se sientan obligados a ir al cementerio».

Un crecimiento óseo, un osteoma por ejemplo, es otra forma de conflicto activo, estamos en el tintero. Los pacientes se siente igualmente **desvalorizados, pero por su ausencia,** a consecuencia de una separación. La solución es colmar, rellenar.

Ellos añaden, eso es el *tintero.* Una producción excesiva de hueso.

## Sindesmofitos o picos de loro

Se trata del conflicto del *pilar.*
**«SOY EL PILAR DE MI FAMILIA, DE MI EMPRESA, ME ECHO TODO A LA ESPALDA...».**
Con frecuencia, la gente se obsesiona, enloquece con el trabajo, son los *self-made-men.* Quieren asegurar la estructura. Tienen que lograr solidez, ¡por eso trabajan tanto! El objetivo no es trabajar por trabajar, es trabajar para lograr solidez, para tenerlo todo «bien atado». ¡El objetivo son los cimientos! Es el loco del trabajo que protege a su familia.

## Osteoporosis

**«NO LOGRO RECONSTRUIR NUEVOS VALORES».**
**«ME HE CONSTRUIDO SOBRE VALORES QUE SE DESMO-RONAN».**
**«NO LOGRO RECONSTRUIRME SOBRE NUEVOS VALO-RES».**
De hecho, si uno no se reconstruye es porque no se dirige hacia nuevos valores (el esqueleto se destruye y reconstruye en seis años).
Se trata de una desvalorización crónica.
Uno no puede ser y haber sido.
Desvalorización progresiva global.
«Me desvalorizo lentamente».
«No tengo derecho a los encuentros o al trabajo».
«No valgo nada, no me queda más que morir».
Ejemplo: Los hijos se van y la madre se siente inútil. Ya no tiene el rol de madre, se trata de una desvalorización global.
«No tengo derecho a una vida amorosa o sexual, ya no estoy en la brecha».
Desvalorización relacionada con la sexualidad. Pérdida de seducción.
Descenso en la actividad de los osteoblastos, vinculada a un descenso de la actividad sexual: «Ya no construyo».
A una mujer se la puede negar por su peso, por su presencia, pero también por su valor. Los hombres, por ejemplo pueden construir la casa y cincuenta años después se sigue viendo el trabajo que han hecho.

La mujer hace las tareas domésticas, cocina, limpia, etc., pero rápidamente todo eso desaparece. Los hombres dicen: «Yo hago más que tú». ¡Pero si las mujeres no hubieran estado allí, ellos se habrían muerto de hambre! Son ellas las que cocinan los alimentos. Pero eso no se percibe. A veces, a las mujeres se les niega su trabajo, su esfuerzo, su vida, su existencia.

## Raquitismo

Carencia de vitamina D. Los huesos se quedan blandos, deformes, ya que el esqueleto no fija el calcio ni el fósforo.

«No tengo derecho a tener mis propios valores, a existir, a fijar mis valores».

El raquitismo suele corresponder a un: «No me quieren».

Enfermedad ósea relacionada con las vitaminas: falta de vitalidad.

Falta de sol = problema debido a la falta del padre o a la desvitalización.

«Necesito el apoyo de mi padre o de mi madre para sostener mi estructura».

## Excrecencia ósea

Gran desvalorización.

«Soy un monstruo por lo que hago, querría ser (crear) otra persona».

«Me siento frágil y quiero ser más sólido para... (en función de la zona de la excrecencia)».

## Enfermedad de Paget

**Conflicto de desvalorización crónica.**

«Me falta espacio, me siento solo(a) y eso me desvaloriza».

## Enfermedad de Engelmann

**«Debo construirme sobre valores más sólidos».**
**«Debo deshacerme del mal que hay en mi genealogía».**

## Lordosis

«Me vuelco hacia mi padre porque mi madre no me valora».

## Cifosis

«Me vuelco hacia mi madre porque mi padre no me valora».

Tiene prohibido avanzar (en cuanto a la felicidad, por ejemplo, porque la madre está enferma).

## Escoliosis

**CONFLICTO DE DESVALORIZACIÓN LENTA CON RESPECTO A ALGO O A ALGUIEN QUE «ESTÁ JUNTO A MÍ».**
**DESVALORIZACIÓN EN CUANTO UNO SE COMPARA CON ALGUIEN.**

«No puedo apoyarme ni de un lado ni del otro, ni sobre un lado ni sobre el otro».

«Me siento desvalorizado con respecto a lo que tengo junto a mí, respecto a mi hermano o mi hermana».

«Soy peor que X, menos que Z...».

La escoliosis es una desvalorización **lenta** respecto a algún familiar cercano, como hermanos, hermanas, primos y primas. Sucede hacia los lados.

Puntos para explorar prudentemente

Miedo imaginario a ser juzgado.

Problema de filiación.

Para algunos terapeutas (L. Angeloz), la escoliosis está vinculada a la duramadre, que se retrae localmente.

Vinculada frecuentemente a conflictos **escolares.**

«Hago esfuerzos por ser amado, pero no funciona. Me rechazan de todos modos».

## Espina bífida

Los valores de los dos lados no coinciden.

Problemas, falta de unión entre los padres. Puede tratarse de rivalidad en la pareja.

«Me es imposible cicatrizar esta situación tan desvalorizante».

## Otospongiosis

**PELIGRO DE MUERTE CON DESPLAZAMIENTO VIVIDO EN UN GRAN ESTRUENDO.**

Ejemplo: Explosión de grisú, de gas, desplazamiento de un tren a gran velocidad. (Descodificación de Jean-Jacques Lagardet)

## Otolitos y cupulolitiasis

Conflicto vinculado a la audición.

Es la frase muerta o la **frase portadora de la muerte.** Es la frase que mata.

«Ya estoy muerto». «Ya soy piedra (en mi oído)».

Se han oído frases de detener la muerte.

## Hueso hioides

**Son desvalorizaciones relacionadas con la palabra,** mientras que la boca lo es con respecto a atrapar el pedazo.

Es la clave del equilibrio. Es fundamental para la palabra, la laringe, el balanceo interno.

Ejemplos: «Me sentí disperso cuando **pronuncié esta tontería:** después de haberla dicho, ¡ya no existo!».

«Habiendo dicho eso, no soy nada».

### Punto pedagógico: Accidente, traumatismo

Con frecuencia me preguntan: ¿se pueden descodificar los problemas de salud debidos a un traumatismo, como un accidente en carretera, por ejemplo, o una caída practicando esquí, etc.? ¿Se pueden descodificar las partes de cuerpo afectadas del mismo modo que se descodifica una enfermedad?

Por ejemplo: Me hago daño practicando judo y me fracturo las costillas. ¿Estoy desvalorizado? ¿A dónde afecta más, con los ascendientes las costillas de arriba, con los hijos las de abajo?

En el caso de una enfermedad espontánea de las costillas o de algún otro órgano, la descodificación no es más que una hipótesis, una pista a tener en cuenta en medio de otras muchas. En el caso de fractura, rigidez, hemorragia, síntomas que siguen a un accidente de coche, caídas, etc., es conveniente redoblar aún más la prudencia y mantenerse sereno. Esto no impide al investigador, al terapeuta que está al servicio del inconsciente del paciente, realizar hipótesis de trabajo, invitaciones a ir allá donde el enfermo no va, por miedo, por ignorancia, impotencia o desvíos. Y por lo tanto allí donde debe ir para liberarse emocionalmente, y por lo tanto biológicamente, de sus problemas, de su dificultad, su inconsciente, su negligencia, su riesgo a morir.

Existen dos inconvenientes: *la reticencia y la vanidad.*

La reticencia de los terapeutas clásicos, no directivos, empáticos y que prefieren dejar hacer, acompañar al otro en su trayectoria. Esto en sí es muy noble, sin duda eficaz, pero no es el único camino: ¡hace mucho que hemos inventado el automóvil, ya no estamos en el momento de ir a pie! La vanidad de los que imponen su código, su punto de vista, su opinión sobre los pacientes sumisos, tomados como rehenes. A medio camino entre el muro de piedras y el kalashnikov, la pasividad y la actividad extrema, es posible, con respeto, dulzura y equilibrio, y siguiendo el ritmo del paciente, acompañarle en su demanda de un enfoque nuevo sobre el problema físico que sigue a un accidente. Los traumatismos físicos repercuten más bien en las personas que están en las nubes o en la luna, en todos los casos, en sus cabezas, distraídas, ausentes. Es como si necesitaran que un choque los devolviera a la realidad. El accidente, el traumatismo, es un medio de volver al cuerpo. ¡Sueño despierto y me golpeo contra un muro!

Puesto que la calcificación, la cicatrización, el retorno a la salud conlleva un plazo determinado, es extraño buscar el sentido conflictivo de los síntomas. Pero si el retorno a la normalidad supone meses, años, si los síntomas perduran, el inconveniente persiste y se instala. Con bastante frecuencia el enfermo se pregunta de manera espontánea: «¿Por qué?». ¿Por qué yo? ¿Por qué ahora? ¿Por qué de esta manera?

Para estas preguntas yo propongo escuchar lo siguiente: el traumatismo físico tiene el valor de un bio-shock. Lo que veo difícil en ese momento de mi vida es lo que va a atraer mi atención hacia los síntomas. He tenido un conflicto programado, pero no desencadenante. Se me ha desvalorizado deportivamente (la rodilla, por ejemplo) y he dejado de lado esa experiencia dolorosa; un tiempo más tarde, al subir una escalera, me tropiezo y me hago daño en la rodilla. La caída es de alguna manera un choque biológico desencadenante.

### Ejemplos:

¡O ella o yo!

Una mujer pasa entre dos coches aparcados, pero uno recula y le pilla un tobillo. Después, la mujer cojea. Viene a la terapia dos años después y sigue cojeando: es probablemente la señal de un conflicto activo. Le pregunto qué hacía entre aquellos dos coches. Me dice que volvía de ver un pequeño apartamento. Vivía en aquel tiempo con un divorciado, pero con ellos se alojaba la hija de él... Las dos mujeres no se entendían en absoluto y la hija dijo al padre: «O ella o yo». El hombre le propone a esta pareja que busque un pequeño apartamento y que él irá a visitarla allí de vez en cuando. A la mujer no le apetecía nada hacer eso. **Tomaba una dirección de mala gana.** Por el camino se encontró con los dos coches, y uno de ellos la hirió en el lugar donde ella tenía un conflicto.

Ese choque tiene el valor de un bio-shock. En esos momentos ella vivía el conflicto del tobillo: la indecisión. «Quiero ir en una dirección, pero se me impone otra». Es como el caso del esquiador que utiliza mucho

454

los tobillos y las rodillas: para ir a un determinado lugar, él avanza en zigzag. Por otra parte, ella era esteticista y después se convirtió en anticuaria. ¿Qué es lo que cuenta para ella? La belleza. Llevaba muy mal lo de cojear. Comienza a descalcificarse, a tener dolores; dirige el estrés allí abajo. De este modo, refuerza constantemente los conflictos. La visito durante dos horas, y toda esta situación que me explica toma sentido. Me telefonea más tarde y me dice que debe de haber sido el azar, pero que camina mejor, y ya no tiene dolores.

### Esguince de tobillo

La madre superiora le dice a una religiosa: «Hace veinticinco años que estás en este convento, vas a mudarte, te voy a mandar a Roma». Y una parte de ella se va, pero la otra no está de acuerdo en cambiar de convento después de veinticinco años. ¿Qué dirección debe tomar? En su interior reside la dualidad: «Obedezco usando la razón, pero si uso el corazón estoy totalmente en contra». Tiene un accidente y se lesiona un tobillo mientras se dirigía hacia una dirección que no quería tomar.

### Articulaciones que se rompen

Al señor X le fallan las articulaciones y tiene el cuello bloqueado a consecuencia de un accidente de coche en el que él mismo conducía. Lesionó a amigos. Se siente culpabilizado, aunque nadie le hace reproches.


## Periostio

El conflicto de la *bofetada*.

La tonalidad central es ***social,*** 4.º estrato.

*Muy inervado, el periostio es sensible y reacciona como la piel (epidermis).*

*El periostio es la parte inervada del hueso, la que nos señala el dolor.*

**CONFLICTO DE CONTACTO, PROFUNDO, BRUTAL Y VIOLENTO, NO DESEADO.**

No se trata de desvalorización, sino del contacto profundo vivido en términos estructurales.

Se trata de conflictos de contactos dolorosos, violentos; es el típico conflicto de contacto no deseado.

**Golpear y no querer hacerlo (arrepentirse).**

Golpe dado, golpe recibido.

Conflicto de separación tras una tonalidad de estructura – decisión definitiva, separación afectiva irrevocable.

**CONFLICTO DE SEPARACIÓN CON LA SIGUIENTE ESPE-CIFICIDAD: A LA VEZ, QUERER Y NO QUERER TOCAR.**

Reumatismo del periostio: conflicto central de separación violenta.

## Algodistrofia o neuroalgodistrofia

Es un conflicto **autoprogramado.**

**Esguince, herida o fractura mal vivida, experimentada como des-valorizante.**

«Mi fractura me desvaloriza», de ahí la descalcificación.

**Buscar la vivencia de la fractura:** una fractura puede ser vivida como una gran desvalorización cuando se es joven; también puede vivirse como una hora de gloria.

**Conflicto del círculo vicioso:** «Es un drama estar inmovilizado por culpa de la fractura y del yeso; no puedo asumir mis funciones, me desvalorizo».

Afecta a las personas que han sufrido fracturas y, después, dolores. Con bastante frecuencia es un conflicto sobre la fractura, o sobre la minusvalía. La persona cojea, está enyesada, tiene un esguince, etc., desea librarse de ello en tres semanas, pero la cosa dura uno o dos meses.

Está disminuida en sus funciones y lo vive mal. Se dice a sí misma que es algo irreversible. Es posible que se sienta envejecida, que no juegue al tenis como antes. Vive ese aspecto irreversible, irremediable, como un diagnóstico. Se trata de la vejez, de los hijos que abandonan la casa, de la guerra o de las máquinas que demuelen el barrio. Todo aquello que se vive como **irreversible, irremediable,** puede ocasionar un dolor sordo, crónico. En el caso de la neuroalgodistrofia, la persona siente que se establece en ella algo irreversible, que nunca volverá a ser la de antes, que va a ser un minusválido y se desvaloriza.

**La persona seguirá descalcificándose pues se desvaloriza,** lo que hace que la fractura no llegue a curarse o tarde mucho en curarse. En este conflicto, el paciente siente: «No saldré de ésta». Se desvaloriza, se descalcifica. Más tarde, será el resto del esqueleto el que quizás se descalcifique; recibe curas, pero al final se hunde.

«Los dolores que siento, mi reumatismo, hacen que me sienta desvalorizado, pues me vuelven impotente». Con frecuencia se une a ello un conflicto de contacto impuesto (periostio).

En el caso de una gran inflamación de la articulación, se ha de buscar el conflicto en los colectores de los riñones (derrumbamiento).

Este conflicto causa molestias, ralentiza o impide la curación.

**Alternancia continua de desvalorización y revalorización.**

Con frecuencia, se suman conflictos de separación, y a veces conflictos motores.

Miedo, desvalorización por no poder hacer las cosas («No soy capaz de…»).

Es una re-desvalorización (doble conflicto de desvalorización: «No soy capaz de…»).

Conflicto de desvalorización («No me siento capaz de…») + otro conflicto de desvalorización («No soy capaz de…»).

«Habría deseado que ese contacto violento no se hubiera producido, ni nada parecido».

**Preconflicto:**

La algodistrofia surge en personas comúnmente dinámicas, activas, con capacidad motriz, para las que, previamente, el movimiento, el esteticismo, la actuación eran importantes, esenciales.

En la **terapia** hay que considerar el contexto de la vida en la que surge el problema óseo, es necesario tratar las dos desvalorizaciones, la primera y la reactivación.

---

### Protocolo – Carta a mi cuerpo

**Objetivo:** reapropiarse del cuerpo (o una parte del cuerpo), reconciliarse con él.

**Indicaciones:** conflicto de los ganglios nobles, de estética, conflicto de confinamiento, conflicto autoprogramado, cáncer, dolores, enfermedades autoinmunes, fibromialgia, cuando el paciente está en lo mental, o cuando el terapeuta escucha: «No puedo contar con mi cuerpo», «Ninguna relación entre la cabeza y el cuerpo», «Sensación de tener el cuerpo cortado en dos».

**Práctica:** colocar dos sillas de manera que una represente la cabeza y la otra el cuerpo (escribir en un papel «cabeza» y en el otro «cuerpo»).

1. El paciente, de manera espontánea, le cuenta al terapeuta todo lo que le sucede con respecto a su cuerpo (o a una parte de su cuerpo).
2. **El paciente escribe una carta a su cuerpo,** en segunda persona del singular: tú (vas, me trastornas, me importunas). Por ejemplo: «Tú me enojas, tú me haces sufrir, te detesto».
   Es la «cabeza» la que experimenta pensamientos, emociones. La cabeza envía esa carta al cuerpo, la coloca en la caja «cuerpo».
3. Disociación. Cambio de lugar. **El paciente se pone en el lugar de su «cuerpo»:** lo toca, desciende a su cuerpo, y en su cuerpo se torna su cuerpo.
   **Etapa importante:** dar tiempo a que el **paciente** se instale en su cuerpo.
4. El «cuerpo» recibe la carta y la lee, atento a lo que experimenta.
5. **El «cuerpo» responde a la «cabeza».** El cuerpo expresa todo lo que siente y concluye sus necesidades.
6. Disociación. Cambio de lugar: **el paciente** vuelve a colocarse en el sitio de su «cabeza». La «cabeza» recibe y lee la carta dirigida al cuerpo.
7. El **terapeuta** anima a la «cabeza» para que escriba una nueva carta al «cuerpo» o a la parte del cuerpo teniendo como objetivo la **reconciliación.** De nuevo, el «cuerpo» recibe la carta, la lee y responde; la «cabeza» hace lo mismo, y así hasta que el «cuerpo» reciba una carta que le convenga y exprese **lo positivo, el amor.**
8. La reconciliación: el **paciente** coloca un pie encima de cada papel o entre las dos sillas e integra la unidad.
9. Puente hacia el futuro.

**Observación:** Pueden darse muchas idas y venidas de cartas. A veces, el **paciente** se cerciora de que la carta puede venir del padre, de la madre o bien contener palabras escuchadas en la infancia.

### Carta a mi cuerpo

Me colmas de alegría.
Te debo casi todo,
todas las experiencias pasan por ti;
incluso la toma de consciencia.
Mi mayor felicidad
es sentirte, saberte unido, completo,
cuando cada una de tus partes ama a cada una de las otras.
A veces, te he encontrado feo, gordo, flaco, viejo, excesivo.
No lo bastante fuerte.
Y tú me amas. Y,
amándote tanto como te amo,
me gustaría permanecer el mayor tiempo posible
contigo.

## ARTICULACIONES

El conflicto de *la campesina que siempre debe ser útil.*
   La tonalidad central es ***desvalorización.***
   El cartílago permite el gesto.
   La vivencia es, consecuentemente: desvalorización con respecto al gesto.
**DESVALORIZACIÓN DE UNO MISMO EN RELACIÓN AL GESTO: ES EL GESTO EL QUE DESVALORIZA.**
   Conflicto de desvalorización de uno mismo, vinculado al movimiento, propio de la localización del tejido cartilaginoso.
   Gesto torpe, inadecuado.
   Se trata de la **articulación con** las cosas.
   Las cosas no están bien articuladas entre sí.
   Problemas de un mal enlace.

Hay veces que también se encuentra una desvalorización en el enfrentamiento, pues el cartílago es un lugar de contacto entre dos huesos, dos valores, dos tejidos duros, un enfrentamiento entre dos valores.

## Artritis

Los dolores llegan, bien durante un conflicto activo, bien algunos días después de la fase de resolución o después de un esfuerzo extraordinario. Las inflamaciones son más fuertes en las articulaciones que en otros lugares.

¡Atención al conflicto autoprogramado!

Hay que estar atento para no recaer, pues se es frágil moralmente.

La **función** del cartílago es el deslizamiento, la amortiguación, los golpes, la conexión, los movimientos, el gesto, la autonomía.

La no satisfacción de esta necesidad genera rigidez, inmovilidad, acoplamiento, dolor, frotación, sequedad.

Frecuentemente, la **creencia** de los enfermos es:

«El otro me necesita».

«Soy importante, irremplazable».

«Cada uno debe ocupar su lugar».

«Necesito que esto encaje, que no se rompa».

«Cuando todo está en su lugar, todo funciona».

### Matices entre cartílagos/músculos/nervios

El cartílago es el conflicto con los gestos, no con el movimiento. El movimiento se efectúa por la contracción de los músculos. El conflicto en términos de movimiento afectará al músculo. Un gesto torpe o carente de gracia afectará al cartílago, y el proyecto de movimiento, al nervio.

## Artrosis

La recalcificación sucede después de un hundimiento.

Tras una desvalorización importante (una descalcificación) uno reencuentra el valor cambiando sus valores, su estructura (se recalcifica de manera diferente a la de antes del conflicto).

**Metáfora:** «Dicen que mi tractor no es bonito, lo desmonto, le quito las piezas y las fundo para utilizar el metal y hacer con él otras piezas con las que crearé una obra de arte moderno».

Nos volvemos más rígidos.

Conflictos que reaparecen.

Pequeños conflictos de desvalorización vividos como una fatalidad: «Esto será así toda mi vida».

**Artritis:** rechazo.

**Artrosis:** fatalidad.


## Reumatismo articular agudo, RAA

Conflicto de desvalorización vinculado a la actividad, al deporte, a la habilidad.

«No quiero que él se vuelva a ir». (J. J. Lagardet)


## Poliartritis reumatoide evolutiva

La vivencia es bastante cercana a la del RAA: «No **hago buenos gestos, me desvalorizo con los gestos**».

**El conflicto es siempre un conflicto de desvalorización relacionado con la parte afectada.** El paciente deja caer un vaso y dice: «He hecho algo muy malo». El reumatismo afectará entonces a los dedos.

Me desvalorizo porque he realizado un gesto cruel, un gesto culpable.

### Poliartritis: **amabilidad**[62]

«Intento ser más eficaz en el movimiento, más competente».

Conflicto de querer dar más, de forzar el gesto, como si la persona quisiera rehacer el gesto.

«Quiero agarrarme a mamá».

Uno desea volver a un estado anterior, a la infancia…

«Quiero retener a alguien que se marcha».

---

62. En francés, *politesse. (N. de la T.)*

«Querría que algo durara un poco más.

Quiero hacer durar el presente, la eficacia de mi gesto…».

«Protejo las experiencias para dejar de dispersarme».

«No soy como antes».

Desvalorización en el presente con respecto al pasado.

**Principales localizaciones:**

— **Codo:** en general, trabajo.

— **Articulación sacroilíaca y pelvis:** sexualidad.

— **Rodilla:** obediencia, espiritualidad, esfuerzo físico.

— **Articulación escapulohumeral derecha:** protección + desvaloriza-ción en relación con el padre u otros parientes *(véase* el capítulo «Con-flictología de diferentes localizaciones»).

La poliartritis **crónica** se da en el marco de un desarrollo crónico, y está sujeta a recidivas. Puede permanecer estacionaria durante diez años y re-surgir después.

La fase de reparación dura varias semanas, durante las cuales no se puede realmente asumir nada más. Se está torpe, lo que crea una nueva desvalorización con fase de estrés. Entonces, la fase de reparación se detie-ne: es una recidiva del conflicto. El paciente entra en un círculo vicioso, un **conflicto autoprogramado.**

**Poliartritis rizomélica:**

Desvalorizado y desarraigado.

## Recidivas de los reumatismos

Son frecuentes, ya que la fase de reparación puede incapacitar y el pacien-te corre el riesgo de desvalorizarse.

Cada recidiva del conflicto conlleva una nueva crisis reumática con, en la curación, una inflamación y un edema aún más importantes. El cartílago se vuelve poroso y la persona a veces continúa utilizando esa articulación a pesar de los dolores de curación, de ahí la **deformación.** El reposo en la aceptación impedirá cualquier recidiva.

## Reumatismo psoriásico

Desvalorización en el gesto y conflicto de separación.

«Ya no puedo realizar ciertos gestos y ello me separa de…».

## Espondiloartritis anquilosante

**Profundo conflicto de desvalorización con necesidad de dar la talla, de tener garantías, de reforzar el apoyo.**

«Por más que hago mi trabajo, esto no funciona».

Ejemplo: «La fábrica, la granja van mal, ¡no salen adelante! ¿Qué vas a hacer? ¿Qué dirá la gente…?». A través de la persona, toda la empresa está tocada, hundida.

«No he sabido luchar para ayudar a los demás».

Pelvis, articulación sacroilíaca = conflicto de connotación a menudo sexual: rechazar el acto sexual o verse obligado a realizarlo. Obligación de tener relaciones sexuales de tipo animal, sodomización.

## Anquilosis

**Anquilosis verdadera:**

«Quiero hacer daño e impedírmelo».

«Quiero privar a alguien de movimiento».

«Quiero impedir la articulación entre dos personas».

«Debo frenar ese movimiento».

«Para rendirme, tengo que deponer las armas».

**Creencia:** El movimiento supone inconvenientes, la inmovilidad es saludable.

## Derrame sinovial

«Pierdo los referentes»: la noción de derrumbamiento se añade a la desvalorización.

«Me llega el agua a las rodillas».

**Preconflicto:**
«Quiero suavizar las cosas por bien de la obediencia».

«Es necesario que la situación se calme».

«Quiero que todo se arregle».

«Quiero amortiguar las cosas».

«Tengo que proteger los beneficios de mis bienes».

«Debo conservar en el tiempo, al menos, los progresos que he realizado».

**Ejemplo de conflicto + localización: sinovitis aguda de cadera.**

Conflicto de desvalorización en relación con la oposición (cadera), en un ambiente conciliador.

«Permanezco en la oposición y es desvalorizante porque no llego a redondear los ángulos, a engrasar los engranajes, no consigo armonizar».

«Rehúso doblegarme ante otro»: culto, convención…


## Patologías del cartílago del crecimiento

«No debo crecer, una parte de mí no debe crecer».

¿Qué parte? ¿Cuál es el peligro?


## Gota

**«NO QUIERO PERDER NI UNA MIGAJA».**

«Quiero retener todo, hasta los deshechos».

**Desvalorización** y sensación de **hundimiento** de la existencia, se bloquean los canales colectores.


## LIGAMENTOS Y CÁPSULAS

Conflicto del *pollo de granja*.

El ligamento hace de enlace entre dos huesos, entre dos partes del cuerpo, entre dos valores, como por ejemplo los miembros de la familia: los ascendentes y los descendentes, los hermanos y hermanas, o también los vecinos, el trabajo, la familia…

## «ME DESVALORIZO POR NO PODER UNIR DOS VALORES ENTRE SÍ», DOS HUESOS.

«Ahora tengo que ser más fuerte».

«En la dependencia no puedo ser fuerte».

Existe un conflicto, una división, entre dos valores que quiero reunir, proteger, asociar.

«Me arriesgo a no estar relacionado».

En caso de problemas de ligamentos, hay que buscar el vínculo entre dos valores.

Conflicto de indecisión, de mala elección, con gran desvalorización.

Noción de dirección.

La palabra «dividido» puede hacer pensar en todo lo que es ligamento.

Desvalorización impotente.

Uno se siente dividido entre dos cosas (ejemplo: estoy obligado a hacer algo y no tengo ganas).

### Sentido biológico:

La embarazada tiene, de manera natural, una mayor flexibilidad articular, los ligamentos experimentan una laxitud cada vez mayor a fin de permitir que el hueso pélvico se distienda y permita el paso del bebé. También es igualmente flexible a nivel psicológico y de comportamiento para adaptarse a sus ritmos biológicos y a los de su hijo.

## Esguince

Preconflicto: **necesidad de perfección:** *torce-dura.*[63]

«Siento que me he torcido…».

Salirse de lo reglamentario.

**Esguinces** o torcedura con rotura de ligamentos: desvalorización entre la decisión que quiero tomar y la que se impone. «En mi interior hay un **descuartizamiento**».

---

63. En francés, *en-tort-se*, que significa también «me he equivocado, torcido». *(N. de la T.)*

**Hiperlaxitud:** «Tengo que adaptarme aumentando mi flexibilidad».

**Tobillo:** «Voy mal, torcido, y quiero darme la vuelta».

«Me siento enclaustrado entre la necesidad de irme y el deseo de quedarme».

**Torcedura o esguince de rodilla:** «Estoy equivocado (torcido), pero rechazo la idea de ponerme de rodillas, de someterme».

**Ligamento anterior cruzado:** «Estoy dividido entre dos proyectos».

«Estoy obligado a doblegarme, a pesar de que tengo ganas de cambiar de dirección y lo digo insistentemente». *(Véase* la continuación en el capítulo «Conflictología de diferentes localizaciones: rodilla»).

## Luxación

Cuando se suelta alguna cosa, como en el caso de las luxaciones, se trata de: «Quiero salir de…, desprenderme de».

«Querría escaparme de la obligación de una situación».

«Vete o quédate».

**Predicados:** desprender, dislocarse.

**Luxación acromoclavicular:** «Debo ir a atrapar cualquier cosa o a alguien de muy lejos».

**Luxación de la clavícula:** «Debo escapar de la autoridad paterna». «Quiero desprenderme, liberarme de la autoridad».

**Luxación de hombro:** «Desvalorización, mala relación entre mis padres y yo». «Me siento entre el hombre-rey y el hombre a secas».

**Luxación de la cadera:** «Quiero liberarme de la sexualidad». «Quiero liberarme de la oposición».

**Luxación congénita de la cadera:**

Los músculos y los huesos de la cadera son como los guardianes de la virginidad, impiden separar las piernas.

«Quiero impedir la acción de la otra persona, ya sea ir a ver mujeres, ya sea abrirse de piernas para acoger al hombre».

Conflicto de desvalorización en caso de adulterio.

Conflicto de engaño.

Ejemplo: Conflicto de miedo y de las relaciones sexuales fuera de los vínculos matrimoniales.

«Tengo miedo de las agresiones sexuales».

## Pie valgo

**Conflicto de estrés uterino a causa de un ruido estridente; peligro, deseo de huir.**

El niño quiere huir y se apoya.

El brote del oído en el feto es muy sensible al ruido alrededor de la cuarta semana.

El bebé quiere quedarse como está y no quiere llegar a ser adulto.

## Capsulitis

Es el gesto el que es juzgado en sus consecuencias. El conflicto está en las consecuencias del gesto.

«Me aterroriza el juicio».

## Distensión de la cápsula

«Pido permiso para… y se me niega».

## Periartritis

Conflicto de querer dar más, pero no poder hacerlo.

«Quiero forzar mi gesto».

«No he podido darle algo antes de morir».

## Periartritis escapulohumeral

«En el gesto, mi objetivo es la protección. No hago un gesto por deshacerme de algo, lo hago para proteger: si doy más, están más protegidos».

Se trata de un término de protección, puesto que concierne a las **cápsulas.**

Esconder la cabeza bajo el ala.

Llevar todo el peso sobre los hombros.

La recepción se hace con las manos abiertas hacia arriba.

La mano y el hombro están vinculados. Estar pidiendo ser amado, aceptado, comprendido, cuidado.

El símbolo de la petición son el hombro y la mano. El síndrome hombro/mano es la desvalorización en las peticiones, de lo que obtengo o de lo que no obtengo. Los miembros superiores simbolizan sobre todo al padre, por lo tanto un síndrome hombro/mano es con frecuencia una desvalorización con respecto al padre al cual pido sin recibir nunca.

## TENDONES

Los **tendones** representan el **proyecto de actuar, la intención de ejecutar el movimiento justo.**

Noción de vínculo, de flexibilidad, de incorporarse, de amortiguar, de relacionar, de reunir, de escuchar todos los movimientos del cuerpo.

Están asociados al futuro: «Necesito ser más fuerte en el futuro».

«Me desvalorizo con respecto al futuro. Me anticipo al problema: «¡Voy a ser un cero a la izquierda!».

**«HAGA LO QUE HAGA, NO LO LOGRARÉ».**

Fuerte desvalorización sobrevenida bajo la tensión mecánica del tendón, es decir, **antes** de que se efectúe el movimiento = hay un **proyecto** de gesto.

«¿Hacia dónde **tend-emos?**». ¡Hacia la perfección!

Dado que la función de los tendones es unir el hueso al músculo, sin tendón, uno se desmorona.

**Tensión máxima** a fin de efectuar el gesto de la manera más eficaz posible.

Tendencia hacia un proyecto.

Sentirse dividido o unido.

Es el conflicto de la **indecisión.**

Conflicto de desvalorización de uno mismo propio de la localización del tendón.

Trabajar sin descanso para subsanar su retraso en sus obras.

Desvalorización vinculada a su descanso y a sus obras.

**Preconflicto:** «**Tiendo** a la perfección».

**Tendinitis bilaterales de cadera, periartritis de cadera:**

El mismo acontecimiento tiene una doble experiencia: un conflicto de oposición y un conflicto de frustración sexual.

**Tendón de Aquiles:**

Con el tendón de Aquiles se manifiesta la propulsión: se está dirigido al futuro. Uno puede imaginarse que alguien corta el tendón con un cuchillo, ¿qué está pasando? Imposible ir hacia delante, uno no puede darse impulso ni saltar.

Ejemplo: Una persona tiene molestias en el tendón de Aquiles después de dejar la casa familiar.

«Estoy en la *línea de salida*».

Permite **la distensión vertical** para vencer el peso.

«Estoy desvalorizado porque no he sabido ascender socialmente, no puedo subir verticalmente, no logro ascender a jefe de departamento, no logro saltar lo bastante alto, no puedo jugar al baloncesto». Todo aquello que se vive como imposibilidad de elevarse, ya sea física, profesional o simbólicamente.

Puede que el jugador de baloncesto esté en el campo, que no le falte más que dar un salto para hacer una canasta y resbale y caiga. Con su madre todo va bien, simplemente se desvaloriza porque no ha sido lo suficientemente bueno.

**Aquilitis:**

«Ya no tengo suficiente relajación. No voy a poder estar entre los mejores. Me arriesgo a que me descarten».

**Inflamación:**

«Si se me impide actuar, me despido».

**A destacar:** Los tendones y los ligamentos pierden sustancia, se necrosan y se vuelven más flexibles, es el objetivo de la enfermedad, su sentido biológico: tener más soltura. Esto puede provocar luxaciones espontáneas.

Las personas que toda su vida han estado rígidas se relajan y se «despliegan» al morir.

## Síndrome del túnel carpiano

*La compresión del nervio mediano dentro del túnel carpiano se traduce en problemas básicamente sensoriales (hormigueos, entumecimientos) con preferencia en el segundo y tercer dedo.*

«Me desvalorizo porque no llego a encontrar de qué modo de actuar».

Conflicto vinculado a los intermediarios: subjefe, Internet, Correos…

**Preconflicto:** personalidad que tiene la necesidad de controlar.


## Enfermedad de Dupuytren

*Retracción de la aponeurosis palmar que impide flexionar los dedos.*

Enfermedad del *cochero* (del coche de caballos).

La **función** del cordón o vaina que se forma es:

— protección,

— base de apoyo necesaria para el movimiento de la mano.

Conflicto de soltar las riendas: «¡Quiero **conservar las riendas!**».

«No puedo llevar las riendas».

«No puedo dejar las riendas».

«No hay que alimentar aquello que permite la acción».

Desvalorización de sí mismo en relación a un secreto, con un compañero o un socio.

«Quiero animar a alguien».

«Quiero **frenar** a alguien».


## Hallux valgus (juanete)

El feto, o el bebé, hubiera querido escapar, pero ha sido incapaz de hacerlo (por miedo a caerse). El dedo gordo es un punto de apoyo para definir a dirección (punto de espera, punto de salida).

«Busco alejarme de mi madre».

Presencia del solapamiento del dedo número 2: obligación con respecto a los colaterales.

Ejemplo: La madre obliga al niño a hacer algo con la hermana, el hermano…

— Solapamiento del dedo gordo del pie por encima: noción de superioridad:

«Tienes que atender las necesidades de tu hermana pequeña».

— Por debajo: «Los mayores tienen que satisfacer tus necesidades».

Es una desviación en relación con la madre, con la autoridad.

El conflicto es impuesto: «No he podido elegir».

## MÚSCULOS ROJOS O ESTRIADOS

En **kinesiología** se sabe, desde hace ya mucho tiempo, que cada músculo o tendón está relacionado con una emoción. Se trata de una especie de gran teclado en el que cada músculo, cada tendón, cada ligamento, es una tecla que corresponde a una problemática determinada.

**Tonalidad conflictiva general:**
Es la desvalorización vinculada al esfuerzo, la capacidad, la función, la potencia, el desplazamiento y el movimiento con una vivencia de **impotencia**.

Desvalorización en la fuerza.

Impotencia.

«Me siento impotente para actuar, retener, impulsar…».

Las gacelas tienen unos músculos finos y ligeros, muy útiles para la huida, ya que ellas son impotentes para atacar.

Los músculos se difuminan.

Función de los músculos: adaptación, transmisión.

«Me siento impotente, incapaz de realizar una acción».

«Estoy trabado en mi acción».

«Estoy obligado a actuar».

**Aductores:** «Soy incapaz de recomponerme, de contenerme».

**Abductores:** «Quiero rechazar algo o a alguien».

**Serrato mayor:** «Agredido, quiero mantener las distancias».

**Gemelos:** «Hay que ponerse de puntillas».

**Tortícolis:** «Está prohibido o bien es obligatorio girar la cabeza».

**Nuca:** angustia, miedo en la nuca, tensión, bloqueos, sentimiento de persecución, voluntad de encoger la cabeza entre los hombros.

**Diafragma:** «Me siento incapaz de vincular el corazón con la razón».

**Bíceps, deltoides:** «Quiero levantarme y recomponerme».

**Tríceps:** «Quiero abrirme, crecer».

**Detrusor de la vejiga:** «Prohibido ir a orinar».

(Por ejemplo, en clase, en el colegio)

**Atrofia muscular:** Desmotivación. «Tengo que pasar desapercibido», «Soy una presa».

**Atrofia muscular con pérdida de peso:** Falta de agresividad, de combatividad.

**Músculo cardíaco:** Conflicto de desvalorización vinculado a las capacidades del corazón.

**Músculo uterino:** Conflicto de desvalorización, de no haber tenido hijos o una familia normal.

**Músculo psoas:** Está a la altura de la ingle. Desvalorización en la impotencia, pues es un músculo relativo a algo sucio en un contexto sexual, es un músculo emuntorio, excretor, que drena muchos desechos. Está en una región sexual. Es una descodificación de J. G. Salles.

**Músculos estriados:**

— Conflicto de no poder huir, rechazar o retener.

— Conflicto vinculado al esfuerzo, al desplazamiento, a la actividad física, deportiva…

**Músculos lisos:**

En el tono de impotencia: «No soy capaz de (retener, evacuar…)».

**Miopatía:** conflicto de desvalorización, de desplazamiento y de impotencia.

«Tengo remordimientos».

**Mioma:** Conflicto de impotencia respecto a la fuerza física.

«En el futuro tendré que estar fuerte».

**Parálisis:**[64]

«Miedo ante la acción».

«Tengo remordimientos anticipados».

Parálisis facial periférica (no se siente nada): se arrepiente del gesto.

**Tumor del músculo liso de la arteria pulmonar:**

«Me siento impotente y frustrado cara a la muerte».

---

64. Véase *Décodage biologique des problèmes neurologiques*, ediciones Le Souffle d'Or.

**Los calambres**

Contracción involuntaria, dolorosa.

«Tengo que superarme, en el instante crucial del juego, por ejemplo».

Es la crisis culmen del músculo.

Fase de resolución de un conflicto de impotencia física con tonalidad de desplazamiento (huida, deporte...).

Los calambres debidos a insuficiencias venosas pueden ser fases de resolución de una dificultad (desvalorización) para «volver» a casa.[65]

## Distensión

*El músculo se ha vuelto frágil, pues ha sido reclamado y, puesto que está frágil, se destensa.*

Desvalorización en el músculo.

Siempre se da un conflicto de falta de eficiencia en los días o las semanas que han precedido.

**Hipotonía:**

Se trata, por ejemplo, de niños «muñecos de trapo».

Ser débil ha sido una solución para sobrevivir.

«Sólo debo expresar la postura de no-forzar».

**Hernia inguinal:**

«No me siento apoyado y tengo que ser competente».

«Me siento solo, sin apoyo externo, no me siento apoyado para dirigir, para hacerme cargo».

«Sin hombres, es insoportable».

Presión interior: «No soy lo suficiente fuerte para oponerme a la presión».

Desvalorización vinculada al esfuerzo muscular.

Ejemplo: «Me han prohibido hacer deporte, está reservado a los chicos y yo tenía que quedarme en casa», me explica la señora X.

Desvalorización sexual.

**Hacer lo correcto:**

«Voy, pero no me apetece», por miedo, por ejemplo.

---

65. Véase *Décodage biologique des problèmes cardiovasculares*, ediciones Le Souffle d'Or.

## Tortícolis

Etimología: *torcer.*[66]
### «QUIERO MIRAR HACIA ATRÁS O DE LADO, PERO HAY ALGO QUE ME LO IMPIDE».
### MOVIMIENTO CONTRADICTORIO.
El cuello: comunicación.

«Debo soportar lo insoportable en una tonalidad de movimientos».

«¡Me han dado un golpe bajo!».

«Tengo problemas para integrarme en el mundo».

«No quiero girar la cabeza (por ejemplo, para recibir un beso), pero estoy obligado moralmente…».

## CONFLICTOLOGÍA DE LAS DIFERENTES LOCALIZACIONES

Todo suceso conflictivo tiene un contenido emocional específico. Esa vivencia es la que decide la elección de la patología de tal o cual órgano. Así pues, en el interior de los conflictos de desvalorización existen desvalorizaciones múltiples y específicas: codo, dedo gordo del pie derecho, ligamento cruzado de la rodilla izquierda, incisivo superior izquierdo…

### *Regiones anatómicas*
**Parte anterior del cuerpo:** el porvenir, la autoridad.

**Parte posterior del cuerpo, la espalda:** el pasado.

**Laterales del cuerpo:** el presente.

**Miembros superiores:** conflictos vinculados al padre (nuestro Padre que está en los cielos).

**Miembros inferiores:** conflictos relacionados con la madre (la tierra, nuestra madre).

---

66. Según parece, el término «tortícolis» fue acuñado por Rabelais y proviene del italiano *torti colli*, plural de *torto collo*: falso devoto, beato, de donde viene la idea de cuello torcido, pues los falsos devotos adoptaban la postura de cabeza baja para expresar su devoción.

**Costado derecho:** conflicto afectivo relacionado con lo masculino, el padre, el deber, o la madre real, según otros terapeutas.

Atrapar el pedazo.

**Costado izquierdo:** conflicto relacionado con el peligro, con lo femenino, la madre simbólica. Eliminar el pedazo. Según M. Angeloz, las patologías del costado derecho del cuerpo están vinculadas a problemas con la madre real; y las del costado izquierdo, a problemas con la madre simbólica, con la autoridad. La madre simbólica puede ser la esposa, el profesor, una madre de sustitución, una tía carnal, una madrina, una abuela, una hermana mayor y, por qué no, el país, la Virgen María, el ejército, la institución, etc. Efectivamente, el primer contacto impactante del bebé es el de su lado derecho y el costado de su madre diestra, que le está sosteniendo y alimentando, mientras que su costado izquierdo queda expuesto al mundo exterior, potencialmente peligroso. La relación con el padre suele expresarse con patologías en rodillas y codos.

## CRÁNEO

«No sirve de nada pensar y ser inteligente».

Desvalorización intelectual, la inteligencia no tiene ningún valor.

Es la intelectualización y la reflexión.

Plataforma externa de la bóveda craneal:

La desvalorización proviene del exterior, de los demás (como el conflicto del tálamo derecho).

Plataforma interna de la bóveda craneal:

La desvalorización proviene del interior, de uno mismo (tálamo izquierdo).

Estos huesos del cráneo pueden estar relacionados con los siguientes temas:

**El temporal:** el tiempo y la audición de territorio.

**El occipital:** visión del peligro.

**El frontal:** afrontar.

**El etmoides** (hueso con cavidades que deja pasar las terminaciones nerviosas olfativas): olfato.

**Porción pétrea o peñasco del hueso temporal:** conflicto de dureza.

**Esfenoides:** relacionado con el bazo.

Los huesos de la cara

**Desvalorización en un conflicto en el que uno ha perdido el prestigio.**

Desvalorización de nuestra imagen, de nuestra identidad.

Experiencia vivida en términos de **desvalorización en el contacto, en términos estructurales profundos:** «Esto desestabiliza mis cimientos». El hueso malar recuerda una mesa.

**Conflicto de comunicación en el cara a cara:**

«Me ha escupido a la cara», «He perdido prestigio».

Se trata de la bofetada que uno recibe de manera virtual, moral, simbólica o real.

Cuando recibimos un golpe, un contacto que hay que abolir, se produce una parálisis facial.

**Huesecillos del oído**

Son los transductores del sonido: son el vínculo entre el aire y el líquido.

Desvalorización en la escucha.

**Hueso que rodea el ojo**

Desvalorización por lo que uno ve o debería haber visto.

«Debería haberme dado cuenta antes».

Ejemplo:

Desvalorización en términos de vista hacia arriba: una señora tiene una **osteólisis del techo orbitario.** Vivía con una familia que la tenía secuestrada para ser vendida. Ha visto la transacción y constata que sus dos padres están de acuerdo con ello. Ella no era nada, tan sólo era una mercancía. Ha visto cómo la venden para irse a otro país con un individuo…

Ha mirado por el ojo de la cerradura.

**Arcos superciliares**

Embellecen los ojos.

«Cuando estoy desvalorizado en términos de **embellecimiento o de protección** de los ojos, me vuelvo frágil en cuanto a los arcos de las cejas».

**Hueso nasal o hueso específico de la nariz**

¡Es el único lugar del cuerpo donde el hueso es específico!

En realidad, la vivencia está próxima a la nariz, a los senos paranasales en la descodificación: «¡Esto me huele mal!».

La nariz puede detectar en el aire algunas moléculas de feromonas, de perfume.

Es el más arcaico y sutil de nuestros sentidos.

Desvalorización de lo que he olido, en el olor de mi territorio.

# MANDÍBULA

El conflicto del *psicoanalista*.

La tonalidad general es ***desvalorización.***

**DESVALORIZACIÓN VINCULADA A LA PALABRA, A LA EXPRESIÓN.**

**Desvalorización por no sentirse escuchado,** mientras que es importante serlo.

«Me prohíbo expresar mi propia agresividad».

«Tengo que decir algo insoportable».

«No he podido hablar».

«Me reprocho no haber empleado la expresión justa».

«El otro no dijo nada de nada y, *debido* a las consecuencias, me siento aislado».

«¡No tiene sentido hablar!».

«Él/ella no tiene palabra, me ha mentido».

**En la derecha (diestro):**

«Me desvalorizo por no haber atrapado algo al vuelo o por no haber podido retenerlo una vez atrapado».

«No soy capaz de atrapar y conservar el pedazo, material o inmaterial (ejemplo: tiempo, palabra)».

«Aunque lo atrape, no puedo retenerlo».

**En la izquierda (diestro):**

Conflicto de desvalorización de no poder expresar, exteriorizar el pedazo (de palabra, de violencia, de alimento, etc.).

**Zurdo/a: es simplemente a la inversa.**


# MAXILAR (MANDÍBULA SUPERIOR)

Conflicto vinculado a la alimentación.

Desvalorización relacionada con algo que se ha comido.

Desvalorización vinculada a la nutrición. Ejemplo: «En la mesa debería dar ejemplo a mi hermana pequeña, pero me como el jamón. Discuten conmigo. Me mandan a la cama».

Conflicto vinculado con el padre, con el estómago.

Aquí se señalan diferentes decodificaciones para un mismo órgano.

¿La mandíbula superior está vinculada a un conflicto con el padre o con la alimentación? ¿Con ambas cosas? Hay que explorar al respecto.

De la misma manera, la mandíbula inferior que ahora abordaremos corresponde a la palabra y a la masticación.[67]


## MANDÍBULA (MAXILAR INFERIOR)

*Este hueso es móvil.*

«Tengo prohibido hablar».

«Me desvalorizo por no haber podido expresar mi agresividad».

«Mi palabra no tiene fundamentalmente peso, **no tiene valor,** no soy comprendido».

«Hablar no sirve de nada».

«¡Lo que dices es algo estúpido, inútil, nulo!».

«¡Cierra el pico!, ¡calla!».

Cólera, rabia contenida.

«Quiero hablar, masticar, comer o morder, a cualquier precio».

Conflicto vinculado a la madre.


## Desmineralización, absceso en la mandíbula, quiste en la raíz de los dientes

*Estas dolencias, con frecuencia, ponen los dientes en peligro.*

**«ME REPROCHO HABER SIDO AGRESIVO, ME HUBIERA GUSTADO NO HABER TENIDO DIENTES, NO HABER MORDIDO…».**

---

67. Observaremos este mismo fenómeno para los dientes. Son muchos los autores que difieren en cuanto a la interpretación de tal o cual diente.

«Soy malvado»: la persona se desvaloriza, se culpabiliza.

Esto puede provocar también descalcificaciones en la mandíbula y, por esta razón, uno no se arriesga a ser agresivo en el futuro: ¡nuestras armas, los dientes, se caen!

«Me neutralizo antes de ser agresivo».

## Articulación temporomandibular o ATM

**«TENGO QUE SER EFICAZ EN LA PALABRA, EN LA CAPACIDAD DE MORDER, EN EL MOVIMIENTO MANDIBULAR».**

Conflicto de no poder atrapar el pedazo.

Desvalorización de haber mordido, de un modo real o verbal.

«Me prohíbo ser agresivo».

«He ido demasiado lejos diciendo lo que he dicho».

«Lo que he dicho me desvaloriza».

«Mis palabras han sido ineficaces».

## ATM que se rompe:

Confrontación por la palabra, disputa.

«Lo que he dicho está mal».

Conflicto de no poder abrir la boca, de no poder contradecir, de no poder oponerse verbalmente a las palabras de los demás.

«Hablar me desvaloriza».

«Cuando hablo me siento juzgado, tanto como para callarme y bloquear la mandíbula a fin de no correr el riesgo de decir una animalada y ser criticado».

**Freud (Sigmund de nombre)** murió de un cáncer de mandíbula.

Es el descubridor del psicoanálisis. Desarrolla una terapia en la que el terapeuta no habla.[68] «Sin palabras», «No tengo palabras, tengo un cerebro que comprende y un oído que escucha».

---

68. Uno de sus maestros, Charcot, se enfrentaba a sus pacientes en silencio, permanecía allí hasta que los hipnotizaba.

Freud escucha todo el drama de su propia vida familiar y no puede decir nada. Descubre el psiquismo. Escucha horrores pero no puede decir nada. Así sucedía en aquella época, en la sociedad austríaca biempensante. Pero él deja que los otros **abran la boca,** que hablen.

Víctima de un **cáncer muy doloroso en la boca,** necesita opiáceos.

## MIEMBROS SUPERIORES

### Clavícula

#### «NO PUEDO APOYARME EN MI PADRE PARA CRIARME».
Incapacidad de volar con las propias alas.

«Me desvalorizo respecto a lo que creo que es superior a mí, con respecto a la autoridad».

Problemática vinculada a una clave.

### Omóplato

El hombre caído, pisoteado, arrojado de cara al suelo y caminamos sobre su espalda. Ha aceptado dejarse pisar.

Es la desvalorización de haber sido reducido. Lucha, cae al suelo y es pisoteado. Es un hombre liso, un hombre que acepta ser pisoteado en contra de su verdadera naturaleza.

### Hombro izquierdo (para diestros)

#### CONFLICTO DE DESVALORIZACIÓN DE UNO MISMO EN CUANTO A SU IMAGEN COMO PADRES.
**Desvalorización en las relaciones madre/hijo (o persona maternal).**
**Falta de respeto.**
Conflicto de identidad vinculado a lo materno o lo paterno.

«Soy una mala madre, un mal padre, o un mal hijo con respecto a mis padres» (cabeza humeral izquierda).

«¿Qué clase de padre, profesor o madre soy?».

«No puedo retener **en mi regazo** a alguien cercano».

Puede ser también un conflicto dramático relacionado con un violín (¡violemos!).

**Síndrome del hombro congelado:**

*Conflicto de la madre gallina.*

«No me permito levantar el vuelo, tengo que proteger a mi prole».

**La articulación esternoclavicular** denota una problemática respecto a la realización personal.

## Hombro derecho (para diestros)

**CONFLICTO DE IDENTIDAD COMO MARIDO, ESPOSA** (SIN CONNOTACIONES SEXUALES) O TRABAJADOR.

«¿Qué clase de individuo, marido o esposa, soy?».

Desvalorización con respecto a los demás (parejas, generalmente, o colegas). «No soy un buen esposo, una buena esposa, un buen trabajador, un buen alumno» (cabeza del húmero).

**Conflicto de desvalorización de uno mismo en su posición social,** o en relación a su **estatus marital,** o estatus fraternal.

Desvalorización por no haber podido **retener en el regazo** a alguien cercano.

**Hombro helado:** «No me permito levantar el vuelo porque quiero continuar ocupándome de mi mujer, de mi marido, de mi trabajo».

Lo inverso para las **personas zurdas.**

## HÚMERO

**Son las alas.**

¿Qué hace la gallina con las alas? Recoge a sus polluelos, a los que ama.

«Soy incapaz de realizar un trabajo, de proteger bajo mis alas».

«Hay algo o alguien que quiero guardar».

Ejemplo: Se impide al hijo que se vaya de vacaciones, los padres se sienten culpables por ello. La palabra importante para el brazo izquierdo es «impedir» como, por ejemplo, la alegría impedida.

Las cosas buenas se incorporan (a la derecha) y las malas, se rechazan (por la izquierda).

Como regla general, los brazos representan nuestra capacidad de acoger las experiencias de la vida.

Están cerca del corazón y simbólicamente permiten la expansión del amor.

«Pero ¿qué tipo de persona soy?».

***Pista para explorar prudentemente:***
«Ya no soy el rey –o la reina– y me desvalorizo».

**Cavidad glenoidea:** Conflicto asociado a la culata de un arma.
Brazo derecho = «Mi padre en su trabajo».
Brazo izquierdo = «Mi padre en su afecto».

## Codo

**Función:** Coordinar las fuerzas puestas en juego para efectuar una determinada tarea.

«Hincar, apretar, clavar o romperse los codos» = Aplicarse con ahínco a una tarea.

«El codo = medida antigua».[69]

Conflicto vinculado a la utilización del brazo.

«¡Hay que gestionar!».

**Desvalorización vinculada al trabajo:** «Hincar los codos», **y a la identidad:** «Empujar con los codos».

«Hay que romperse los codos». El trabajador se remanga la camisa y deja libres los codos. El perezoso tiene un callo de tanto apoyarse en la barra del bar. Todo el trabajo que hace es apoyarse en la barra y beber.

---

69. Representaba la distancia del codo a la punta de los dedos, o sea, alrededor de 50 cm. *(N. de la T.)*

## Epicondilitis derecha

«Me veo obligado y no tengo ganas».
«Me veo obligado a hacer un trabajo o una función y no tengo ganas».
Es una tonalidad manual, una realización no deseada.

## Epicondilitis izquierda

«Quiero, pero se me impide».
«Quiero realizar algo pero no lo consigo».

## Problemas de tendones (codo de tenista)

Criterio de perfección, no permitirse errar. No estoy seguro de triunfar: desvalorización por anticipación.

## Epitrocleítis (codo de golfista)

Afecta a la parte interna del codo.
Problemas y discusiones de pareja. Uno se contiene de tomar al otro en sus brazos, no quiere ser el primero en ceder. «Me abstengo de tomar o de estrujar en mis brazos».
¿Por qué en este conflicto hay una epitrocleítis y no una epicondilitis? Es el meridiano del corazón. Cuando se agarra a la otra persona es para estrecharla contra sí mismo, para que esté contenta: en fin, para bloquearla entre los brazos. Este bloqueo se hace con la epitróclea y el movimiento dinámico, con el epicóndilo.
En el juego del golf, es totalmente necesario el bloqueo: epitrocleítis; en el tenis, es la epicondilitis.

## ANTEBRAZO (RADIO Y CÚBITO)

**El radio,** es el perímetro de seguridad en torno a sí mismo, el barrido en ese perímetro. Uno puede sentirse desvalorizado por no poder colocar un perímetro de seguridad a su alrededor. No llega a establecer una frontera.
«Alguien ha entrado en mi perímetro».

***Pistas para explorar prudentemente:***

«A pesar de trabajar, no tengo seguridad».

«No he reunido bastante dinero, no tengo barreras, me van a robar, no tengo seguridad».

El radio es el hueso del discernimiento.

**Cúbito:**

Es más periférico que el radio (conflicto relacionado con un amigo, un primo).

Es también más material que el radio.

# Muñecas

**CONFLICTO RELACIONADO CON LA MAÑA Y LA TORPEZA.**

«No he podido reafirmarme».

Desvalorización por no poder asumir una función, un rol, una tarea.

«¡Qué torpe soy!».

ES EL **PESO NEGADO.**

**El peso** de la demanda es tan pesado de asumir que uno lo **niega.**

La muñeca es el peso que ha sido negado. Negamos el peso de las cosas en términos laborales; el peso negado de las palabras, del lugar, de la persona, que está desvalorizada en una relación de fuerza.

«Minimizo mi falta, pues me siento (y me considero) muy culpable».

«El trabajo era importante, había que asumirlo, no lo he hecho y me siento desvalorizado».

«No estoy seguro en este trabajo, en esta función».

«Estoy atado de pies y manos».

«Recuerdos de esposas, de prisión».

# Manos

*Las manos representan nuestra capacidad de tomar, recibir, dar. Nuestra capacidad de realización, de trabajo, de precisión, de acción. Los dedos son la prolongación de las manos, las herramientas al servicio de nuestras manifestaciones.*

Las manos permiten efectuar gestos mucho más precisos que las muñecas.

Desvalorización por no tener el gesto o los gestos precisos.

**DESVALORIZACIÓN EN EL TRABAJO MANUAL, EN LOS GESTOS.**

El mismo conflicto que la muñeca. Cosas que uno no llega a hacer (limpieza, escritura).

Falta de destreza manual.

Desvalorización vinculada a lo manual, a actividades como el ordenador, la escritura, etc.

**Edemas** de las manos (dedos amorcillados): «Tengo la esperanza de que mañana lo conseguiré».

## DEDOS

**DESVALORIZACIÓN POR NO TENER GESTOS TAN PRECISOS COMO UNO QUISIERA.**

**Conflicto con los gestos de precisión (costura, relojería, etc.).**

Ejemplo: Las cosas se caen de las manos.

«No llego a hacer lo que debería».

Se trata de lo que uno «debe» hacer.

«No sabes hacer nada con tus diez dedos».

### *Simbología de los dedos:*
**Pulgar:**

Vinculado al sentido del gusto. Es la oralidad, directamente vinculada a la boca.

Es el ego, el «yo»; el dedo gordo del pie.

En los juegos infantiles, tiene un gran papel. En los juegos antiguos, el pulgar hacia abajo significaba condena a muerte, y hacia arriba, el perdón.

### **Índice:**

Vinculado al sentido del olfato.

El intelecto. La locura: El dedo en la sien.

Señala la dirección. Es el dedo del deseo: «¡Quiero esto, y esto otro!».

Es también el juicio. El acusador, el que señala. Cuando uno habla con las manos y se ve señalado con el índice, se siente acusado. Representa autoridad, orgullo, acusación social, juicio. Culpabilidad. ¡Yo acuso!

«Cuando se señala la luna, el necio mira el dedo y el sabio, la luna» (Confucio).

### Corazón:
Vinculado al sentido del tacto. Lo emocional, el corazón.
Representa la creatividad, la sexualidad y la rabia. Vinculado a la sensualidad, al placer.

### Anular:
Vinculado a la vista, a los ojos. Matrimonio, anillo, compromiso.
A la izquierda, es sobre todo el matrimonio; a la derecha, el compromiso de manera más general, las asociaciones.
Símbolo de unión, representa nuestros vínculos afectivos, la vida en pareja. Una herida en este dedo puede indicar tristeza, dificultad en nuestra vida afectiva.
Ejemplo: A una muchacha que tiene hijos de hombres diferentes su padre la obliga a casarse. Desarrolla un cáncer en el hueso del dedo anular. Gran desvalorización en el símbolo del matrimonio.

### Meñique:
Vinculado al oído. Secretos, mentiras. Confesión.
Representa lo no-dicho.

Existen más descodificaciones para los dedos de las manos, quizás ello se deba a su relación con los cinco órganos sensoriales.
**Pulgar:** Oralidad, gusto. Nos chupamos el pulgar.
**Índice:** Con él se sacan los mocos de la nariz, olfato.
**Corazón:** Sensualidad, sexualidad, contacto.
**Anular:** Vista, uno se quita las legañas.
**Meñique:** Oreja, oído, con él nos rascamos el oído.
Asociación anular/meñique. ¿Qué me dice mi dedo meñique con respecto a mi pareja? ¿Qué debo adivinar cuando me hablan de mi pareja?
**Hueso semilunar:** Principio femenino.

**Hueso escafoides:** Tiene forma de barca; problemas de desplazamiento. Se dice que es el hueso de la huida.

**Dedos soldados, unidos:** No dejar pasar algo (por ejemplo, ruina en la familia durante varias generaciones).

# TRONCO

## Esternón

**DESVALORIZACIÓN ESTÉTICA** (ejemplo: en relación al busto) o **en relación a aquello que «toca» al esternón.**

La pechera de la camisa, la corbata, son la expresión social del esternón: el esteticismo.

**«NO HE PODIDO ESTRECHARLE CONTRA MÍ POR ÚLTIMA VEZ Y ESO ME DESVALORIZA».**

Ejemplo: Tiene un bebé, quiere apretarse contra él. Se pega a él como si fuera a tocarle el hueso.

El manubrio esternal –*manubrium* en latín: «asa, mango»– era una pequeña espada.

El esternón es un puñal de sacrificio, ¡como un sílex para arrancar el corazón! Una arma, una acción es la autoridad real, y no una demanda.

**El esternón** tiene forma de espada, representa el arma interior.

— Se empuña frente al adversario cuando hincha el pecho.

— O se esconde cuando se toma una actitud cerrada, con los hombros echados hacia delante.

EL **ESTERNÓN RECOGIDO** ES LA PROHIBICIÓN DE LA AGRESIVIDAD, LA PROHIBICIÓN DE SER MALO.

Desvalorización respecto al **futuro:** «No tengo futuro». El depresivo está vinculado al pasado; está bloqueado en el pasado.

La angustia del desconocimiento del futuro.

El esternón está compuesto por tres partes: el mango o manubrio, el cuerpo y el apéndice xifoides.

— La parte alta está relacionada con el padre y los ascendentes.

— El cuerpo es mi vida, la cual me la tomo muy en serio.

— El xifoides está relacionado con la madre o con los descendientes.

## Costillas

**DESVALORIZACIÓN POR EL HECHO DE «NO SENTIRSE LO SUFICIENTEMENTE QUERIDO, AMADO».**
   **Desvalorización en el terreno afectivo y tal vez estético (cerca del esternón).**
   «Marchamos uno al lado del otro».[70]
   Las costillas son «las persianas del corazón». (Claude Nougaro)
   Portales, rejas de lo emocional, del corazón.
   Las costillas juegan un papel de **protección.**
   Simbólicamente, las costillas son miembros de la familia:
   — **Los ascendientes** están reaccionados con las costillas superiores.
   — **Los hermanos,** con las costillas del medio.
   — **Los descendientes,** con las costillas inferiores.
   — **Los niños no reconocidos,** con las costillas flotantes.

### Las doce costillas
**Costillas, de la 1.ª a la 3.ª:** Relacionadas con los ascendientes.

**Primera costilla:**
Culminación de una tarea, responsabilidad.
La primera costilla hace la función de pequeña tapadera.
El orden de las cosas no se respeta.
No seguir la normalidad.
Ejemplo: El compañero que no hace su trabajo siguiendo las normas.
**Segunda costilla:**
Hipersensibilidad a las influencias externas.
En relación al padre: «Me gustaría que me escuchara».
2.ª costilla **derecha:** Falta de **afecto** respecto al padre.
2.ª costilla **izquierda: Rabia** con respecto al padre o al padre simbólico.
   Ejemplo: La 2.ª costilla anterior: «Mi padre no escucha nunca, ¿cuándo me oirá finalmente?».
   «No me escucha nunca y me gustaría que me escuchara», en el sentido de captar su afecto, su amor.

---

70. En francés, *Nous marchions côte à côte* (*côte* es «costilla»). *(N. de la T.)*

Hacia delante, el futuro: «Me gustaría que me escuchara, que eso finalmente sucediera».

En el medio, es más interior, es la autoridad. Ya no es «Me gustaría que me escuchara», es «Tiene que escucharme».

**Tercera costilla:**

Relación con los demás, a menudo, con la madre.

**Costillas 4.ª y 5.ª: Los colaterales.**

Están relacionadas con los familiares colaterales (hermano, hermana). «Estoy buscando afecto».

Ejemplo: La familia está dispersa, uno no ve con frecuencia a sus hermanos y hermanas, cuñados y cuñadas.

La costilla izquierda es más bien en términos de rabia.

**Costillas de la 6.ª a la 12.ª: Los descendientes.**

**Costilla 6.ª:**

Los nietos.

Es el hijo pequeño, o el nieto para un abuelo.

Ejemplo: «Quiero tener un hijo, pero no llega»: si es puramente afectivo, estoy apenado, es la sexta costilla. Si tengo miedo de no conseguir algo (peligro), es la izquierda.

**Costilla 7.ª:**

Fuente de energía.

Es el primo, el sobrino, la sobrina, los alumnos, los jóvenes de la familia. Son las piezas relacionadas con un núcleo central. Son los jóvenes discípulos, los alumnos con respecto al profesor.

Ejemplo: Los profesores que intentan transmitir a sus alumnos sus conocimientos con pasión.

**Costilla 8.ª:**

Es la descendencia, el niño que sale de la costilla.

Parentesco lejano.

**Costilla 9.ª:**

Voluntad de control.

**Costilla 10.ª:**

Elección de la dirección.

**Costilla 11.ª:**

El mantenimiento del centro y del equilibrio (bazo).

**Costilla 12.ª:**

El territorio.

Las costillas flotantes

Ejemplos:

La hija de la señora X se ha casado; ella *pasa* al territorio de la familia de su yerno. Ya no está enganchada afectivamente a su familia original. La señora X tiene una patología de las costillas flotantes.

El señor X explica: «Cuando era adolescente, tenía una amiga pequeña, de entre 3 y 6 años. La había tomado como una hija simbólica, y yo era su padre simbólico. Se marchó a América y eso fue muy doloroso para mí». La relación se perdió.

El señor X tiene un hijo fuera del matrimonio, que no se relaciona con el resto de los hijos. El señor X tiene un problema de costillas flotantes.

**Las costillas supernumerarias:**

Conflicto con el orden de las cosas que no es respetado.

Excesiva rigidez de los ascendientes.

A la derecha, el afecto, la familia, la madre.

A la izquierda, la vinculación con el exterior (trabajo, suegro, suegra).


# RAQUIS (COLUMNA VERTEBRAL)

Columna vertebral = **mástil.**

Representa el sostén y el apoyo de nuestro cuerpo, de nuestros valores, de nuestra vida.

**Desvalorización central de la personalidad en relación con el órgano inervado o EL ÓRGANO ASOCIADO, EMBRIOLÓGICAMENTE HABLANDO.**

**«Sostengo a quién, qué?».**

«No estoy a la altura».

**Pérdida del eje de la vida.**

Ejemplos:

L5 o articulación L5/S1 = desvalorización sexual.

Patologías de la columna: El señor X se desvaloriza por no haber apoyado a sus hijos durante su escolaridad.

## Discos intervertebrales

Los discos intervertebrales son **AMORTIGUADORES.**

«Debo hacer de amortiguador, amortiguar los ángulos, ser un intermediario».

**«TENGO QUE HACER DE TOPE ENTRE DOS SERES QUERIDOS QUE DISCUTEN O ENTRE DOS VALORES».**

«Me desvalorizo porque no me siento a la altura de…: mi trabajo, mi pareja, mi sexualidad…».

Es un **cojín:** «No puedo descansar sobre mí mismo, *pero me amo*».

Recidivas de conflictos de desvalorización correspondiente a la problemática emocional de dos vértebras en juego.

## Raquis cervical

**FLEXIONAR EL CUELLO, VERSE OBLIGADO A BAJAR LA CABEZA POR VERGÜENZA, CAPITULAR.**

Injusticia, humillación (en el colegio, en las jerarquías…).

Permite articular la cabeza.

«Debo bajar la cabeza, doblegarme, ¡es un abuso de poder!».

Sumisión e impotencia.

Desvalorización moral.

Corresponde a la zona del corazón, se relaciona con la comunicación y con nuestro grado de apertura a la vida.

**Cervicales superiores:** *C1, C2, C3*

«Doy vueltas a las cosas, querría ser otro, tener otra situación más valorizante».

C1, C2, C3, según algunos autores, están vinculadas a la espiritualidad.

C1 da y C2 toma.

**C1: Atlas**

**Se trata de la información a dar; es el conflicto de los docentes. Sentimientos nobles.**

Permite el aprovisionamiento sanguíneo de la cabeza, de la glándula pituitaria, del cuero cabelludo, de los huesos de la cara, del cerebro, del oído interno y medio.

C-1 es la comunicación profunda en términos de decir, de emisión.

El atlas también es el soporte de la cabeza.

Gran desvalorización: «Se burlan de lo que digo».

## C2: Axis

**Actuaciones intelectuales, vértebra de la comunicación profunda; es la información recibida, a integrar, es la recepción.**

«No puedo integrar la información interesante».

El axis C2, eje de C1, está relacionado con los principales órganos de los sentidos (la lengua, los oídos, los ojos).

## C3

**Vinculada al contacto, a la belleza, a la cara, al rostro.**

«Quiero que las cosas sean bellas».

C2 y C3 a la izquierda, están relacionadas a veces con la vesícula biliar. Ejemplos:

«Siento rencor por no ser escuchado».

«Puesto que no me escuchan, no valgo nada».

Cervicales inferiores: de C4 a C7

Conflicto de injusticia o de sumisión.

Es aquí donde se le hace doblegarse bajo el yugo.

Es el conflicto del siervo respecto al señor.

Verse obligado a bajar la cabeza, a humillarse, la picota.

## C3, C4, C5

Dificultad de armonizar pensamientos y actos.

## C4

Búsqueda del término medio, compromiso en la comunicación.

Relacionada con la boca (lenguaje y cuerdas vocales) y la nariz.

## C5

Relacionada con el verbo, la palabra, la faringe, las cuerdas vocales de nuevo.

Problema vinculado a la palabra y al desplazamiento.

Las tres últimas –**C6, C7 y C8**– son las raíces cervicales que corresponden a tres grandes nervios del brazo: es **hacer y estar en contacto.** Estos nervios son sensitivos y motores: el conflicto está orientado hacia el hacer y el tocar del brazo.

## C6

Relacionada con el cuello, con las amígdalas.

Sueño de una infancia inaccesible.

**C7**

Relacionada con la tiroides, el cuello, los hombros, el tiempo.

Gran conflicto de injusticia.

«Estoy inmerso en la sumisión».

C7 vuelve a salir cuando se inclina la cabeza.

Las **cervicobraquialgias** o neuralgias cervicobraquiales.

«¿Qué clase de miembro familiar soy? ¿Qué monstruo de padre soy?».

**Rigidez del raquis cervical:**

Se trata de contracturas musculares más o menos continuas.

Es la manifestación de un tipo de angustia.

Tensión, rigidez de toda la columna: conflicto de estar muy atado a los valores; hay que tener certeza.

**Lisis del raquis:**

«Quiero desaparecer para no ser el eje central de la vida de tal persona».


## RAQUIS DORSAL

**De la D1 a la D12:**

Es el armazón del cuerpo.

«HAY QUE RESISTIR».

«Estoy solo ante todo, soy el pilar de la estructura».

**Afectivo; las dorsales estás vinculadas a las costillas, anatómica y emocionalmente.**

Corresponden a la gran zona del tórax.

**D1**

Relacionada con los riñones, el esófago, la tráquea, los bronquios.

**D2**

Es territorio común con el corazón, las válvulas y las arterias coronarias.

Conflicto territorial en el sentido de: «Soy el pilar de supervivencia, el armazón de mi territorio».

Puede referirse al hombre que siente continuamente la amenaza de perder su trabajo o su empresa, o también a la mujer que es el único salario de la casa porque el marido no puede trabajar.

«Corro el riesgo de que me despidan. Soy el pilar de casa».

**D3**

La D3 está relacionada con la madre o la madre simbólica, el pulmón, los senos, la pleura.

Para la derecha: en la falta de afecto; para la izquierda: en cuanto a la rabia.

Se trata también de la vértebra que corresponde al sostén de las mujeres que han vivido mal la amputación de una mama: desvalorización estética.

Ejemplo:

Una mujer tiene cáncer de mama. Tiene un gran problema pues los senos son de gran importancia para ella, senos de artista. El día en que está previsto realizar la intervención, sufre un conflicto importante con un ataque en la D3.

**D4**

Relacionada con la vesícula biliar, con el rencor.

Rencor en la desvalorización: «Me avergüenza ser rencoroso».

Desvalorización vinculada con una contrariedad no digerida.

**D5**

Conflictos vinculados a problemas de sangre.

«Tengo falta de afecto».

Contrariedad familiar reciente.

«No estoy integrado en el clan».

Es el padre, la sangre y la carencia.

**D6**

«Soy un incomprendido»; estómago.

Contrariedad en el territorio. Conflicto de indigestión.

**D7**

Conflicto de ignominia; páncreas.

Duodeno. Asimilación.

**D8**

Conflicto vinculado a la sangre, al bazo, a la familia.

Desvalorización porque uno se siente rechazado por su familia.

**D9**

Conflicto de las suprarrenales.

«Me he equivocado de dirección».

Desvalorización por haber seguido el mal camino.

**D10**

Conflicto de derrumbe de valores; riñones.

También relacionado con la destrucción.

Problemas de elección, de dirección.

**D11**

Conflicto en términos de evacuar (colon) o de marcar el territorio (vejiga).

Riñones, enfermedad de la piel. Miedo a la separación.

**D12**

Pubis

Desvalorización sexual.

Rabia, culpabilidad en la esfera de la sexualidad.

«Sólo cuento conmigo en la sexualidad».

«No consigo realizar un buen papel sexual».

«He sufrido un ataque sexual».

«En esta familia hay algo anormal y desvalorizante».

## Raquis lumbar

**Etimología: del latín _lumbus:_ riñones, costados, lomo; también significa: _cinturón que sirve para ocultar los órganos genitales._**

**Es la base.**

Hace que nos mantengamos rectos.

El pilar de nuestra personalidad.

Aquello de nuestra personalidad que debe tener una base.

«Soy el pilar de la familia, sin mí todo se derrumba».

«¡Ya no podemos asumirlo!».

Se refiere a la relación con los demás, con la familia, con la sexualidad.

Desvalorización central, global, de la personalidad (en cuanto al trabajo y a la familia en general).

Gran conflicto: no sostenerse más.

Algo profundo que nos hace caer.

Ser «recortado en la base».

Sentirse bajo el control de alguien.

### De L1 a L4

Nos sentimos dominados e impotentes para oponernos.

### L1

Estómago, colon.

Desvalorización vinculada a algo sucio.

Idea de cambio, de circulación.

Sentimiento de impotencia.

### L1, L2

Asimilación.

### L2

El apéndice, algo nada limpio, «porquerías», suciedad que desvaloriza.

Tener que soltar las cosas.

**La L2** y sobre todo **la L3** son el centro de gravedad del cuerpo. Una descalcificación en ellas proviene de una desvalorización relacionada con un suceso que ha afectado a la persona en su parte más central, donde se siente desestabilizada, pierde su centro, su eje.

### L3

Desvalorización en la pérdida; ejemplo: un aborto.

Situaciones familiares tensas o tormentosas.

Vejiga, rodillas, órganos genitales.

«Obligado a someterme, me desvalorizo».

### L4

«¿Cuál es la base sobre la que me construyo para erigir algo?».

Frecuentemente: Desvalorización respecto al trabajo.

Conflicto relacional: «Soy la oveja negra».

«No estoy dentro de la norma (próstata)».

«¡No soy como los demás!».

«No acepto el sitio que me dan».

### L5

Es la vértebra más grande, la base, muy solicitada en los juegos sexuales amorosos.

**Desvalorización en cuanto a la sexualidad. «No estoy a la altura».**

Conflicto repugnante o sexual de desvalorización.

Golpe bajo, traición, estar sucio en la base.

Es lo que explica las metástasis óseas después del conflicto y la patología de la próstata.

**L5, S1:** Relación sexual impuesta: «No me apetece y se me obliga a hacerlo». «Yo no doy la orden. La acepto. No me apetece ir, me exaspero».

La relación sexual, aunque puede venir también de un problema en la relación de pareja. Cuando se dice «sexual» no tiene que ser forzosamente erótico o genital, puede ser también una cuestión de pareja.

Esta articulación puede servir a otras cosas que no sean gestos sexuales: conflicto vinculado al deporte (fútbol, gimnasia…).

Problemas con los amigos, los vecinos, los compañeros, en el sentido de «No estoy integrado en…».

«No quiero mostrar mi debilidad frente a los demás».

**Ciática derecha:**

«Me obligan a hacer una cosa que no quiero hacer».

«Me obligan a ir delante, a hacer algo, a dirigirme a un lugar al que no quiero ir, no me apetece, me contengo».

**Ciática izquierda:**

Es lo contrario de la ciática derecha: «Quiero ir, pero me obligan a quedarme». Se impide marchar a alguien que desea irse, ya sea en términos sexuales, profesionales o de desplazamiento.

Todo esto está indicado para las personas diestras; sólo hay que invertirlo para las zurdas.

## Sacro

**DESVALORIZACIÓN VINCULADA A LA SEXUALIDAD.**

La sexualidad es un acto sagrado, es el acto que da origen a la vida.

Desvalorización vinculada a algo sagrado, como el culto, por ejemplo.

«Soy incapaz de llevar a alguien o algo sobre mis espaldas, aunque debiera hacerlo».

## Coxis

*El coxis es el vestigio de la cola. La posición de la cola permite o impide el acceso al recto. Los animales con cola la levantan para defecar y la bajan para evitar ser sodomizados.*

## DESVALORIZACIÓN EN LOS CIMIENTOS DE LA PERSONALIDAD (BASE) CON UNA TONALIDAD SEXUAL.

**Es lo que permite ser estable, lo que permite rectitud, lo que nos separa de las bestias.**

Problemas con la homosexualidad o la sodomización.

«Quiero impedir la penetración, la sodomía».

Agresiones sexuales.

**Ejemplo:** Un profesor siente un impulso y realiza tocamientos a un niño (pedofilia). Tiene dolores en el coxis.

*Pista para explorar prudentemente:*

Conflicto del cuco: Niños llevados al nido de otra pareja y criados allí.


## PELVIS


## CONFLICTO DE NO PODER ACOGER (A UN RECIÉN NACIDO U OTRO) DE MANERA SATISFACTORIA.

**Conflicto relacionado con la carga de tener un bebé (ejemplo: aborto espontáneo).**

**Desvalorización sexual.**


### HUESO ILÍACO


### VINCULADO A LA SEXUALIDAD, A LA ACOGIDA, AL EMBARAZO.

**Gran desvalorización en relación con la sexualidad,** aunque la sexualidad se viva y experimente en grado superior: elegir a la más bella, la más pura, la más extraordinaria.

Frenesí sexual mal considerado por uno mismo, apetito sexual devorador.

Antiguos recuerdos de «haber sido engañado», «han hecho cosas a mi espalda».

**Alas ilíacas dolorosas:**

Como en el oído: es importante acoger, entender al otro.

«Me desvalorizo por no poder asumir la crianza del bebé».

**Articulación sacroilíaca:**
Conflicto de desvalorización de tinte sexual.

El hombre, o la mujer, se ve rechazado u obligado a hacer el acto sexual o se obligan para satisfacer a la Señora o al Señor:

«Quiero hacer el amor y él/ella se niega».

«No quiero hacer el amor y se me obliga a ello».

«Me siento agredido externamente», por lo general vinculado a la sexualidad.

Desvalorización en la noción del amor sufrido, es degradante no haber sabido guardar el grado de dignidad humana, sus valores sagrados.

«Lo que pide sexualmente es retorcido».

Derecha: «Estoy con alguien que no acepta lo que yo quiero», con noción de voluntad impuesta y de confrontación.

Izquierda: «Me siento culpable de rehusar hacer lo que el otro me pide; freno por no ir más lejos».

**Lo opuesto para las personas zurdas.**

# PUBIS

## DESVALORIZACIÓN SEXUAL

«No soy competitivo(a) sexualmente».

«No soy capaz de seguir los movimientos del otro durante el acto sexual».

«Soy un mal compañero(a) sexual».

Pubis, púber, pubertad. Vive mal su pubertad, pubalgia.

# MIEMBROS INFERIORES

## DESPLAZAMIENTO CONFLICTIVO, DESVALORIZANTE.

Las piernas representan la capacidad de avanzar en la vida, de ir hacia delante. Así pues, ellas reflejan todos los sentimientos que podemos vivir en relación al movimiento y a la dirección a tomar.

**La pierna derecha:** «Debo ir y no me apetece ir». «Se me obliga».

**La pierna izquierda:** «Querría ir y se me impide, impiden mi desplazamiento».

Lo contrario respecto a las personas **zurdas.**

La **cadera:** «No tengo derecho ni siquiera a dejar asomar mi personalidad, no me puedo imponer a mis padres o a quienquiera que sea».

**La rodilla: «Estoy obligado a obedecer».**


**Energética china (Régis Blin):**

**Articulación de la cadera – tierra – maleabilidad.**

**Articulación de las rodillas – bosque – flexibilidad.**

**Articulación de los tobillos – agua – adaptabilidad.**


## CADERA


**DESVALORIZACIÓN POR LA IMPOTENCIA DE OPONERSE SEXUALMENTE.**

**«ESTOY OBLIGADO A CEDER EN CASO DE ENFRENTAMIENTO»:**

— Sea activamente, en la confrontación, en la resistencia (cadera derecha).

— Sea pasivamente, frenando con el peso del cuerpo (cadera izquierda).

Conflicto relacionado con la sexualidad.

Oposición sexual.

Desvalorización en el cara a cara sexual.

«Sexualmente me encierro en mí mismo».

La cadera es el sitio de resistencia, la articulación sobre la que uno se apoya para empujar y luchar. «El paso que no me atrevo a dar».


## Cadera de heno o frío en la cadera

La enfermedad juvenil de la cadera = «Me veo obligado a obedecer sin decir nada».

### *Cóndilo:*

Ser desenmascarado por sorpresa: «Me pillaron».

«No logro dominar la enfermedad; doy marcha atrás; avanzo y retrocedo».

Movimiento de marcha atrás:

«Me he curado muy rápido de la enfermedad, es demasiado bueno para ser verdad».

## FÉMUR Y MUSLO

*El fémur es el hueso más sólido, el más voluminoso del cuerpo.*
Conflicto del *toro*.

## Cuello del fémur

En la Biblia, Jacob se pelea con el Ángel.
**CONFLICTO DE OPOSICIÓN.**
**Conflicto de tener que ceder contra su voluntad ante alguien o algo más fuerte, como las personas mayores que se ven forzadas a ingresar en una residencia.**
**Desvalorización de uno mismo en una oposición.**
«Si retrocedo frente a un toro joven, es mejor descalcificarse».
«Me amurallo cuando me opongo».

## Cabeza del fémur

Oposición a la madre, a las mujeres, posición de dominio.

## Trocánter mayor

Conflicto de oposición, como el cuello del fémur, con el siguiente matiz: un hombre que siempre ha sido líder en el instituto ve como, en la facultad, las mujeres son tan fuertes como él, pero no capitula. **Huye antes de capitular.**

## Cruralgia

Crural: que pertenece al muslo.

«No quiero ir» o «Querría ir pero me lo impiden», con la noción de obtener alguna cosa.

«¿Qué hago yo aquí?».

## Muslo

Si la patología es **posterior,** es un drama por ir a un territorio común.

Si se trata de la **cara anterior del muslo,** hay una noción de querer atrapar algo; por ejemplo: «Me obligan a ir a pedir un aumento». Está vinculado al futuro.

Con el objetivo de obtener algo: «Mi vida cambiará cuando consiga el aumento».

En cuanto a la **cara interna del muslo:** con frecuencia surge una problemática subyacente de tipo sexual (aductores, pubalgias, cruralgias).

## Ingle

Problema sexual. «A toda costa, quiero un hombre o una mujer».

Si es más bien sobre el **peroné,** se debe a que uno no puede hacer otra cosa: «Estoy obligado a ir» = problemática de independencia.

### Sentido biológico:

Para entender mejor por qué el conflicto de oposición afecta al **cuello del fémur,** he aquí un ejemplo en los animales: cuando dos animales luchan entre sí, cabeza contra cabeza, si uno de ellos cede es que la fuerza de sus cabezas del fémur no es suficiente.

Es el conflicto del toro o del búfalo, que se apuntala para oponerse a su adversario. Cuando uno se opone con todas sus fuerzas, los sitios sobre los que ejerce más fuerza son el muslo y el fémur. Se pretende rechazar al otro con todas las fuerzas, es la oposición. La persona mayor que no puede oponerse tiene que decir amén a todo lo que el otro le propone y se fractura el cuello del fémur.

La fractura viene también en la solución, pues el periostio que sirve de «vendaje» del hueso se ablanda y no sujeta más al hueso. El cuello del fémur puede romperse también en la fase activa, cuando el conflicto sin solución se alarga mucho tiempo.

También es: «Permanezco en mi postura, no evoluciono».

## RODILLAS, EN GENERAL

### CONFLICTO CON LA MADRE, LA ESPIRITUALIDAD, EL DEPORTE O LA OBEDIENCIA.
### NO QUEREMOS RENDIRNOS[71] ANTE UNA SITUACIÓN.

«Tengo que arrodillarme, es decir, someterme, ceder, doblegarme, abandonar la lucha».

**Se trata del conflicto de desobediencia: «Me veo forzado a obedecer».**

«Soy como un esclavo, estoy de rodillas y sin la posibilidad de oponerme».

Por el contrario, aquellos que se oponen generan coxartrosis, no gonartrosis.

Conflicto vinculado al movimiento, al deporte, a la postura vertical, al sufrimiento espiritual.

**Desvalorización deportiva** o vinculada a la actividad de la rodilla (someterse al entrenador, perder un partido).

«Estoy destrozado».

Es necesario **cambiar de dirección,** tomar una opción: el movimiento se ha iniciado hacia un proyecto de cambio, en una idea de sumisión.

Si hay otras articulaciones afectadas, proviene de otro tipo de actividad, como por ejemplo la limpieza, el deporte…

---

71. En francés: *plier le genou,* literalmente, «doblar la rodilla». *(N. de la T.)*

## Ligamentos cruzados y laterales

Conflicto en términos de futuro.

«¿Pero cuándo seré finalmente autónomo?».

«¿Cuándo voy a dejar de obedecer?».

## Ligamento lateral interno

Desvalorización relacionada con la rabia.

## Ligamento posterior y cruzado posterior

Desvalorización relacionada con un territorio.

**Cara interna:** Relacionado con uno mismo o con la pareja sexual, en el caso de la mujer.

**Cara externa:** Relacionado con el otro.

## Dolores en las rodillas

«Cedo».

«Estoy a tope».

«No tengo que enfrentarme…».

## Higroma

Tumor blando.

Ejemplo: Religiosos que no están en consonancia con su fe o su religión.

## Gonartrosis y derrame sinovial

Desvalorización en la obediencia.

¿Qué representa la rodilla para una persona?

**¿Deporte, religión, protección, sentimiento de desmoronamiento, indecisión?**

**Punto pedagógico: Posibles opciones de «biologización»**

ELECCIÓN DEL ÓRGANO POR EL INCONSCIENTE

¿Por qué desear proponer o imponer una descodificación, un sentido antes que otro?

¿No hay peligro en hacerlo, un riesgo en manipular al otro y de callar, de censurar lo que es verdad para él?

Una manera de evitar esta desviación de la descodificación biológica y de no caer en el conflicto de Procusto[72] está en comprender que un órgano comporta numerosos aspectos, numerosos sentidos posibles:

—Universal

—Cultural

—Familiar

—Personal

—Eventual

—Otros

ELECCIÓN UNIVERSAL

Se trata esencialmente de la localización del órgano: pulmón, hígado, páncreas, músculo, etc.

Para todo el mundo, los ojos se han concebido para ver: «Si me niego a ver genero el conflicto del avestruz y puedo llegar a la ceguera».

Para todos, la piel está hecha para el contacto y, en el caso del conflicto de separación, la epidermis expresa biológicamente el conflicto; ya sea en el caso de niños, ancianos, simios o pájaros; budistas, comunistas o aborígenes; todos son iguales en cuanto a la función de este órgano.

ELECCIÓN CULTURAL

Precisión en la localización: pulmón derecho o izquierdo, por ejemplo.

En ciertas culturas:

—La derecha representa lo masculino, el futuro; en otras culturas, lo femenino.

—El agua es símbolo de vida en el desierto africano y de muerte en Bangladesh (inundaciones).

—La nuca y los pies en China son símbolos sexuales, en Europa lo es el dedo corazón.

---

72. Referido al «lecho de Procusto», la tentativa de reducir a los hombres a un modelo único, a una sola manera de pensar y actuar.

— El puño es un símbolo de esclavitud para unos y de belleza para otros.

## ELECCIÓN POR EL ÁMBITO FAMILIAR

Los pies, en una familia en la que el padre es vendedor de calzado o podólogo, representan la manera de ganarse el sustento; en otra familia representan el contacto con la tierra de los antepasados; y para otra, los viajes. En una familia de sombrereros, la cabeza será la que represente el modo de sustento.

## ELECCIÓN POR VIVENCIA PERSONAL

Según la persona, según su propia vivencia, las rodillas estarán relacionadas con el deporte, la religión o con la limpieza.

## ELECCIÓN POR TAL O CUAL SUCESO

Para una persona determinada, en un momento determinado, el hombro **derecho** estará relacionado con la época «maternal» **del niño.** Así por ejemplo, al señor X, que lleva a su bebé sobre el hombro derecho, se le cae el niño involuntariamente; el niño cae al suelo y se hace daño: el hombro derecho estará vinculado a la idea de «Soy un mal padre».

## EJEMPLOS Y APLICACIONES

• La señora X, enfermera, va a la consulta por una psoriasis que tiene en el hombro izquierdo.

Psoriasis: Determinismo universal (piel = contacto) = conflicto de separación.

Hombro izquierdo: Determinismo de un suceso = está en su despacho y su compañera y amiga entra de improviso y le dice, muy abatida: «¡Te van a despedir!». Ella se levanta de un salto y se da un golpe con la ventana en el hombro izquierdo, el lugar en el que le aparecerá un tiempo más tarde (como vehículo del bio-shock) la psoriasis.

• El señor X sufre reumatismo en los dedos pulgares.

Cartílago: Determinismo universal = desvalorización.

Pulgar: Determinismo cultural = dinero, nos frotamos el pulgar y el índice cuando hablamos de dinero. Su abuelo, en 1914, para evitar ir a la guerra, pagó dinero a un soldado para que fuera al frente en su lugar. En 1916, el soldado muere y el hombre piensa: «Si yo no hubiera tenido dinero, él seguiría vivo»; todos los hijos están viviendo en la ruina financiera, y en el éxito inconsciente cara a la culpa del abuelo.

## Protocolo: Significación de un determinado síntoma en mi cultura.

**Objetivo:** *Retornar al paciente a su realidad específica.*

—no hacer como PROCUSTO.

**Medio:** Examen de los diferentes planos posibles de descodificación de un síntoma.

**Interés:** Acceso al inconsciente cultural, familiar, personal.

Etapas:

1) **El paciente elige el síntoma** que desea tratar.

2) **Se pone en contacto con el órgano** portador del síntoma (pulmón, hueso) o con la parte del cuerpo correspondiente al síntoma (brazo, rodilla) o con el síntoma (prurito, sequedad…).

3) **Escribe en un papel el nombre del órgano** portador del síntoma o la parte del cuerpo que desea examinar. Da el papel al terapeuta.

4) El terapeuta realiza las siguientes preguntas y el paciente contesta con un gesto de la cabeza cuando tiene la respuesta, sin decírsela al terapeuta.

   —¿Qué órgano implica?

   —¿A qué está asociado en su cultura?

   —¿A qué está asociado en su familia?

   —¿A qué está asociado en su vida?

   —¿Con qué suceso determinado está relacionado?

5) El terapeuta replantea las mismas preguntas.

   Esta vez el paciente responde *en voz alta.*

   El terapeuta anima a ir siempre más allá en las respuestas a fin de que cada vez las respuestas que lleguen sean más inconscientes. Recoge y reformula aquello que es nuevo para posibilitar que el paciente vaya aún más allá en su toma de conciencia.

   El terapeuta recibe… y puede escribir las respuestas.

6) **Cuando el paciente se siente al final del tema, toma el papel** y se reencuentra con el síntoma de una manera nueva.

7) El paciente expresa todo lo que le llega.

# Rótula

**Se trata de un acuerdo ulterior:**
«Espero un acuerdo futuro, pues ahora la situación está bloqueada».
«No puedo ir más lejos, estoy cansadísimo».

# Menisco

«ESTOY OBLIGADO A SOMETERME, PERO A LA VEZ QUIERO AMORTIGUAR EL ESTRÉS DEL CONFLICTO».
«Hay que adaptarse para protegerse de las dificultades».
«Quiero facilitar mi relación con los demás».
Tiene forma de luna creciente. Simbólicamente, la luna es la madre.
El problema en los meniscos puede provenir de dificultad de relación.
«Busco ser un elemento conciliador, el acuerdo, la obediencia». Siempre hay que concertar.
**Cuerno anterior del menisco interno:**
Conflicto de tener que conciliar continuamente una relación difícil, con la noción de doblegarse o no, aceptar o no, resistirse o ceder; relación femenina con un componente sexual.
Si se trata de la parte interna de la rodilla, conflicto referido al futuro.
**El punto rotuliano externo:**
«No quiero arrodillarme para pedir, así que me voy».
Ejemplo: «No quiero rebajarme a pedir un aumento».
Noción de acaparar.
**La cara externa de la rodilla:**
Rencor.
**La cara posterior:**
Es una problemática de territorio (hueco poplíteo).
Por este lugar pasa el paquete vasculonervioso. El paquete vascular, territorio ampliado.
Ejemplo: «No quiero arrodillarme para vender la casa, o en la separación».
**La cara interna de la rodilla:**
Rabia: «No quiero arrodillarme, y eso me da rabia».

Gonartrosis con derrame:

Cada vez que hay un derrame, las cosas **se alivian,** se calman. **La membrana sinovial** siempre es una preocupación de obediencia en la mejoría.

«Quiero que esto se calme».

La rodilla es obediencia impuesta.

La gonartrosis es el conflicto larvado, no se resuelve. El cartílago no está destruido, no está reconstruido.

## TIBIA

### Pierna: Autonomía, desplazamiento, primera independencia.

Es el primer hueso que permite estar de pie, expresarse uno mismo, la personalidad, no apoyarse más en la madre.

Los padres de un lado y el hijo del otro. La tibia tiene dos cápsulas articulares superiores y una cápsula articular inferior. Las dos superiores permanecen en contacto, son los padres; la inferior se aleja con el crecimiento, es el hijo. Es pues el hueso del **alejamiento.**

CONFLICTO DE NO PODER SER UNO MISMO.

Conflicto de evolución imposible en la vida.

Gran desvalorización de estar satisfecho de una manera banal.

Conflicto de obcecación sobre el progreso de las cosas.

Problema de contacto con la madre durante el embarazo.

«Me desvalorizo porque no llego a posicionarme con respecto a mi madre».

«No puedo pasar al rol de padre, del 2 (pareja) al 3 (familia)».

Si el problema óseo está 5 centímetros por encima de la rodilla, el conflicto se sitúa a los 12 años; si la patología está sobre los dos tercios superiores, entre los 16 y los 18 años. Es la escala temporal.

**Vértice de la tibia en la inserción del tendón rotuliano:**

«Freno mi pulsión».

«Querría estallar, pero no tengo derecho a hacerlo». Noción explosiva y ardiente.

Dificultad para ponerse de rodillas y no decir nada.

La tendinitis de la pata de ganso (cara interna de la tibia, bajo la rodilla) es similar. La noción es, igualmente, de no decir nada. Es una tendinitis de inserción, por lo tanto, del presente que se desplaza.

Ejemplo:

«Mi padre y mi madre están divorciados». Mi madre no quiere que yo haga lo mismo: me explica sus razones.

Escucho a mi madre, sé por qué debo decir no a mi padre, pero no debo explicarle estas razones. Tengo una buena razón para no ponerme de rodillas, razón que no tengo derecho a decir».

**Meseta tibial:**

**Toma de posición, de fuerza.**

**La erosión de la meseta tibial: noción de injusticia: «Tengo que obedecer algo injusto».**

Hacia abajo es siempre una problemática de separación con respecto a la madre.

Hacia arriba es una problemática de posicionarse con respecto a los amigos y amigas y de sentirse impedido a actuar.

La tibia es la injusticia.

Según ciertos autores, el individuo es la tibia y la sociedad es el fémur. Un problema de rodilla vendría de un conflicto entre el individuo y la sociedad.


# PERONÉ

**Etimología:** Toda clase de punta que atraviesa un objeto: fíbula, broca, pivote de una puerta, remache, imperdible y, por analogía, nombre de algunos huesos.

¿Qué es lo que ha pasado con un imperdible?

El niño, desde su nacimiento, llega al hogar familiar y después emprende el vuelo como el pájaro que abandona su nido.

**Por ejemplo, conflicto de no poder marcharse, hacer su vida porque la madre es posesiva.**

**Debatirse entre dos hogares.**

Ignorar la pertenencia a un determinado clan.

Encontrarse entre dos aguas.

El padre menospreciado.

Conflicto de no actividad, de no deportividad.

Impotencia para acabar lo que uno quiere hacer.

## TOBILLOS

### CONFLICTO DE INDECISIÓN: «NO ESTOY TOMANDO EL BUEN CAMINO».

Cambio de dirección: «No sé qué elección tomar, no sé sobre qué pie bailar (metatarso)».

«No sé qué decisión tomar».

«¿Cuál es el buen camino que debo seguir?».

La problemática del tobillo corresponde a veces a una madre muy posesiva.

«¡Déjame respirar!, pero sí, mamá, claro que te quiero».

Ejemplo de un hijo: Su madre le molesta sin cesar, pero él quiere estar cerca de ella.

Conflicto de fusión con la madre o de no llegar a despegarse de ella.

Tobillos (esguinces): «Tengo que estar pegado a mi madre».

Trabas.

Con los chicos: Edipo no resuelto.

Conflicto de dirección y de elegancia de movimiento respecto a la madre.

«¿Dónde me he metido?».

**Talón:**

Golpear con el talón, con el pie, gesto de rabia.

«Doy un golpe de talón para quitarme la rabia que siento».

«Me veo obligado a frenar en seco».

**Rodillas y tobillos:**

Deporte que uno no quiere practicar o dirección que no quiere tomar, coacción en un contexto de desvalorización.

En cuanto a las rodillas y los tobillos, es también la **desvalorización en un plano deportivo o físico.**

**Punto pedagógico: Sensación en el órgano enfermo durante una sesión de descodificación**

En la sesión terapéutica, durante la escucha, si al recordar una experiencia conflictiva, el o la paciente siente algo –dolor, quemazón, tensión–, siente que algo pasa, suele ser un buen indicador: ¡estamos en el buen camino!

¿Cómo saber si la descodificación propuesta, aquello que le confía el paciente, está vinculado al síntoma? He aquí algunas pistas para responder a ello:

—Sensación general en el cuerpo.

—Lo que evoca, comparte, no lo ha sentido nunca de esa manera.

—Existe coherencia entre la emoción que surge y la enfermedad.


# PIES


## EL SIMBOLISMO DE LOS PIES SUELE ESTAR VINCULADO A LA MADRE.

### LA MADRE ES EL EQUIVALENTE A LA TIERRA.

El pie está sujeto a la tierra, la que nos nutre.

El cielo, en numerosas culturas, está vinculado al padre.

Una problemática con la madre puede generar problemas en los pies.

Conflicto de fusión con la madre o de no llegar a despegarse de ella.

**El pie** está atado a la madre: sentido arcaico.

**La pierna** tiene una función de autonomía, de desplazamiento.

**El muslo** tiene una función relacional: se trata de conflictos sociales.

## DESVALORIZACIÓN DE NO HABER PODIDO SER ESTABLE.

Situación no aceptada, vinculada a las salidas.

Conflicto en la madre: «Estoy allí plantada».

Caer en la trampa.

«¿En qué trampa he caído?».

Todo lo que se ha enviado y no se ha recibido.

Problemática de retorno a la tierra.

El pie es lo que nos ata a la tierra. Las personas de edad tienen más enfermedades en los pies, pues se acerca la muerte (entrega a la tierra).

Conflicto relacionado con la muerte que llega.

**Pies vueltos hacia dentro:**

La señora X tiene dolores al salir de casa. Nació con retraso, no quería salir del útero materno: el mundo era hostil con su madre.

«Es duro nacer».

### *Simbología de los dedos de los pies:*

1. **Dedo gordo: Ego,** «Quiero».

   Conflicto relacionado con la autoridad de la madre real (a la derecha) o con la madre simbólica (a la izquierda).

   No afirmación de uno mismo; se percibe culpabilidad en la mirada del otro.

   Autoridad materna.

   Dedo gordo sobre el segundo dedo: «Mi madre me pide que me encargue de mi hermano».

2. **Segundo dedo:** La autoridad que tengo sobre mi vida.

   Conflicto centrado en uno mismo en la relación entre los familiares cercanos y la madre real o madre simbólica.

3. **Tercer dedo:** Placer, sexualidad.

   Obtener placer en relación a la madre real o simbólica.

   Conflicto en los contactos con los **familiares cercanos.**

4. **Cuarto dedo:** Unión, alianza.

   **El rencor** relacionado con la madre real o madre simbólica.

   Conflicto de rencor con los familiares cercanos.

5. **Quinto dedo:** Escucha de sí mismo, escucha interior.

   Problemática territorial con los familiares cercanos.

**Uñas del dedo gordo:**

   Noción de desequilibrio.

   «No me protejo a mí mismo lo suficiente».

## Astrágalo

Es el primer hueso del pie que no tiene contacto con el suelo (simbólicamente, la madre). Si se cortan los ligamentos plantares, todos los huesos estarían en contacto con el suelo.

Es el conflicto de huida; es la problemática de permanecer acorralado por la madre.

Relación con la leche y con la madre.

Destete difícil o fusión con la redondez del seno: acceso del astrágalo.

## Calcáneo

Es el hombre calcáreo. Corresponde, en el ciclo biológico, a una aspiración a la muerte o a partir más allá de la tierra.

Ya no ser calcáreo, ya no ser hombre. Ya no ser un ser personificado.

## Cuboides

Es una separación y una desvalorización.

«Estoy confrontado a una realidad de la que no puedo extraerme».

«Estoy obligado, no puedo escapar a…».

«Tengo una gran necesidad de situarme en la realidad».

## Metatarsos

Es toda la autoridad de la madre real o simbólica.

El pie derecho –para un diestro– es la madre y el pie izquierdo, la madre simbólica, la suegra, la tía, la administración, la fábrica, la nodriza, pues el bebé colocado en el seno izquierdo tiene su lado derecho en contacto con su madre diestra y su lado izquierdo al exterior.

## Navicular (equivalente al escafoides)

Problema de ahogo, de falta de aire, asfixia.

**«Lucho por alejarme de mi madre».**

En podología se llama escafoides al hueso navicular, que quiere decir «barca pequeña».

## Escafoides supernumerarios

¿Qué utilidad puede tener contar con un hueso de más en el pie? ¿Representa alguna ventaja? El escafoides es el viaje: «Quiero irme de casa, pero no puedo». Son los casos de irse y volver. Es el hueso del viaje; así pues, hay que tener un hueso de más para viajar más.

En términos psicológicos, la desvalorización es: «Soy un cero a la izquierda, no estoy bien». La desvalorización biológica es: una cosa no tiene valor, la bicicleta ya no sirve, la tiro. Es el hueso desvalorizado: no tiene valor, lo tiro. Estamos a nivel genético, aquí viajar tiene valor.

Igual que en el caso de los dientes: si cada vez se comen más y más cosas blandas, los niños cada vez tendrán menos dientes porque ya no tendrán valor. Si, por el contrario, volviéramos a la vida salvaje, si comiéramos carne cruda, tendría valor y sentido tener mejores dientes. Tener un hueso de más significa un valor extra, pero no en términos psicológicos. Es el valor de desplazarse o de permanecer estable.

¿Cuál es la función del escafoides? Su función es estabilizar la bóveda plantar. Es la parte elevada de la bóveda plantar, la bóveda interna. Este hueso articula toda la parte anterior del pie con el resto. Es importante. Y lo importante es la estabilidad. El pie plano es un hundimiento del escafoides.

## Maléolos externos

Hay pocos pies planos debidos a la bóveda plantar y al escafoides. En tres cuartas partes de los casos, es una tensión en la masa maleolar la que da lugar a ese hundimiento y, una vez recuperada la masa maleolar, el pie queda nuevamente bien estructurado. Viene a ser como la descodificación del **peroné.**

## Lateral

**Lateral externo:** Conflicto de separación relacionado con la madre y el rencor.
**Lateral posterior:** Conflicto de marcación del territorio relacionado con la madre.

**Lateral interno:** Problemática de preocupación con respecto a la madre con una connotación de separación.


## Planta del pie

Pies planos y pies cavos.

Son conflictos de búsqueda de la fusión con la madre y de búsqueda de su amor o al contrario: «Busco alejarme». El primer amor terrestre es el amor a la madre.

**Conflicto de desvalorización con la locomoción.**


## Pies planos

*Es el hundimiento de la bóveda.*

Es el acercamiento del navicular con respecto al suelo. Es la búsqueda del afecto de la madre.

«Quiero acercarme a mi madre, mi madre me falta».

«Quiero permanecer unido a mamá».

Tomemos como ejemplo una paciente con un hundimiento completo de la bóveda plantar: tiene una madre que la rechaza continuamente, sólo tiene ojos para sus hermanos.

O bien: «Mi madre me agobia, me machaca y yo la dejo hacer».


## Pies cavos

Buscamos alejarnos de la madre.

**«Me resisto a que mi madre me machaque».**

«Quiero desprenderme de la tierra, rechazo la fusión».

Los pies cavos son el caso contrario a los pies planos. «Quiero recuperar mi autonomía para volar y respirar el aire normal».

«Quiero acercarme a mi padre».

## Pies arqueados

Fusión con la madre y represión.
   Vivir un estado de fusión total y de represión a un tiempo.


## Pies anquilosados, inmovilizados

Situación no aceptada.
   **Conflicto vinculado a las salidas.**
   Salir, elevarse. La partida comienza elevando el pie izquierdo, si se ha estado pegado a la madre, o en la cárcel (para los diestros).


## Poliartrosis de los dedos del pie

«Me desvalorizo pues estoy atrapado en una fusión de identidad conmigo mismo».


## Quemazón en los pies

«Estoy encolerizado con mi madre, o siento cólera contra mí mismo».


## Callos y durezas

Dolor moral: «Mi madre me impide vivir, es como una espina clavada en mi vida».


## Grietas y fisuras

Frialdad de mi madre (o de otra persona) cuyo afecto no ha sido ciertamente maternal. Busco el acercamiento a mi madre o al alma de mi padre.

## Uña encarnada

«Quiero validar por la fuerza».

## Espolón calcáneo

Cuando uno no llega a abandonar a la madre no puede despegar el talón, y el hecho de permanecer siempre con la madre será una espina (espolón) en el pie.

## Pie de atleta

Aparición de **hongos** entre los dedos.

Es el contacto con la tierra, allá donde uno debe enterrar a los muertos.

Ejemplo: Un muerto que no ha sido enterrado.

# UROLOGÍA

*«Cuando una emoción afecta un punto de gran intensidad, ya no se expresa con palabras, sino de una manera fisiológica, ya no abandona el cuerpo por la voz, sino por otras voces como, por ejemplo, la vesícula».*

Carl Gustav Jung

## GENERALIDADES

El aparato urinario tiene como misión biológica **depurar la sangre y conducir los desechos hacia el exterior.** Los dos riñones son los órganos que filtran la sangre.

La función del riñón es doble: excretora y secretora.

La función excretora, posibilitada por la **filtración y la reabsorción,** consiste en:
— eliminar los desechos,
— filtrar la sangre,
— regular la concentración y el volumen del agua y de las sales minerales en la sangre,
— mantener el pH de la sangre (excreción de los iones H+).

El riñón está constituido por varias partes:

Los **túbulos colectores** de orina que están relacionados con los conflictos de desmoronamiento de la existencia. El *shock* se vive como una pérdida de puntos de referencia, un abatimiento.

La **parénquima,** que corresponde a todo conflicto vinculado a los líquidos: inundaciones, lluvia, tormenta, ahogamiento, alcoholismo, etc.

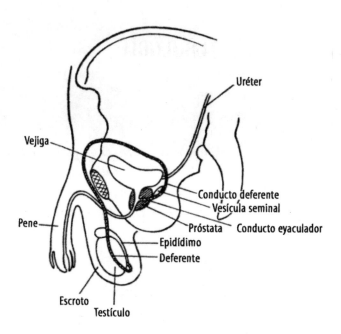

Labels in figure: Uréter, Vejiga, Conducto deferente, Vesícula seminal, Pene, Próstata, Conducto eyaculador, Epidídimo, Deferente, Escroto, Testículo

## El riñón realiza varias funciones:

— Regula la concentración de agua (la madre, lo femenino) y de electró-
litos (sodio: el padre, lo masculino) en el cuerpo.
— Equilibra la balanza ácido-básica por la secreción de iones hidrógeno
($H+$) o de iones hidróxido ($OH-$).
— Elimina los desechos.
— Tiene una función endocrina.

## El sistema neurovegetativo

El sistema simpático provoca una vasoconstricción, que tiene por efecto
disminuir el volumen de sangre en los riñones y, de esta manera, provoca
la disminución de la tasa de filtración glomerular.

Genera la secreción de renina. Aumenta la motilidad del uréter. Permite el relajamiento de la pared vesical muscular y la contracción del
esfínter.

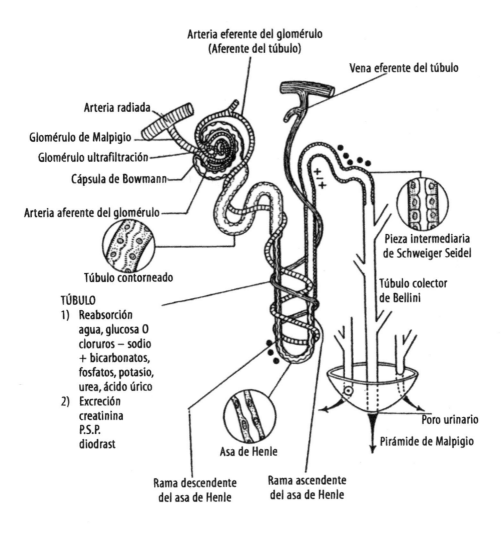

Arteria eferente del glomérulo
(Aferente del túbulo)

Vena eferente del túbulo

Arteria radiada

Glomérulo de Malpigio

Glomérulo ultrafiltración

Cápsula de Bowmann

Arteria aferente del glomérulo

Túbulo contorneado

Pieza intermediaria
de Schweiger Seidel

Túbulo colector
de Bellini

TÚBULO
1) Reabsorción
agua, glucosa O
cloruros – sodio
+ bicarbonatos,
fosfatos, potasio,
urea, ácido úrico
2) Excreción
creatinina
P.S.P.
diodrast

Poro urinario

Pirámide de Malpigio

Asa de Henle

Rama descendente
del asa de Henle

Rama ascendente
del asa de Henle

El sistema parasimpático provoca una vasodilatación, cuyo efecto es el aumento de la tasa de filtración glomerular. Reduce la movilidad del uréter. Provoca una contracción del músculo vesical y un relajamiento del esfínter.

# CONFLICTOLOGÍA

*Saber todo sobre la función biológica de un órgano*
*para comprender el sentido biológico de sus patologías,*
*para descubrir el conflicto biológico,*
*para saber lo que tenemos que buscar en las palabras*
*y en la historia del paciente.*

## RIÑONES

El riñón es un órgano complejo resultante de tres hojas embrionarias diferentes, ya que corresponde a tres tipos de conflictos diferentes.

Su función principal es la evacuación, la purificación de la sangre y la gestión de los líquidos del cuerpo.

— **Túbulos colectores** (endodermo): Conflicto de lucha por la existencia, existe un sentimiento de ser incapaz de afrontar el presente («¿Para qué vivir?»), «La vida es demasiado dura», «¡Esto es demasiado!».

— **Parénquima** (mesodermo): Conflicto relativo al agua o a un líquido. Así pues, una persona que tiene un accidente de coche provocado por la lluvia, el hielo o la niebla, podrá vivirlo en términos de conflicto con los líquidos, al igual que una niña que ha visto a su madre ahogar a un gatito. En este tipo de conflicto, podremos asimismo indagar sobre la relación de la persona con el dinero en metálico.[73]

— **Pelvis** (ectodermo): Conflicto de marcaje de territorio (como en el caso de la vesícula y el recto).

### TÚBULOS COLECTORES

**Sentido biológico:**

Cuando nuestros lejanos ancestros, los peces, vivían aún en el agua, a menudo ocurría que uno de ellos era sustraído de ese medio y tenía que

---

73. En francés, *argent liquide*, literalmente, «dinero líquido». *(N. de la T.)*

enfrentarse a la sequía, en la arena; es decir, **su existencia se veía amenazada.** El resultado fue que su organismo buscó la manera de **retener el agua.** Fue entonces cuando los túbulos colectores se bloquearon para impedir cualquier pérdida de agua en esta urgencia vital.

**La referencia biológica fundamental es el agua.**

Si carecemos de puntos de referencia, guardamos el agua.

Estamos arcaicamente unidos al **pedazo de agua.**

En el **desierto**, el cuerpo se pone en anuria. El sentido es detener la pérdida de agua, de ahí la reducción de orina que se observa. El individuo puede, así, sobrevivir.

De la misma manera, a una planta *arrancada de raíz* le puede faltar rápidamente agua y morir si no encuentra la tierra, ya no está en su *elemento*. Los nefrones del riñón están ahí para mantener el equilibrio del cuerpo, su supervivencia, eliminando las toxinas y recuperando el agua.

El conflicto del *pez arrojado fuera del agua*.

La tonalidad central es *arcaica*.

**CONFLICTO DE LUCHA POR LA EXISTENCIA, EN UN CONTEXTO EN EL QUE LO HEMOS PERDIDO TODO. PÉRDIDA DE LAS REFERENCIAS.**

Tus riñones → Terreno.[74]

Conflicto de los refugiados, inmigrantes, incomunicados, damnificados tras un bombardeo, una guerra, etc.

Encontrarse bruscamente enfrentado a un «vacío» social, familiar…

«La tierra se hunde bajo mis pies».

«Me vuelvo a encontrar ante el vacío, ya no hay nada, ya no hay raíces».

«Me siento abandonado».

«No tengo a nadie».

Conflicto importante en el que podemos decir que «todo se viene abajo», tanto en sentido literal, como en sentido figurado.

Desmoronamiento de la existencia: «Ahora lo he perdido todo, soy como un refugiado, y estoy exiliado de mi país natal».

Pérdida de los medios de existencia, es un conflicto «existencial».

---

74. El autor juega con la fonética de las palabras *reins* (riñones) y *terrain* (terreno). (*N. de la T.*)

El sueño se viene abajo (los padres se divorcian, el padre se da a la bebida, el padre tiene un hijo que no respeta los valores que se le han transmitido, etc.).

«Lo que había *recolectado,* mis valores, todo se hunde».

**«¡Ya basta!».**

«Soy incapaz de afrontar el presente».

«Tengo miedo a lo desconocido».

Sabemos lo que tenemos, no sabemos lo que nos encontraremos.

*La guarida, el padre feliz, el referente.*

El **padre** es el primer referente.

El riñón es el **anagrama** de nada, de negar.[75] Muy a menudo vinculado al padre, a la energía de los antepasados.

Para los **chinos,** el riñón está relacionado con los antepasados, con la energía ancestral.

Para los **hebreos,** cuando un riñón está enfermo, es Kéliath. Problema de confianza. En el árbol, ha habido una ruptura de esponsales, que conlleva una pérdida de confianza en sí mismo: tumor en un riñón.

La energía ancestral vibra con la vértebra L3. Problemática de la búsqueda.

«La sangre, la familia está sucia, quiero limpiarla».

Muy a menudo, los valores (sanguíneos) se hunden.

«Me siento abandonado: la ola devuelve a los otros, pero no a mí».

## Edemas, exceso de líquido en el cuerpo

El agua sigue al sodio, la sal, el padre, ¡de la misma manera que la mujer sigue a su marido! En nuestros túbulos colectores, el sodio es reabsorbido por la sangre y el agua le sigue.

---

75. En francés, «riñón» se traduce *rein,* anagrama de «nada» (*rien*) y «negar» (*nier*). *(N. de la T.)*

Si solucionamos un conflicto, el que sea, pero que permanece activo en los colectores, es decir: «Quiero conservar mis referencias», entonces puede producirse un edema en esta parte del cuerpo.

## Edema que perdura

«Necesito referencias, seguridad en el futuro; tengo miedo de perder todo, de no poder sobrevivir en condiciones que me son desconocidas».

No querer eliminar los líquidos.

Si el conflicto es resuelto sin consciencia, el cerebro pone agua. Ejemplo: «Pierdo mi trabajo, estoy en conflicto activo. Vuelvo a encontrar trabajo, soluciono sin ser consciente de mi vivencia profunda». Si soluciono con consciencia, hay menos edema de curación. Otro ejemplo: «Me hacen una jugarreta y me es imposible perdonar» y sabemos que el perdón dado está asociado al recto superior o al intestino grueso inferior, el sigmoide. Si tengo plena consciencia de haber perdonado en el instante preciso, tengo menos necesidad de tener un edema de curación.

## Edemas en el pie

Conflicto en relación con su madre u otra persona que queremos retener.

## Riñón derecho

«No puedo introducir puntos de referencia en mí».
Problema de referencia en la **pareja.**
*Yang*, masculino.

## Riñón izquierdo

«No puedo liberarme de los puntos de referencia».

Problema de referencia en el **nido** (como en el caso del seno: madre, hijo, etc.).

*Yin*, femenino.

Este conflicto está relacionado con los ojos: **estrabismo** divergente en un conflicto de hundimiento. «Carezco de referencias, estoy perdido, por esa razón mis ojos miran de lado». Metáfora del pez que mira a los lados.

## Proyección en el rostro del conflicto de los colectores de los riñones

Bajo los ojos, los párpados de abajo hinchados, color negro o azul bajo los ojos, como algunos franceses de Argelia *(pieds-noires)* que han perdido todo atravesando el mar.

Muy a menudo, los **conflictos de los colectores están relacionados con las suprarrenales.**

Con frecuencia, están presentes varios conflictos.

## Gran fatiga y agotamiento, desorientación

Vienen de dos pérdidas de referencias (los dos riñones), o incluso del conflicto de las suprarrenales: nos equivocamos de camino, nos sentimos perdidos, desorientados en el espacio.

Las personas «renales» son ligeramente **amarillentas,** arrastran una fatiga crónica y funcionan en ralentí, como si estuvieran más allá de la vida.

Ejemplos: Una persona lamenta haber «perdido la juventud con alguien que no valía la pena».

«La vida es demasiado dura, demasiado larga; ya basta, esto no es vida».

«¡La enfermedad dura demasiado tiempo! ¡Ya no puedo más!

Ya no podemos vivir, no tenemos ningún interés.

## Uremia

Conflicto de *desarraigo.*

«Hemos perdido todo».

Ejemplo: Travesía del mar, franceses de Argelia *(pieds-noirs),* colonos.

## Glomerulonefritis

Ser obstinado en sus creencias: «No quiero cambiar».

«No creo en la providencia, guardo las cosas viejas».

«Me siento sobrepasado, me siento morir».

«Las condiciones nutritivas de la existencia están sobrepasadas, mi vida se me escapa entre los dedos».

## Síndrome nefrótico IgA, caracterizado por una proteinuria masiva

Es una problemática de filtración en el riñón, que elimina entonces las IgA (proteínas) que hay en exceso. El síndrome nefrótico es el conflicto de aniquilamiento, el conflicto de los refugiados (túbulos colectores). «Estoy desbordado, sumergido por lo insostenible». «Me siento sobrepasado por una vida cuyas condiciones ya no son humanas».

Podremos asimismo buscar una historia de proteína que hay que eliminar (carne, etc.).

Dado que encontramos a menudo recidivas para este conflicto de existencia, y luego de nuevo soluciones, el síndrome nefrótico es, a menudo, **crónico**.

### *Pistas para explorar prudentemente:*

- **Infección bacteriana de los riñones:** Desvalorización por no tener territorio.
- **Insuficiencia renal** cuyos signos son el **aumento de la urea y de la creatinina:**
  — Sin territorio, desvalorización.
  — Principio de economía.

  «Me ha faltado la carne y el cuerpo reclama desechos en los cuales todavía hay para aprovechar».

  «Debo sobrevivir en nuevos puntos de referencia, que son peligrosos para mí».
- **Nefropatía glomerular con hematuria:** Los enfermos orinan sangre. «Quiero eliminar a alguien de mi familia, alguien que es una referencia para mí».
- **Metástasis renal de un tumor pulmonar:** «Quiero eliminar el agua de mi pulmón» (memoria de ahogamiento); «Quiero conservar mi vida en los límites de mis referencias (conocidas)».
- **Sarcoma renal:** «Necesito ayuda en caso de ahogamiento».
- **Tuberculosis renal:** «Tengo miedo a morir ahogado».
- **Poliuria:** Conflicto de huida.
- **Proteinuria:** Conflicto de canibalismo. Vinculado a lo impuro. Hay que eliminar a un ser.

### Terapia

Aceptar lo desconocido.

Para eso, ¿qué necesitamos? Necesitamos un proyecto (suprarrenales), confianza en las raíces, una identidad y, todavía mejor, un **punto de referencia en el interior de uno mismo** (convertirse en un padre en sí mismo, tener confianza en sí mismo), ser un **aventurero**. Una *referencia interna* flexible permite poner en tela de juicio, cuestionar.

Atención:

Para algunas personas, la enfermedad es una referencia; no es bueno desestabilizarlas; por ello, hay un rechazo inconsciente a curarse.

**Punto pedagógico: Estar enfermo comporta un cambio de referencias**

A partir de cierto tiempo, diferente para cada uno (de algunos meses a un año), la enfermedad, el estado físico alterado, el **hándicap, se convierte como en la nueva norma** y la vida se organiza alrededor de esta disfunción.

Ya no podemos caminar: hacemos todo por teléfono, invitamos a los amigos a casa, soñamos nuestra vida en la cabeza…

Tenemos un descenso de audición: evitamos las conversaciones, nos aislamos…

Ya no digerimos las legumbres ácidas, el gluten, etc.: rechazamos cualquier invitación, no viajamos más al extranjero para no correr el riesgo de morir de hambre…

De esta forma, nuestras referencias siguen nuestra evolución de vida y nuestros conflictos. Y es así hasta el momento en el que nuestra vida, sin darnos cuenta, se ha organizado completamente en el marco de nuestros límites, y especialmente de los límites del pensamiento, de la imaginación. Ya no pensamos en cuanto a ciertas posibilidades, esto ha desaparecido del campo de nuestra consciencia, de nuestros sueños, de nuestros deseos…

Asimismo, la posibilidad de nuevas aventuras… ¡angustia! Nos hemos vuelto como cualquier otro: hemos adoptado el estatus de enfermo hasta convertirnos en estatua, paralizada por mucho tiempo.

La consciencia se ha acortado, de 360° pasa a 350, 330, 120°… Cada traumatismo va a acortarla: «No quiero ver más a tal persona que me ha herido, ni comer tal alimento que no me sienta bien, ni ir a tal país donde he sufrido». Y la vida se organiza en el marco restringido de nuestro confort, sin estrés, sin obligaciones, sin conflicto. Sin riesgo: «Me encuentro siempre con las mismas personas, siempre voy de vacaciones al mismo camping, escucho la misma música desde hace treinta años, leo a los mismos autores, sólo salgo con el mismo tipo de hombres o de mujeres, etc.».

Entonces, el terapeuta se vuelve peligroso y una creencia se instala: volvernos a vivir plenamente, ¡consciente a 360° de lo que me rodea! ¡Es intolerable! Y no obstante, ¡qué fascinante aventura, refrescante!

Ejemplo

**Enfermo de por vida**

El señor X acumula los síntomas: fatiga, ojos que «disparan», que hacen daño, memoria lenta, apatía, agujetas, fatiga muscular, orina concentrada. Se engorda cuatro kilos.

Su *shock:* hace algún tiempo, fue al hospital a ver a su mujer y sufrió un AVC (accidente vascular cerebral), a pesar de que se encontraba muy bien de salud. Lo ingresaron en el hospital y a su mujer le dieron el alta, se va del hospital. Es un complot; no cree en su AVC. El escáner revela la gravedad de la situación (hemorragia cerebral) y permanece tres días sin moverse. Su vivencia: «Me siento disminuido, hay que prestar atención a todo; **envejezco, es el fin de la vida». Coge la jubilación anticipada,** es la depresión. Porque, para él, lo que contaba eran los proyectos, el futuro positivo. Y ahora, **ha abdicado, se ha convertido en un enfermo de por vida, no hay otros futuros posibles, con el fin de no sufrir una decepción.**


## PARÉNQUIMA (GLOMÉRULO)

En el tercer estrato de la biología, encontramos tres órganos importantes y necesarios para toda **creación:**

1) **Gónadas** = ovarios / testículos → chispa de la vida

2) **Riñones** → líquido de la vida (el agua del mar, el líquido amniótico)

3) **Suprarrenales** → tomar la buena dirección vital, tomar las decisiones correctas

Conflicto del *barman*.

La tonalidad central es ***desvalorización*** (3.ᵉʳ estrato).

**CONFLICTO RELATIVO AL AGUA O A UN LÍQUIDO.**

**SE TRATA DE UN CONFLICTO DE HUNDIMIENTO ASOCIADO A UN PROBLEMA DE LÍQUIDO; SIENDO EL PUNTO ESENCIAL DEL CONFLICTO EL ELEMENTO LÍQUIDO.**

Desvalorización en relación con los líquidos.

Estrés relacionado con los líquidos. «El agua ha matado» está en la memoria.

Todo conflicto, cualquiera que sea, en un contexto en el que se encuentra un líquido (vino, agua de mar, leche, aceite, dinero líquido, petróleo, perfusión, líquido amniótico, alcohol, orina, líquido de diálisis, etc.) **a excepción de la sangre,** que tiene que ver con las plaquetas y el bazo.

La noción de líquido es muy amplia porque también puede referirse al hielo, a la nieve, etc. (en fase líquida, sólida y gaseosa). Así pues, una persona que tiene un accidente de coche provocado por la lluvia, el hielo o la niebla, podrá vivirlo en términos de conflicto relacionado con el líquido, al igual que una niña que ha visto a su madre ahogar a un gatito.

El conflicto de los líquidos es **pasivo a la izquierda y activo a la derecha.**

«Hay que **purificar la sangre,** eliminar las toxinas, los desechos de esta familia. Hay que eliminar lo que envenena a mi familia».

## Cuerpos flotantes (oftalmología)

Su hermano se hundió en el alcohol y rechaza darse cuenta.

Este conflicto es, a la vez, **visual y renal.**

## Edema agudo de pulmón

Puede estar en relación con un conflicto conllevando dos vivencias: **pulmonar y renal.** Ejemplo: «Tengo miedo a morir a causa del agua, de un ahogamiento, de una deshidratación, etc.».

Algunos **sobrepesos** son debidos a la retención de líquidos en el cuerpo.

Las personas afectadas pueden coger muy rápidamente peso y perderlo igualmente rápido, a veces en algunos días y sin cambiar su alimentación. Ejemplo: La señora X me dice que está **sin punto de referencia fijo,** después de treinta años. En aquel entonces compró su casa, hecha sin ningún cuidado por los albañiles. Nunca se ha sentido en su casa.


## PELVIS

Órgano afectado: pelvis, cáliz.

La tonalidad central es *social.*

**ES UN CONFLICTO DE MARCAJE DE TERRITORIO DISTANTE.**

Proyecto de marcar un territorio futuro, lejano.

Conflicto de no poder marcar el territorio del interior (conflicto de identidad).

No saber a qué opinión adscribirse.


## URÉTER

La tonalidad central es *social.*

**CONFLICTO DE NO PODER DELIMITAR EL TERRITORIO INTERNO.**

Más alto que la vejiga, está más interiorizado.

**Reflujo vesicoureteral, reflujo urinario:**

El uréter, fisiológicamente, forma un ángulo cuando llega a la pared de la vejiga. De lo contrario, causa **reflujo** de orina hacia el riñón: «No tengo en absoluto territorio, ni la fuerza para marcar uno».

«Vuelvo hacia vientre de mamá».

Conflicto inverso al de la vejiga (marcar su territorio): queremos bloquear el paso hacia el exterior, la orina tiene que volver a subir hacia el riñón. No debe salir.

«Mi único territorio está en mí».

Conflicto relacionado con un OAP, ahogamiento, líquido amniótico. Hundimiento.

# VEJIGA

## Submucosa

La tonalidad es *arcaica*.
**PORQUERÍA EN EL TERRITORIO.**
Mugre. Conflicto relativo a un asunto poco limpio, a una «marranada» que sucede en el seno de las referencias.

## Mucosa

### Sentido biológico:

La vejiga es un saco para contener la orina, es su función básica. Pero, a medida de nuestra evolución, nuestra biología (en el cuarto estrato) va a servirse de ella para marcar un territorio. Tomamos algo y hacemos otra cosa con ello.

El papel biológico del lado femenino de la vejiga es la organización en el interior de los límites del territorio. El varón, por su parte, fija los límites exteriores. La mujer instala las cortinas, los geranios en el interior. Si se le impide hacerlo, puede desarrollar cistitis, bloqueos vesicales. El leopardo marca cada día su territorio, de 30 km2 con su orina.

La orina transporta también información sobre el celo; es decir, la connotación del conflicto puede ser **sexual.**

La vejiga va a expulsar los desechos que expresan también la **identidad.** Las basuras reflejan la identidad del individuo. El perro que olisquea la orina de otro perro descubre la identidad del que ha orinado. La orina permite a la identidad comunicarse con el entorno a medida de los desplazamientos del individuo.

Conflicto *de la portera, del aduanero, del fronterizo, del vecino.*

Conflicto de *la decoradora*.

Es un conflicto **pacífico:** meamos en los zapatos del otro. «Le informo: ¡he aquí los límites que no tiene que traspasar!».

La tonalidad central es ***social.***

## MITAD FEMENINA:
### CONFLICTO DE NO PODER ORGANIZAR EL INTERIOR DE SU PROPIO TERRITORIO.

Conflicto de no poder determinar la propia posición, de tener sus puntos de referencia.

De repente, el territorio ya no está organizado como antes. Es el miedo a que el territorio pierda su organización.

«¿A qué territorio pertenezco?: apellido (conflicto de identidad vivido de forma vesical)». (Descodificación de Robert Guinée)

«No estoy en mi casa».

«No quiero compartir mi territorio».

Conflicto de **marcaje de territorio y de deseo sexual:** llamar silenciosamente, excitar el olfato del otro sexo. Sacar los estrógenos.

«Informo al hombre de mi **ciclo menstrual,** estoy en período de fecundación, de receptividad, de aceptación de la sexualidad».

## MITAD MASCULINA:
### CONFLICTO DE MARCAJE DE TERRITORIO.

Conflicto de frontera (el aduanero, el guardián).

Hay que reconocer los límites del territorio.

Los fosos del castillo fortificado.

Problema de vecindad.

**Infecciones urinarias**: «No sé dónde poner los límites en la relación».

Este conflicto afecta a las personas que fijan el **marco,** que están en los cuadros.

«¡No puedo enmarcarlo!».

Problema relacionado con el marco.

### Predicados de la palabra *marco*

Esta palabra puede aplicarse:

—a los temperamentos digestivos, en lo que concierne al duodeno,

—a los urinarios, en lo que concierne a la vejiga.

## URETRA

### FRUSTRACIÓN SEXUAL

Ejemplo: Un joven vive con su compañera que practica mucho deporte; por la noche, ella está agotada y se duerme enseguida. Nunca tienen relaciones sexuales. Él la deja, encuentra otra y pasa a curación: la uretra se obstruye, la orina no puede pasar.

## PATOLOGÍAS DIVERSAS

### Cálculos

Conflicto de *Pulgarcito*.

**«NO QUIERO QUE LOS OTROS MARQUEN MI TERRITORIO».**

«No quiero que el otro marque su territorio en mí, en el mío, en mi casa».

«Alguien ocupa mi territorio y, en consecuencia, me resulta imposible marcarlo, delimitarlo» (4.º estrato).

«No puedo estar en mi territorio. Ejemplo: «Estoy en casa de los suegros».

«El otro (los niños…) no puede estar en mi territorio; por ejemplo: mi mujer tiene la custodia de los niños».

«No tengo mi sitio en el territorio».

«No quiero que el otro marque su territorio en mí».

«Bloqueado, no puedo marcar mi territorio, estoy sin territorio, dejo pasar el agua, retengo el olor que caracteriza la orina, la cristalizo».

«Tengo una prohibición en relación a algo exterior».

«Bloqueo la información sobre mi **sexualidad,** sobre mi ciclo».

«Es por mi culpa que el otro se hunde». La solución es reconstruir. Conflicto de reconstrucción (con la piedra) después de la destrucción.

«Construyo un muro para proteger el territorio del invasor».

Es un conflicto de lucha por la existencia; los cálculos renales permiten retener más líquido.

En función de la naturaleza de los cristales que componen los cálculos, tendremos tonalidades conflictivas diferentes.

**Cálculos de oxalato:** «Soy pesimista, sufro sin defenderme».

**Cálculos de urato:** «Soy agresivo, me defiendo».

**Cálculos fosfatados:** «Estoy entre los dos, a la vez sumiso y agresivo».

El territorio está en **litigio.** Conflicto de no poder limitar el territorio interno (conflicto de identidad).

No saber a qué opinión adscribirse.

Cálculo = «Me prohíbo». «Calculo».

El espasmo puede producirse en el cáliz en presencia de un cálculo.

Los cálculos se forman por la mala eliminación.

**Cólicos nefríticos:**

«Quiero retener lo vital, el agua, el dinero, mis referencias, porque lo que vivo me resulta tan difícil».

# Gota (ácido úrico); urea

En el plano fisiológico, la urea y el ácido úrico son desechos en relación con el azote (amoniaco – nitratos). El desecho es lo que está sin vida o sin interés para la vida; va a ser eliminado hacia el exterior. Una vez en el exterior, ese desecho podrá ser un excelente abono.

Entonces, en algunas enfermedades, ¿por qué conservarlo en la sangre, por qué conservarlo en exceso, por qué conservarlo hasta sufrir, hasta morir, cuál es la intención positiva de esta manifestación?

Esto puede revelar la intención inconsciente de *conservar las migajas* (entre otras, el alimento afectivo) porque nos ha faltado o tenemos miedo de que nos falte en el futuro (amor o sus manifestaciones): había tan poco que incluso las migajas eran muy importantes...

Conflicto de los *traperos*.

**«NO QUIERO PERDERME NI UNA MIGAJA».**

**«GUARDO HASTA LOS DESECHOS DE LA RELACIÓN VITAL».**

Revalorización ósea a la cual se añade una fase de estrés de los túbulos colectores del riñón.

Problemas en relación a la herencia.

Urea, úrico, Ur.

**Argumentación de la urea y de la creatina, insuficiencia renal:**
«No hablo de los problemas, los guardo para mí».

Escuchemos a Jean-Jacques LAGARDET:

«**Fonéticamente,** la urea (en francés, *l'urea)* propone el fonema «leído» (de leer, en francés *lu)* y de *rhée* (flujo).

Cuando la urea sube, es la **uremia.** Uno de los códigos es el siguiente:

Durante una lectura (real o simbólica) –que fluye (como el tiempo pasa, se va)– o a consecuencia de esta lectura, el interesado siente un derrumbamiento o una destrucción (el riñón) en relación con la familia (la sangre).

Es por eso por lo que, como había descubierto Bernard VIAL, las crisis de uremia aparecían algunos días después de la lectura de un testamento en el notario: a lo largo de esta lectura, el interesado (según su creencia) sólo tenía residuos de la herencia que provenía de la familia, de sus antepasados, de sus raíces; estaba desmoronado o anonadado por esta lectura. El interesado consideraba esta herencia que se escurría, que se iba, como algo valioso que hacía falta conservar (en la familia).

Ur es una raíz que significa «la luz divina». Por eso, en la Biblia, Abraham venía de Ur (en Caldea). Venía –simbólicamente– de la luz divina; la luz divina es una emanación de lo divino. En el momento del paso a la cuarta fase *(véase* «Las enfermedades y sus cuatro fases: la fase *espiritual»),* encuentro con frecuencia una referencia a lo divino o su manifestación (como su luz). El amor es entonces el alma de Ur (Ur se pronuncia *ur* o *our)*; «el humor *(humour,* en francés) es el olor *(odeur,* en francés) de Ur».

**Nefropatía intersticial, pielonefritis** aguda = acceso al riñón y a la pelvis por infección de orina: «Me siento impotente frente a nuevas referencias». **Pielonefritis crónica:** «Tengo miedo de volver a perder lo que reconstruí».

*Pistas para explorar prudentemente:*
**Gota: Conflicto** de vida o muerte en una tonalidad líquida. El suplicio de la gota de agua.

## Hipertensión arterial, HTA

*(Véase* «Cardiología»*)*
Hemos reconocido varias causas mecánicas, es decir, varias explicaciones conflictivas.

Por ejemplo: *Estrechamiento arterial, aórtico.*

El conflicto de los líquidos afecta al glomérulo y puede provocar hipertensión arterial. Pero para que haya hipertensión arterial hace falta que existan otros matices.

CONFLICTO RELATIVO A LOS LÍQUIDOS AL QUE SE AÑADE UN CONFLICTO DE SENTIRSE **BAJO PRESIÓN.**

«Recibo energía pero **la guardo**».

Normalmente, la arteria se dilata recibiendo la sangre bajo presión que le viene del corazón, luego se comprime, es decir, restituye esta energía para enviar la sangre más lejos. En la hipertensión, la arteria recibe siempre la presión pero la guarda, no pasa al acto. **No llegamos a pasar al acto.**

*Pistas para explorar prudentemente:*
«Me siento retenido. No puedo sentir el amor de los demás».
Si no hay amor, no hay savia.
«Para no sufrir más, me impido amar, ¡dar y recibir!».
«Ya no abro mi corazón».

El padre y la madre no han podido expresar su amor. Es decir, como permaneció en el imaginario, el niño no puede conocer el amor.

Agarrotamiento del padre.

Conflicto de pérdida de territorio distal en un contexto de impotencia y en una tonalidad de orden.

«Ya no quiero, ya no puedo cumplir la orden».

«He perdido mis referencias y tengo que luchar por mi supervivencia».


## Enuresis – Incontinencia urinaria

*Incontinencia nocturna. Pipí en la cama.*


### Sentido biológico:

Durante la noche, los niños se descubren, tienen frío en el vientre, ese frío conlleva una simpaticotonía de la vejiga y orinan. Es la solución perfecta porque, orinando:

— **se calientan,**

— y es una forma **de pedir ayuda.**

La manta puede ser la madre. Moviéndose, la manta se va y el niño entonces desarrolla un **conflicto de separación.**

El músculo de la vejiga funciona a la inversa. Está contraído en fase de reposo y se relaja en fase de estrés.

La persona que se siente sola puede entrar en un **sueño** profundo que corresponde al conflicto del **aburrimiento** (véase: corticosuprarrenales).

Asimismo, la orina da información sobre las hormonas, sobre la **identidad sexual.**

### ES COMO UNA LLAMADA DE SOCORRO, UNA MANERA DE EXISTIR.

«Las relaciones que tengo no me tranquilizan, carezco de referencias, quiero otras relaciones; sea **EL PADRE ESTÁ AUSENTE,** sea está presente pero no tiene emociones, por ejemplo, o no me aporta una relación tal como yo la deseo».

Orinar es una manera de manifestarse, de entrar en contacto, de mostrar su identidad, de informar de allí donde se encuentra, y eso de manera discreta.

Ejemplo para la niña cuyos padres se divorcian: «¡Papá ya no se ocupará de mí!», «¡Me siento apartada de mi padre!».

En la medicina tradicional china, el riñón está asociado al miedo. El niño, si no ve que el territorio está asegurado por el padre, tiene miedo, se estresa; el esfínter (el músculo que cierra la vejiga) entra en simpaticotonía y se abre.

Marcaje de territorio y problemática de ausencia de padre.

La enuresis es una forma de **Edipo:** «No tengo la relación de amor deseada».

Conflicto de separación brutal vinculada a la sexualidad.

«Papá no pone límites»: para la chica, es la falta de lo masculino; para el chico, la falta de lo femenino.

**El esfínter es el** órgano que impone el límite entre el interior del cuerpo y el exterior.

Doble conflicto de marcaje de territorio o un conflicto muy grande de separación. «Hago pipí en la cama para marcar mi territorio, tengo miedo de que vengan por la noche a mi cama, así pues, hago pipí para espantar al invasor».

«**No he sentido** venir los problemas».

Crisis épica de conflicto de marcaje de territorio (a menudo las dos partes: masculina y femenina).

Para los niños, buscar una suciedad.

«Quiero eliminar algo tóxico y líquido».

De tanto hacer pipí en la cama, el niño puede desarrollar un conflicto con los líquidos y dañar el riñón.

## Poliuria

*Orinar mucho*

Memoria de toxicosis: «Quiero eliminar un elemento tóxico y líquido, como el veneno, el trato vivido mal...».

### Pistas para explorar prudentemente:

«Quiero diluir a mi madre para verla límpida, ver a su través, comprenderla».

# CONCLUSIÓN

## *Los dos escollos*

Existen dos escollos, dos extremos, cuando deseamos ayudar, hacer un favor, permitir el cambio, *agrandarlo*, conferir más consciencia o salud. Se trata de:

— **Hacer creer en Papá Noel,** ser víctima de una inconsciencia, ingenua e infantil.

— **Pensar que todo está perdido,** que no hay nada más que hacer; ser víctima del fatalismo.

En el primer caso, hacer creer en Papá Noel, el peligro está en prender una esperanza que, una vez apagada, enfriada, frustrada, convertirá al sujeto en alguien desamparado, desalentado. Una esperanza de curación que ningún terapeuta controla. En efecto, seamos honestos: ninguna corriente terapéutica puede decir: «¡He curado, curo y curaré a todo individuo de todas las enfermedades!». Peor que creerlo es hacerlo creer. Que practiques la descodificación biológica, la osteopatía, las flores de Bach, la alopatía o el psicoanálisis, no cambia nada esta evidencia.

Desgraciadamente, forzoso es reconocer que un cierto número de pretendidos terapeutas dejan creer que todo es posible. «*Basta con..., ver a ese terapeuta, comprender que..., encontrar su emoción, volver a su antepasado..., etc.*». Pero esto no es tan simple, no siempre.

Es urgente deshacerse de la creencia en su *omnipotencia infantil*, creencia descrita por los psicólogos. ¡Creencia del niño que piensa que basta desearlo para que funcione! Un excesivo número de pacientes, de lectores, de terapeutas, se han quedado atascados en este *pensamiento mágico*. Volverse adulto es aceptar la realidad de nuestros límites.

Pero en el interior de esos límites, sabedlo: «¡Hay sitio! Hay cosas que hacer, vivir, realizar y realizarse, amar y ser amado, infinitamente...».

En el segundo caso, en el otro extremo, encontramos el fatalismo: «Ya no hay nada que hacer. Estás perdido. Está escrito en las estrellas o en un libro: estás perdido, no nos curamos de eso...».

Sin embargo, es frecuente enterarse, a través de una revista, un artículo, un testimonio, que un hombre, una mujer, acaba de curarse espontáneamente de una leucemia, acaba de desembarazarse de una infección, incluso que un bebé seropositivo se ha convertido en seronegativo, que el melanoma de tal persona se ha fundido como la nieve al sol. ¡Quizás se puede creer que, alguna vez, por lo menos una afección ha podido ser vencida! Sea por el rezo, por la autosugestión, la hipnosis, el psicoanálisis, la lectura, los antibióticos, Lourdes, la descodificación biológica, las visualizaciones hacia y contra todo, el amor, un régimen, una decisión, un viaje al mar contra viento y marea, entre otros. Y esto es, realmente, fascinante, comprobar estas curaciones y preguntarse: «¿Por qué, pero por qué tal persona se ha curado de esta patología y por qué aquella otra ha muerto de la misma patología?», esas dos personas teniendo el mismo peso, el mismo diagnóstico, los mismos recursos, ¿por qué, *cuál es la diferencia que las hace diferentes?* Y una diferencia de peso: tener una remisión, mejorar, curar.

## Los transversales de la curación

Investigadores estadistas se han hecho esta pregunta: «¿Pero qué es lo que provoca la curación, sí, qué camino es el mejor?»: la alopatía, la homeopatía, la kinesiología, la chocolaterapia, el psicoanálisis freudiano, lacaniano o junguiano, la terapia genealógica, transgeneracional o psicogenética?

Al final de un largo estudio, la sentencia se dejó caer: la mejor terapia, la más eficaz, la más duradera, la más profunda…, la primera de todas las categorías es: *la relación.* La calidad de la relación. Relación entre paciente y terapeuta, relación que permite otra relación, la que hay entre consciente e inconsciente, problema y recurso, entre pasado y futuro.

¿Y qué es una relación de calidad, según esos especialistas?

Es una relación intensa, emocional y de confianza con una persona que te ayuda; un intercambio claro en el que cada persona es ganadora. Un terapeuta que **explique** el método teórico que él utiliza y que permite al paciente **integrar** esas nuevas concepciones. Un terapeuta que despierte la esperanza haciendo **experimentar una mejoría.** Y sobre todo un terapeuta que **acompañe al paciente en su vivencia,** un terapeuta que permita a todo paciente domesticar su vivencia, domesticarse, de esta forma, a sí mismo con toda seguridad.

Así pues, se trata de domesticar esos monstruos interiores que, a veces, los llamamos Vulcano, Lucifer, Zeus, Amazona, Príapo, Thor, Procusto... y, a veces, todavía de manera más moderna, angustia, rabia, decaimiento, desvalorización, vacío, malestar..., nuevas divinidades para combatir en el panteón del inconsciente que se busca.

## Entonces, ¿qué es la curación?

Sin ningún aporte exterior, la piel cicatriza sus heridas, el hueso se recalcifica tras las fracturas. ¿Por qué? Porque el cuerpo está constantemente regenerándose, renovándose, excepto, tal vez, las neuronas. Tan pronto como nuestro cuerpo sufre una agresión, aparece una inflamación para poner las cosas en orden. Enquistamiento, eliminación, hemorragia, infección, calcificación son algunos de los fenómenos observados para volver al funcionamiento habitual del cuerpo.

Pero la terapia también es un fenómeno artificial. ¡A tal hora, a tal sitio, vamos a ver a un profesional para curarnos! ¡Curación bajo demanda!

El terapeuta es un **jardinero,** pone en su sitio las condiciones óptimas para permitir la germinación, floración, fructificación; las tareas son riego, poda, trabajo de la tierra. Pero en ningún caso, ¡se cree ni el sol ni la lluvia! Tampoco se toma por responsable del viento, de la polinización, del crecimiento. Él excava y, si es el momento, eso crece, eso da lo que puede dar: frutos, flores, granos, sombra, perfumes...

Esta humildad nos aleja del orgullo y de esa tensión de deber curar todo, curar todo lo que se mueve. En efecto, creer y hacer creer en la curación siempre, por tus medios, es un delito reprensible y reprimido por la ley de los hombres y no concuerda con las leyes biológicas. Porque es tomarte por el cuerpo del otro, sus plaquetas, sus anticuerpos, sus capacidades de reparación.

Sólo el cuerpo del enfermo cura al enfermo de su enfermedad. Y en el momento preciso: «No abrimos una flor con los dedos», escribió el poeta. Su tiempo no es tu tiempo.

¿Y qué tiene que ver la descodificación en todo esto?

¡Pues bien! Tal vez, somos simplemente jardineros biológicos. Jardineros a los que les gusta, antes de nada, observar las leyes de la naturaleza e interrogarse: «¿Cómo funciona cuando funciona? ¿Qué debe ser curado? ¿El efecto o la causa? ¿El espíritu o la forma?».

La causa, clama la descodificación. ¿Y dónde encontrarla? A partir del sentido del síntoma. Sentido biológico.

Y después, ¿cuál es la intención positiva de la enfermedad? Otros terapeutas se han dado cuenta, desde luego, de que detrás de cada problema aparente se esconden una causa, una intención, un sentido. La descodificación se apoya simplemente en la vivencia específica de cada órgano. Cuando su función ya no es satisfactoria, la laringe tiembla de miedo, la vejiga se tensa, los ojos temen lo que se sitúa detrás de ellos, la piel se siente sola, el esqueleto se cree un inútil, los senos tienen un mal presentimiento, la vesícula biliar grita su cólera, los pulmones se asfixian, un bronquio reclama más espacio y libertad, y los dos pechos desconfían uno del otro.

## El terapeuta es un guía de montaña

Sólo puede acompañar a una persona voluntaria allí donde ella misma ya ha estado… y de donde ha vuelto. Es un **vulcanólogo de terreno, un espeleólogo de las profundidades, un aventurero, un explorador.**

Pero no, no es un guardián de museo, un librero de viejo.

Mujer y hombre, curiosos por encima de todo, tienen una vida privada, saben aprovechar sus jornadas, tienen una exigencia de consciencia y aceptan sus carencias y el *feed-back* de la vida.

Quizás puedan, a veces, oír el cuerpo enfermo murmurar a quien quiera escucharlo:

*«Tengo ganas de alegría y de fiesta,*
*de respeto y de compartir,*
*de escucha y de ternura,*
*de simplicidad*
*y de saberme efectivamente vivo en el camino milagroso que nos ofrecen*
*los muertos que nos han precedido».*

El terapeuta está al servicio de aquel que osa concederle su confianza, el espacio de un instante de fragilidad entre dos momentos de potencia.

## La conclusión de la conclusión...

Para aquel que sepa descodificar, cada órgano enfermo habla de forma muy precisa de aquél a quien pertenece.

Cuando el paciente tiene una patología se convierte, sin saberlo, en psico-bio-terapeuta, pues he aquí lo que nos enseña el diccionario:

La palabra *patología* quiere decir «estudio de las pasiones». La patología es «el estudio de las afecciones mórbidas»; la palabra *pathos* significa «emoción», «lo que sufrimos», es decir, lo que viene a alterar el estado normal de un ser.

«La desventura, la iniciación o bien la pasión (placer, pena, cólera, amor...) concebida como una situación que nos somete es patética, lo que crea la emoción. Este término, a veces, es el opuesto a *ergon*: el acto».

La enfermedad, ese divorcio de uno mismo, *es* un mensaje para ti. En primer lugar, la enfermedad te dice:

—¡Tu cuerpo te pertenece!

—¡Eres único!

—¡Tienes emociones inconscientes!

—¡Tu enfermedad te está hablando!¡Quiere hacerte crecer en tu propia consciencia! Entonces...

*... Escucha a tu enfermedad,*
*¡te escucharás a ti mismo!*
*Acoge a tu enfermedad,*
*¡te acogerás a ti mismo!*

*De esta manera, cuando te escuches,*
*cuando te acojas,*
*¡cambiarás!*
*Y convirtiéndote en ti mismo,*
*la enfermedad desaparecerá.*

# AGRADECIMIENTOS

*Especialmente a la eficacia y la generosidad iluminadora de:*
Pierre-Olivier Gély y
Patrick Chevalier.

*Al genio precursor de:*
Philippe Lévy y
Marc Fréchet.

*A la originalidad potente y amable de:*
Jean-Jacques Lagardet y
Jean-Guillaume Salas.

Gérard Saksik y
Laurent Daillie.

Jacques Aime y
Francesco Basile.

*A la infalible disponibilidad de:*
Caroline Sabroux,
Elisa Rucci,
Jean-Philippe Dumoulin,
Annette Rosenfeld,
Laurence Altman,
Claire Catelin,
Maryse Dubois y
Dominique Vial-Boggia.

# PUNTOS PEDAGÓGICOS

# ÍNDICE ANALÍTICO

# ÍNDICE